一个基层名老中医的

经典探微与经方实践

于晓东 著

全国百佳图书出版单位
中国中医药出版社
·北京·

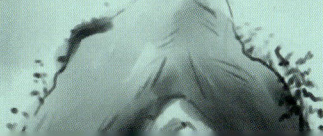

图书在版编目（CIP）数据

一个基层名老中医的经典探微与经方实践 / 于晓东
著 . -- 北京：中国中医药出版社，2025.4
ISBN 978-7-5132-9405-8

Ⅰ . R249

中国国家版本馆 CIP 数据核字第 20256WC988 号

中国中医药出版社出版

北京经济技术开发区科创十三街 31 号院二区 8 号楼
邮政编码　100176
传真　010-64405721
廊坊市佳艺印务有限公司印刷
各地新华书店经销

开本 710×1000　1/16　印张 20.75　彩插 0.5　字数 379 千字
2025 年 4 月第 1 版　2025 年 4 月第 1 次印刷
书号　ISBN 978 - 7 - 5132 - 9405 - 8

定价　88.00 元
网址　www.cptcm.com

服 务 热 线　010-64405510
购 书 热 线　010-89535836
维 权 打 假　010-64405753

微信服务号　zgzyycbs
微商城网址　https://kdt.im/LIdUGr
官 方 微 博　http://e.weibo.com/cptcm
天猫旗舰店网址　https://zgzyycbs.tmall.com

作者简介

于晓东，男，1963 年 6 月出生，籍贯河北省唐山市，中共党员。1986 年毕业于河北省沧州市卫生学校针灸专业，同年 8 月分配至丰润区中医医院工作；1999 年毕业于河北医科大学中医学专业。

他曾担任唐山市丰润区中医医院党总支书记兼业务副院长、中风科主任，主任中医师。擅长治疗中医脑病，涵盖中风（脑血管病）、眩晕、头痛、失眠、焦虑、抑郁等内科疾病，在中风、眩晕、头痛的治疗方面拥有独特经验。

于晓东现为河北省第三批名中医，第七批全国老中医药专家学术经验继承工作指导老师，全国第三批优秀中医临床人才，唐山市首届名中医，河北省第一批优秀中医临床人才，燕赵名中医，全国基层名老中医药专家传承工作室指导老师，第三批全国老中医药专家学术经验继承人。他师从国医大师路志正教授和河北省首届名中医崔金海主任中医师。

他所在的中风科是"省级重点中医专科""唐山市重点专科"，现为学术带头人。作为主研人，于晓东获得河北省中医药学会科技进步一等奖二项、二等奖二项，独著《杏林传薪——于晓东医论医案集》，主编《岐黄探幽——崔金海临床经验集》，发表相关学术论文 30 余篇。此外，他还先后担任了河北省中医药学会脑病分会副主任委员和疑难病委员会副主任委员，荣获"唐山市劳动模范"等荣誉称号。

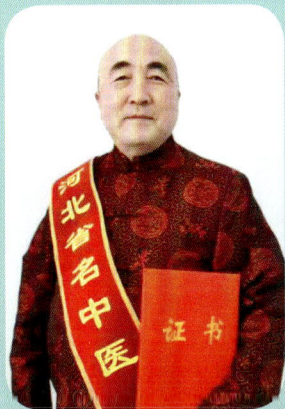

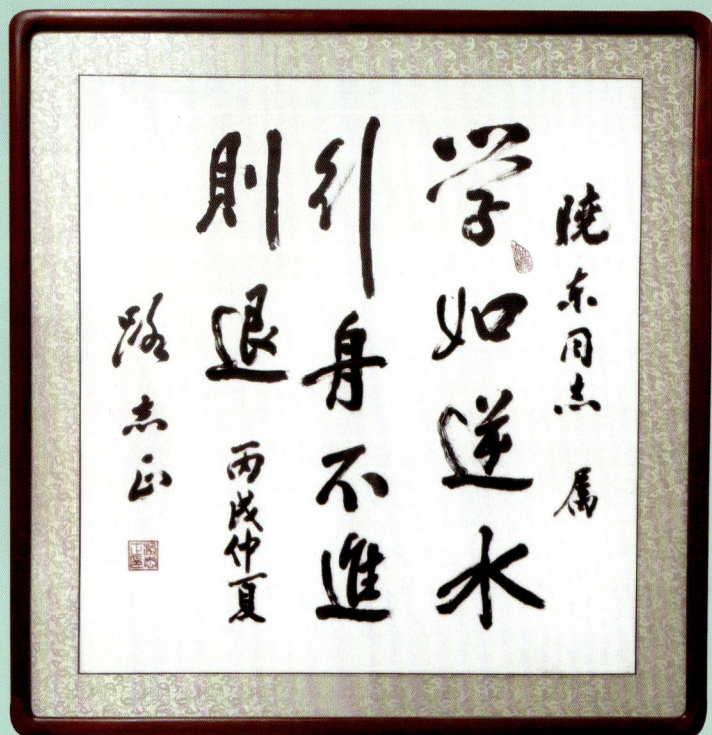

学如逆水行舟不进则退

晓东同志属

路志正

丙戌仲夏

2006 年 6 月拜师国医大师路志正教授为作者题词勉励

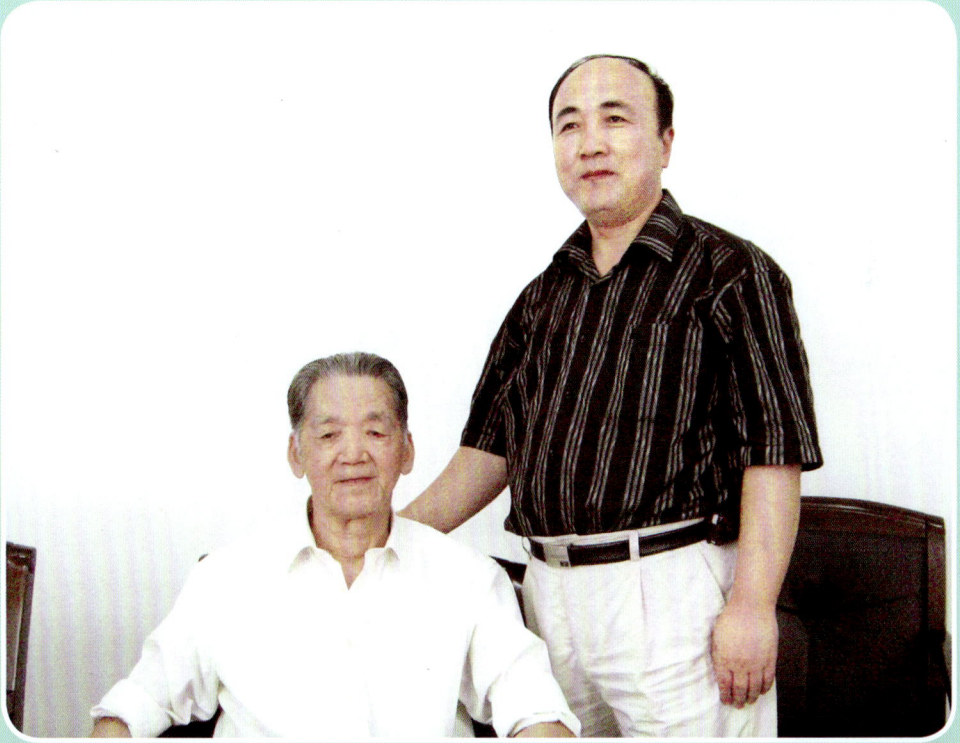

2006年6月拜师国医大师路志正教授（左），合影留念

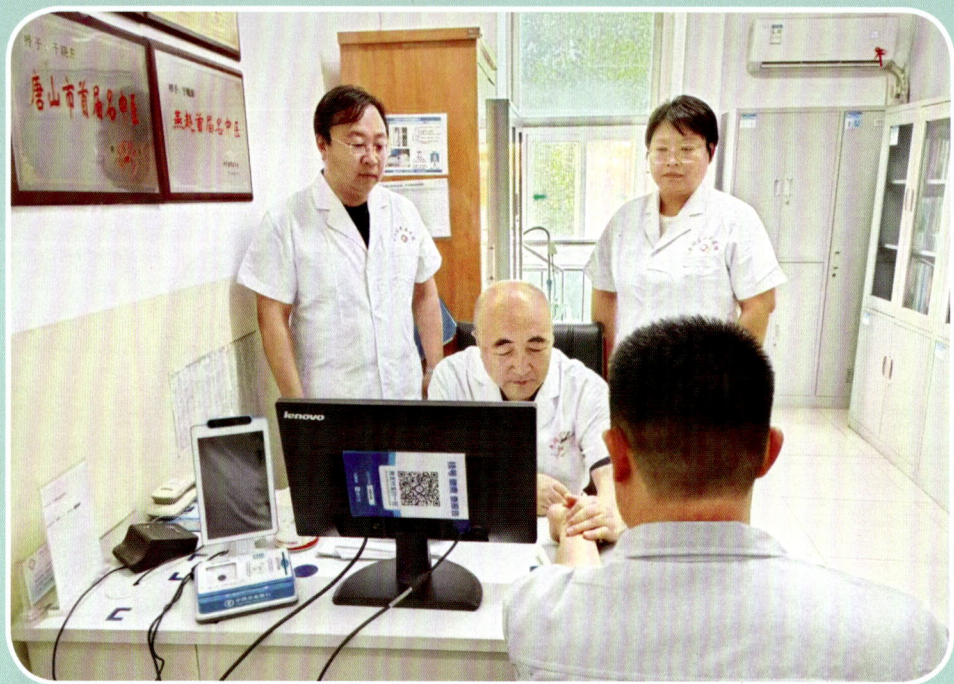

2023 年 7 月，作者（中）与徒弟合影

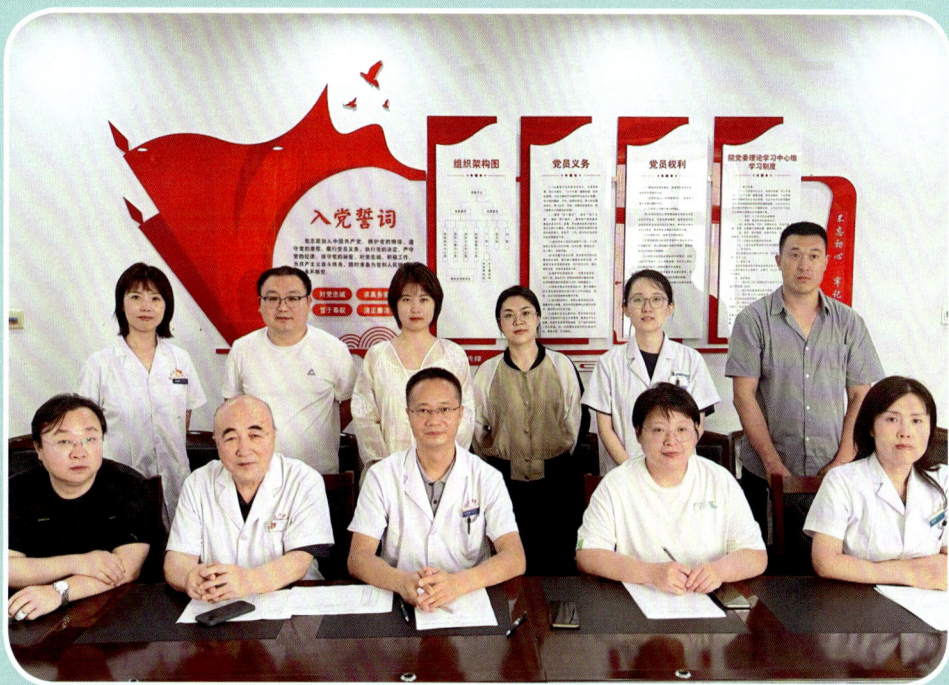

2024 年 7 月，河北省名中医工作室建立，作者（一排左二）
与工作室成员合影

前言

中医药学作为中国传统文化的瑰宝，即便在科技高度发达的今天，依旧以其独特的魅力与疗效，在临床诊疗中发挥着不可替代的作用。熟读经典，勤于临床，是中医医师成长中不可或缺的重要环节。唯有坚持传承与创新并重，积极培养中医临床思维方法，不断夯实中医基本功底，方能有效提升辨证论治的水平。

本书乃笔者研习中医经典理论知识之所得，注重理论与实践相结合。本书所述不仅巧妙应用经方，还紧密结合临床实际案例，生动展现了中医理论的活力与生命力，笔者自身亦受益匪浅。为了更好地传承中医精髓，提携后学，笔者特将学习笔记、心得感悟及精心整理的经方验案进行了系统整理，编纂成册，以期薪火相传。

为方便读者阅览，本书分为上下两篇。上篇为经典心悟，包括《内经》理论探讨、学习《内经》指导临床、仲景心法探微、方证辨析与应用、方证鉴别、伤寒类方研究六章，通过对经典理论的学习，加强对临床实践的指导，助力读者提高中医诊疗水平。下篇为经方验案，根据病种的不同，分为内科病、妇科病、皮肤外科病及其他病类四章，每则医案均详细记录了诊疗过程，并附有按语，方便读者理解、掌握诊疗思路，真正发挥学习和借鉴作用。

"他山之石，可以攻玉"，希望本书的出版，能够将自己对中医经典的深刻理解与临证经验，分享给广大业界同仁及所有中医爱好者，为中医药事业的繁荣发展贡献绵薄之力。

于晓东

2025 年 1 月 21 日

目 录

🌀 上篇 经典心悟

下篇　经方验案

上篇　经典心悟

第一章

《内经》理论探讨

一、持脉有道，虚静为保

《素问·脉要精微论》云："持脉有道，虚静为保。""道"字应该指"要道""要领""原则"而言；这里的"虚静"二字，乃指切脉时的环境与医者的心态；"保"与"宝"通用，宝贵、重要之意。全句应该译为："诊脉有一定的原则，以虚静为最宝贵。"

因为只有在"虚静"的前提下，才能从脉象上了解人体气盛衰的情况，达不到"虚静"就达不到这一目的。

脉象是心气鼓动气血周流于脉中而产生的可感应于指下的形象，反映的是气血运行状态，从而判断疾病对气血运行的影响。

切脉的时侯，还需要相当多的至数，如果摸三五下就结束了，同样也起不到切脉的作用，所以仲景说诊脉至少要摸五十动，也就说需要静下心来，慢慢体会脉象的变化，寸关尺，浮中沉，浮沉迟数虚实，各部脉需要细心体会，才能真正掌握其真谛。

怎样保持环境的虚静呢？《素问·脉要精微论》给出了答案："诊法常以平旦，阴气未动，阳气未散，饮食未进，经脉未盛，络脉调匀，气血未乱，故乃可诊有过之脉。"指出诊脉时以平旦为宜，并用五个未字来形容这个时候正处于"络脉调匀"的状态，这种状态有助于医生了解患者胃气的多寡、脏腑气血的盛衰及邪气的进退。但平旦诊脉对于多数患者是难以实施的，后人引申以安静应之。安静首先是指诊脉时的环境，设想，在一个杂乱吵闹的场合是难以准确切脉诊病的。

虚静更多的是指医、患者的心态。不论切脉还是其他望、闻、问三诊，都需要虚静的环境，不受外界的干扰，医生静下心来，仔细分析病情，患者静下心来，能够如实准确回答医生提出的问题，这对医生的诊治也至关重要。

医生做到"虚静",首先应该将切脉排在四诊之先,因一旦问诊或望诊在先,对疾病已有初步印象,这样很难做到"虚静";其次,不要生搬硬套28脉象,使之对号入座,因脉象也会受主观的影响。患者"虚静",情绪稳定,避免紧张,气血不乱,神气不散,如此才能反映出疾病的真实脉象。环境的"虚静",可排除各种干扰对医生和患者的影响。

虚静不仅是指切脉时的心态,而应视为医者诊断时的全部精神状态。只是由于切脉要有高度的悟性,且是诊断的最后提炼,稍有不慎,就会失真,所以《素问》特别在诊脉时强调虚静二字,用现代语言来讲,反映出了医德医风,就是对患者要有高度责任心,应持有谨慎、细心、认真、负责的态度,这也是一种"虚静"。

"持脉有道,虚静为保"是临床诊脉的要求,是辨别疾病的一种重要手段,临床诊疗活动中切记不能偏废,四诊中占据重要位置,更能准确反映疾病的性质,对临床起指导作用。

二、《内经》对中风病因的认识

中风之病,历代论述颇多,而对本病的认识当首推《内经》。其对中风病未见专篇论述,散见于诸篇之中,涉及本病病因病机、证候、治则、治法等方面,尤其对中风病因的阐述,详实而精辟,兹将其有关内容整理总结如下。

《内经》认为中风的病因与体虚、饮食、情志等有关。依不同症状表现和发病的不同阶段而有不同的名称,如有神志障碍的称"暴厥""薄厥""大厥""煎厥""击仆"等,有肢体偏瘫的称"偏枯""偏风""卒中"等,还有"喑""痱"等称谓,并从症状、病机、发病等方面给予了详细描述。另外《内经》提及"大风"和"微风",其中"大风"类似西医学说的"短暂性脑缺血发作""进行性脑卒中",后者多认为是中风先兆。

汉代张仲景在《金匮要略·中风历节病脉证并治》中的中风病名沿用至今,认为正气先虚、外风入中是本病发病的根本原因。中风病因的探讨,唐宋以前以"外风"学说为主,多以内虚邪中立论,唐宋以后,特别是金元时期,突出以"内风"立论,实际上《内经》关于中风病因的论述,二者并重。

1. 外风说

外风是六淫邪气之一,《素问·骨空论》云:"风者,百病之始也。"即风为百病之长、为百病之始，为外感诸病证的先导。《素问·生气通天论》曰："有伤于筋，纵，其若不容……使人偏枯。"《灵枢·刺节真邪》云："虚邪偏客于身半，其入深，内居营卫，营卫稍衰，则真气去，邪气独留，发为偏枯。"

以上说明风邪从皮毛侵入人体，逗留于肌肉腠理之间，游走于经络之中，这种病理现象产生通常是在人体正气不足、卫外不固的情况下。气候突变，外风入中经络，气血阻痹，运行不畅，筋脉失于濡养，这种证候风邪入中较浅，所以病情相对较轻。风邪偏中于身之半，以致营卫气血运行受阻，肌肤筋脉失于濡养而发偏枯，即所谓"内虚邪中"。

《内经》所述外风致中风病证候虽不尽相同，但其病位均在脑，外风致卒中偏枯，初起必有外风之症状。仲景发挥了《内经》外风学说，认为中风系由络脉空虚，风邪乘虚入中，自汉以后，外风学说占统治地位，一直沿袭，并持续到金元时期。

临床所见，中风虽四季均可发病，但以盛夏、冬季时节为多，此时天气或酷暑难耐或寒气逼人。中医素有天人相应之说，随着天气变化，人体的内环境也要与外界相适应，而老年人气血亏虚，卫外不固，一旦机体阴阳与外界阴阳失去平衡，风邪入中则也可诱发中风。

2. 内风说

（1）体质虚弱

正如《素问·阴阳应象大论》所云："年四十而阴气自半也，起居衰矣，年五十体重，耳目不聪明矣，年六十，阴痿，气大衰，九窍不利，下虚上实，涕泣俱出矣。"《素问·脉解》说："内夺而厥，则为喑痱，此肾虚也。少阴不至者，厥也。"

以上说明，老年人脏腑日衰，气血渐亏，机体阴阳失衡，尤以肝肾阴虚为其发病基础。下虚上实，阴虚阳亢，导致肝风内动，此乃中风的重要病理基础。后世李东垣的"本气自虚"，认为中风病机为"元气虚衰""内伤不足"，表现为内伤之"风"，开内风为中风之端，故在《脾胃论·胃虚元气不足诸病所生论》中有"邪之大者，莫若中风……必中虚"之论。明·张景岳在《景岳全书·杂证谟·非风》中指出本病的发生"皆内伤积损颓败而然，原非外感风寒所致"；力倡中风非风论，二者认识可能源于此。

（2）烦劳过度

劳累为中风病的主要诱因之一。因本病基础为"气血不足，阴阳失调"，而"劳则气耗"（《素问·举痛论》），阴精更损。轻者气虚鼓动无力而致血瘀，瘀阻肢体经脉、舌窍，则出现肢麻、半身不遂、舌强语謇等症；重者可使阴亏于下，肝阳鸱张，阳化风动，气血上冲，心神昏冒，而出现昏仆等中风危候。

如《素问·生气通天论》谓："阳气者，烦劳则张，精绝，辟积于夏，使人煎绝。"如《杂病源流犀烛·中风源流》曰："劳倦过甚，耗其精血，虽其少壮，无奈形盛气衰，往往亦成中风；或因劳乏过度，正气衰弱，气血不足，营卫失调，风邪乘虚而入，使气血痹阻，肌肤筋脉失濡养而见偏枯，劳倦过度，易致人体脏腑阴阳失调，气血逆乱，日久必致阴亏于下，阳浮于上，虚阳鸱张亢盛，致内风骤生，偶因内外失宜，扰动气血，必致血随气逆，上冲于脑而发病。"

因此，劳倦过度常常是内风产生的常见原因。

（3）情志失调

五志过极为中风病的又一主要诱因。因七情与气血调和有密切关系，其中，恼怒与中风的发生尤为相关。《素问·脉解》："肝气当治而为得，故善怒，善怒者，名曰煎厥。"性情急躁之人，平素肝阳偏亢，遇事易怒，暴怒伤肝，肝阳暴涨，引动心火，风火相扇，气热郁逆，气血并走于上，心神昏冒则卒倒无知。

临床所见，因暴怒诱发中风者，多为中脏腑，故危险性更大，正如《素问·生气通天论》所云："阳气者，大怒则形气绝，而血菀于上，使人薄厥。"《素问·调经论》云："血之与气，并走于上，则为大厥，厥则暴死，气复返则生，不复返则死。"

这进一步说明，大怒伤肝，肝阳暴亢，火升风动，气血逆乱，并走于上，阴阳气血上下分离而不能互相维系，损伤脑髓，蒙蔽清窍，神明失司，则卒然昏仆，因肝藏血而主疏泄，故气血逆可致肝风愈烈，肝风内动或致气血上逆，甚或引动胃气上逆而加重病情，即说明了阳气过度的虚劳、情志失调造成虚性偏亢而致中风的重要机制。

另一方面，忧郁思虑，气郁化火，暗耗肝阴，日久则风阳升动，也可引发中风。所以说，肝阳化火生风也是中风发生的病理基础。

人的生命活动与自然是息息相通的，《素问·生气通天论》云："阳气者，若天与日，失其所则折寿而不彰。"生命的根本是禀赋于阴阳，人身之阳气，如同天上的太阳一样，一旦失常就会引起寿命的夭折。

人体的阳气在过度虚劳之时会造成虚性偏亢，导致精气衰竭。人身的阳气每随情志而逆乱欲绝，血随气升郁于上部就会发生"薄厥"。如果由于某种原因使筋脉损伤，则造成肢体弛纵，不能运行自如，汗出于偏身，往往可以发展为偏枯。如《素问·生气通天论》说："汗出偏沮，使人偏枯。"

（4）摄生饮食不当

饮食失节，日久致瘀或形体丰腴，中虚生痰。《素问·痹论》认为："饮食自倍，肠胃乃伤。"肥甘厚味为生痰生湿之品，辛辣烟酒可助湿生热，痰热交阻则气滞血瘀、痰瘀痹阻，血不达四肢筋脉则可见半身不遂等证。

如《素问·通评虚实论》言："仆击，偏枯痿厥，气满发逆，甘肥贵人，则高粱之疾也。"说明偏食肥甘美味，常可致肥胖，而肥胖之人多气虚痰盛，气为血之帅，气虚则可影响血液运行。

金元四大家之朱丹溪分析中风之因，强调气血虚弱，加痰加火，主张"痰湿生热"，引发中风。清·张山雷在《中风斠诠》中为之解言道："《素问》谓仆击、偏枯、肥贵人为高粱之疾，则痰湿壅塞，皆在不言之中，固未尝以为中风也，然因痰湿而生内热，因热而动内风，痰也，热也，皆是实证，河间主火，丹溪主痰，皆从痰热壅塞着眼，均切病情也。"今临床常见高黏血症、高脂血症等所致脑梗死者常见此类证候，足以证明痰湿在中风病发病中的重要地位。

（5）心胃内虚

《内经》认为，胃为水谷之海，心为血脉之主，胃脉见沉涩鼓指，或轻按似盛大鼓指，重按实则无力，气之本源虚者，反为心阳虚，或心阴不足，脉见小坚而急疾者。胃与脾同为后天之本，气血生化之源，胃虚则精微乏源，气血亏虚，气虚则运血无力，导致血脉瘀阻，血虚则肌体失荣，两者皆可导致肢体失养而发偏枯；心主血脉，心气推动血液在脉道运行，当心阳虚或心阴不足，运血无力则可影响气血运行，导致气血阻滞不通，肢体失于气血濡养，而发生半身不遂证。如《素问·大奇论》说："胃脉沉鼓涩，胃外鼓大，心脉小坚急，皆膈偏枯。"即说明了心胃两虚引起中风的道理，提出了心、胃在中风病中的重要意义，对临床具有实际意义。

3. 病机十九条对中风病因认识

《内经》病机十九条对评释诸病，从病因病机作了精要总结，对后世影响很大，其中对中风病因的概括，尤为精要翔实，如"诸风掉眩，皆属于肝"，大凡风证出现震颤动摇、眩晕旋转，多与肝有关，是肝风内动的病机概括，肝脏与中风关系最为密切，肝为风木之脏，体阴而用阳，主升主动，若肝阴暗耗，肝阳偏亢，化风内动，则为掉眩；甚者肝阳暴涨于上，血随气逆，蒙蔽清窍，则发为中风。《丹溪心法》则云"眩晕者，中风之渐也"，即中风是由眩晕逐渐发展而来。

张景岳认为本条实乃中风病的内因病机，"诸风掉眩，皆属于肝之类，是皆属风，而实非外中之风也"。叶天士则发挥为"精血衰耗，水不涵木……肝阳偏亢，内风时起"，阐明"肝阳化风"。张锡纯论述内中风时，曾引本条为证。

由此可见，后世先贤内风为主立论亦源于《内经》。"诸暴强直，皆属于风"，中风病具有发病急、变化快、见证多、病情重等临床特点，原文将突然发作的全身筋脉挛急、伸而不屈的病证归因风之作祟，后世多以外风释之，但结合中风病临床实际，此条亦可纳入内中风之类。

从临床症状上看，中风患者多有经筋强直不柔和，如患者可出现颈项强直等脑膜刺激征的表现，属"风邪"致病的特点，部分中风患者肢体痉挛强直，亦可谓有"风"的证据。"诸热瞀瘛"及"诸禁鼓栗"，此"皆属于火"。而筋脉抽搐、震颤、拘急，伴神志不清、高热等，为中风病临床常见之症候群。中风患者临床上常见"吸收热""感染热""脱水热""中枢热"等发热表现，当属火热的范畴，中风中脏腑的患者可见神志昏蒙、目偏不移、双目凝视一侧及克尼格征，都属"瞀"及"瘛"范畴，可谓有"火"之貌。

从辨证上看，其病机多表现为火邪上攻，体现了"诸逆冲上，皆属于火"的病因病机特点。刘完素在阐述六气化火病机理论中指出，风病多因热甚，所以中风有瘫痪者，皆为热甚极也。病机十九条所言病机及病因，始多由情志过激、劳乏过度、虚火内热而生，实火、虚火相助而旺，火旺风生，乃病之要也。

综上所述，从《内经》与中风病相关论述中看中风病因，已有外风与内风之别，其不仅详细论述了外风致病缘由，而且论述了体质、情志、饮食、烦劳、风、火等内在发病因素，导致心、肝、胃、肾功能失调，气血逆乱，诱发中风，其中肝脏与中风的关系最为密切。气血逆乱导致中风的观点，对现代临床实践影响较大，其可作为中风发病的重要因素，由此可提出急性期平冲降逆、通腑降浊、息风化痰、活血化瘀等大法，并取得较好临床疗效。

《内经》奠定了中风病因学，内容丰富而详尽，对研究中风病具有重要指导意义。中风病因虽然复杂多变，尤以风邪为首因，我们研究中风病应从多角度、多层次、多方面考虑，针对病因，"伏其所主"，以从根本上进行防治，以便达到辨证准确，提高疗效。现代研究中风顽症，师承古训，弘扬精华，必有事半功倍之效。

三、病为本，工为标

和谐的医患关系，在疾病诊治过程中发挥着重要作用，《素问·汤液醪醴论》曰："病为本，工为标，标本不得，邪气不服，此之谓也。"标与本是一对相对的概念，表示主与次的关系，而本文是论述医患关系，病者和病证属于本，而医者和治疗方法属于标。患者的病情和病理变化为本，应该针对疾病本身辨证论治，以患者为本，即患者的神机正气为本。

在疾病诊治过程中，医生所采用的各种治疗措施，需要通过患者内环境的调节，才能产生相应的治疗效应，否则难以制邪取效。疾病本身以及患者自身的状态是矛盾的主要方面，为本；医师及所采用的治疗措施为次要方面，为标。医生的一切治疗措施都是围绕患者这个"本"而定，治疗必须通过患者的配合才能起作用，疾病能否发作的先决条件，是"正气存内，邪不可干""邪之所凑，其气必虚"。

医生在整个治疗过程中主要起到的作用是帮助患者恢复，疾病的治愈最终还要靠患者自身。所以，医生在治疗过程中，首先要增加医患沟通，使患者树立治愈疾病的信心，其次对患者饮食、情志、起居、服药方法及注意事项等细心指导，第三，医生对疾病要有充分的认识，并能够熟练地鉴别，准确地辨证施治。坚持以上环节，发挥"标"的重要作用。

目前为止，没有哪种药物可以单独使人体的内环境达到稳定，都需要人体自我调节，任何药物，都离不开内环境，靠自身调节达到"阴平阳秘"的状态，医生通过方药调节机体的内环境，使人体的脏腑、经络、营卫气血等更好地发挥作用，提高机体抵抗病邪的能力，控制疾病的发展，从而患者阴阳失调能够逐渐恢复。医生在治疗疾病的过程中所起的作用是"帮助"作用。"谨察阴阳所在而调之，以平为期"，达到"阴平阳秘，精神乃治"。

总之，"病为本、工为标"，主张患者的神机、正气为本，治疗措施为标，而患者和疾病为本，治疗疾病同时，注意保护患者的神机，调动患者正气，保障治疗效果。如果患者不信医，或拒绝治疗，或病入膏肓，医生的医术再高超，也是无能为力的。

从孟子的"医乃仁术"到孙思邈的"大医精诚"，中医学逐渐形成了对职业道德规范的要求，即德医并重，重视人文关怀。在这样的价值取向影响下，中医诊疗自然重视与患者构建良好的关系，尊重患者、专注病情、体贴关爱，充满了深厚的人文精神和人文关怀。作为中医人，应该与时俱进，汲取先贤智慧，充实发展临床实践，充分体现中医的特色。

四、出入废，则神机化灭，升降息，则气立孤危

《素问·六微旨大论》云："出入废，则神机化灭；升降息，则气立孤危。故非出入，则无以生长壮老已；非升降，则无以生长化收藏。"出入，指人体气机与外界接触的表现形式，表现为吐故纳新的活动，如饮食的摄入与糟粕的排泄、吸入自然界的清气和呼出体内的浊气等。升降，是气机在人体内的运动形式，升降不息，如体内脾脏清阳之气上升，胃腑浊阴之气下降。神机指人的精神意识和思维活动，气立指形体必须借气化的作用才得以成立。

人体的生命就是一个不断运动的机体，人体各种功能活动，如呼吸空气、吸收营养、输布精微、排泄废料等，都与升降出入运动有着密切关系，也是升降出入运动的结果。

《素问·阴阳应象大论》云："故清阳为天，浊阴为地，地气上为云，天气下为雨；雨出地气，云出天气，故清阳出上窍，浊阴出下窍，清阳发腠理，浊阴走五脏；清阳实四肢，浊阴归六腑。"人体气血营卫的运行，更是升降出入运动的表现。《灵枢·营卫生会》云："营在脉中，卫在脉外，营周不休，五十而复大会，阴阳相贯，如环无端。"人体营气，卫气的循环运动，正是升降出入运动的结果。

《素问·刺禁论》云："肝生于左，肺藏于右，心部于表，肾治于里，脾为之使，胃为之市。"此所指从气机输布运行论五脏功能特点。气机输布运行是五脏功能重要特征，肝气从左而升，肺气从右而降，相反相成，如张介宾注："阳左而升，阴右而降。"对自然界而言，左为天地之气升发之途，右为天地之气收降之路，故左右是阳升阴降的道路。

肺主宣发、肃降，为水之上源。脾气升清，上输于肺，经肺气的宣发作用而输布全身，内而脏腑，外而肌腠、皮毛、四肢、百骸，以供机体生命活动的需要。而浊气，经肺气的肃降作用，由三焦决渎而下行以达于肾。肾中之水为浊，其浊中之清者，经肾阳的气化作用，复上升于肺，重新参与机体的代谢，其浊中之浊者，变为尿液，下注膀胱，而后排出体外。若肺气失于

宣发肃降，津液输布失常，水道通调不利，不能下输于肾和膀胱，上窍闭则下窍不通，发为癃闭；而肺本身吸入清气，呼出浊气，宣降失常，会出现咳嗽、喘息、胸闷、咳痰、咽痒、便秘、呕吐等。

肝属风木之脏，性宜升发冲和；胆为中精之腑，性宜通泄降下。表里相合，同主疏泄，具有协调人体情志活动和帮助脾胃熟腐运化的作用，并能调和气血、通利三焦水道。如失其条达之性，就会导致某些情志异常的变化，如胸胁胀满、郁郁寡欢、多愁善感、疑虑，甚则烦闷欲哭、急躁易怒、失眠多梦、头胀头痛、眩晕昏仆等症。

心属火，性炎热，散其气于表，肾主水，性寒，而内沉其气于里，以水火而言，心为火居上，肾为水居下，水能升而火能降，心火下温于肾水，肾水上济于心，一升一降，水火相济。这种相互协调的生理关系遭到破坏，不管是心或肾本身的阴阳失调还是两脏同时受病，均可导致水、火的偏盛、偏衰，发生种种病理变化。

如心阳不振，则心火不能下温肾阳，以致水寒不化，上凌于心，而见心慌气短、肢体浮肿等"水气凌心"的证候；如肾阴不足，则肾水不能上滋心阳，以致心阳独亢，不能潜藏，而见心悸怔忡、心烦失眠等"心肾不交"的症状；若阴虚不能制阳，而致心火上炎，还可出现口舌生疮、口干少津、五心烦热等"阴虚火旺"的病证。

脾主运化，运化水谷精微，运行不息，胃主受纳，如市之百物汇聚。脾胃同居中焦，为气机升降之枢纽，胃主受纳，脾主运化，胃气主降，脾气主升。胃降则传导无阻，浊阴之气得以下行，使糟粕产物能够排出体外；脾升则转输正常，清阳之气得以上布，使水谷精微能够布散全身。通达表里内外上下，不仅帮助诸脏气机输布，也制约各脏气机的过度升降，维持其和谐状态。

"升降出入，无器不有"。机体气化是十分复杂的过程，五脏六腑各有自身的运动形式和规律，是相互影响并相互协调、相互维系、分工协作的，共同完成机体各项新陈代谢活动，维持正常的生命体征。这种运动一旦停止，将会导致意识的丧失，形体与外界隔绝，生命的过程也就结束了。

五、君火以明，相火以位

"君火以明，相火以位"出自《素问·天元纪大论》："帝曰：上下周纪，其有数乎？鬼臾区曰：天以六为节，地以五为制。周天气者，六期为一备；终地纪者，五岁为一周。君火以明，相火以位。"

对其阐释，首先应当置于运气学说的背景下，其论述五运六气循环周期，意为始于君火，而止于相火。"明"为清楚、显现之意，君火为少阴，君火在上显位；"位"是下守位的意思，相火为少阳，代替君火在下显位。五运六气六十甲子为一循环周期，始于甲子年，止于癸亥年。甲子年为少阴君火司天，阳明燥金在泉；癸亥年为厥阴风木司天，少阳相火在泉。在六十年的一个完整的五运六气周期中，始于甲子年少阴君火司天，而止于少阳相火在泉。"君火以明，相火以位"讲述了天地之气运行规律的特点，说明五运六气运化之终始，与三阴三阳相结合对应，由此构建了完整的中医五运六气理论。

自唐至今，前贤学者，从不同角度阐述君火、相火，作为运气术语的君火、相火，转引用于阐释人体的生理病理特点，并赋予君火、相火新的含义。历代注家中，以王冰注解影响为深远，"君火在相火之右，但立名于君位，不立岁气，故天之六气，不偶其气以行，君火之政，守位而奉天之命，以宣行火令尔。以名奉天，故曰君火以明，守位禀命，故云相火以位"。

张景岳解释为"经曰：君火以明，相火以位。此就火德辨阴阳，而悉其形之理也。盖火本阳也，而阳之在上者，为阳中之阳，故曰君火；阳之在下者，为阴中之阳，故曰相火，此天地生成之道也。其在于人，则上为君火，故主于心，下为相火，故出于肾。主于心者，为神明之主，故曰君火以明；出于肾者，为发生之根，故曰相火以位"。

张景岳根据中医学中的重阳思想，认为阳气居上，则在外彰显时为君火，阳气居下，在内幽藏时为相火。黄元御《四圣心源·少阴君火》曰："少阴以君火主令，手少阴心，火也，足少阴肾，水也，水火异气，而以君火统之，缘火位于上而生于下。"

从气化角度阐述，君火应居少阴心经，而心经所主的君火来源于肾经中的内藏的火气，故君火统摄两经，表达了君火以升为用的特性。

刘完素提出右肾命门相火，李东垣宗其说，也认为在生理上相火寄于右肾命门。后世部分学者认为君火居上寄于心，相火居下寄于命门。而朱丹溪于《格致余论·相火论》首次提出肝肾同寄相火的观点："肝肾之阴，悉具相火。"从此又有君火寄于心、相火寄于肝肾之说。

赵献可认为相火寄于命门右旁的称为"三焦"的小窍中，处于两肾之间无形的命门，是真正意义上的君主，心在命门君火的主宰下调控精神意识，构建了命门君火与三焦相火之间的君臣关系。

《素问·天元纪大论》为论述五运六气的七篇大论之一，故对"君火以明，相火以位"的阐释，离不开运气学说的背景，"君火以明"是天气运行规律的特性，"相火以位"是讲地气运行特性，天气中的少阴君火在上显位而成六气，地气的少阳相火在下代替少阴君火显位而成五气，故少阴君火位置确定后，少阳相火的位置才能确定。

君火居上，相火在下，居上显明，居下守位。中医认为"天人相应"，人体脏腑心居上位，故与君火相对应，心为君主，君火即心火，君火藏于心，则神明彰显，温煦五脏六腑、四肢百骸，如离照当空，万物皆彰，即"主明则下安"；而肾居下位，故与相火相对应，相火即肾火，藏而不露，五脏六腑皆受其温通，为脏腑阳气之根本，并由此产生"阴火论""相火论""心肾相交"学说，用于诠释人体生理病理规律，并不断发展扩大，对临床指导具有重要意义，但就其本意，仍离不开运气学说。

六、伏其所主，先其所因

《素问·至真要大论》曰："岐伯曰：热因寒用，寒因热用，塞因塞用，通因通用，必伏其所主，而先其所因，其始则同，其终则异，可使破积，可使溃坚，可使气和，可使必已。"张景岳注云："必伏其主者，制病之本也。先其所因，求病之由也。"即辨证必须求本，强调辨证论治，治病求本，审证求因，而研究病因是主要内容之一，病因为本，症状为标。

疾病的产生，必须有导致疾病发生的原因，而病机的变化，正是关键所在，疾病症状虽然繁乱复杂，也有主次可辨，在疾病的发生发展过程中，必然或产生一些与其相关的症状与体征，而这些客观的指征是疾病外在的表现，在诊治中用四诊和辨证辨病相结合的手段，加以综合分析，找出疾病在某一阶段的病变本质，这就是审因求本的关键所在。

正确认识人体整体和局部的关系，是辨证求本的前提，用整体观点去分析认识疾病，才能抓住病症的主要矛盾。辨证求本，就正邪关系而言，正气为本，邪气为标，正气不足是疾病发生的根本原因，"正气存内，邪不可干"，而疾病的发展变化，也取决于正气的盛衰。故在治疗上，应该重视元气为本，注意人体本身抵抗力、修复力的内在因素的作用，根据邪正相争情况，因势利导。

临证所见疾病症候表现复杂多变，主次真伪表现多端，那么如何在错综复杂的临床症候中抓住根本，掌握疾病发病的要领呢？仲景《伤寒论》指出"观其脉证，知犯何逆，随证治之"，"逆"即指反常的变化，即辨明发生了什么样的变证，致病之本，亦是致病的原因，即张景岳所言："起病之因，便是病本。"那么针对疾病变化的原因，再进行辨证治疗。

七、人无胃气者曰逆，逆者死

中医诊断极为重视胃气的强弱，因其直接关系到病情的轻重。《素问·平人气象论》记载："平人之常气禀于胃，胃者，平人之常气也，人无胃气曰逆，逆者死。"

"常气"指正常的脉气，正常脉气禀源于胃，也就是说正常人的脉象应当有胃气。正常人的脉气皆来源于胃，故而胃气可视为正常人的脉气。脾胃乃后天之本，气血生化之源，所以脉象必须有胃气。

若人的脉象中无胃气，便称作"逆"，即非顺象，预后不佳，甚至会导致死亡。这突显了胃气的重要性，脉象必须有胃气这一观点十分明确。胃气虚弱可直接引发多种疾病，因为胃气虚弱的直接后果是气血不足，而气血不足则会使人百病缠身。

脉以胃气为本具有重要临床意义，切脉时需充分留意脉象上胃气的有无及多少，以此判断疾病的轻重缓急。有胃气的脉象应从容和缓、柔和有力、不浮不沉、不大不小、不疾不迟、不长不短、节律整齐，呈现生机勃勃之象。这从脉的部位、形体、长短、节律、频幅等多方面提出了要求。

脉以胃气为本，可从以下几方面认识：首先，胃是五脏六腑之本，脉根源于五脏六腑，所以胃气也是脉气之本；其次，脉为气血运行的通道，气血的盈亏直接影响脉象，气血源于水谷精微，而胃为水谷之海；其三，肺主气，气为血帅，营血在脉道的运行需要肺气的推动，肺起源于中焦脾胃，"胃为五脏六腑之海，其清气上注于肺，肺气从太阴而行之"；其四，胃气能够运脏真气于脉中，脏之真气是五脏六腑天真之气，需依赖胃气才能行于经脉之中。

以胃气为本，不仅适用于脉诊，也适用于其他诊疗活动，不应局限于脉诊。

八、生病起于过用

"生病起于过用"的理论源自《素问·经脉别论》："……故春秋冬夏，四时阴阳，生病起于过用，此为常也。"顾名思义，过用即超过正常、过量使用。人体感受六气，调于七情，一旦过度消耗，四时阴阳变化虽有其常度，但因身心过用超限，就会损伤正气而发病。"生病起于过用"是中医发病学的重要观点，正不胜邪是疾病发生的基本病机，而正气不足，主要源于过用。

从人体本身而言，"过用"可分为自然过用和人体自身使用过度。《黄帝内经》受先秦儒家等诸家学说影响较大，"中庸"——中和思想由儒家提出。"中"指不偏不倚、无过无不及的平衡状态。这种思想方法成为后世认识事物、解决矛盾的重要方法论，不仅在政治、道德、社会领域被广泛运用，也是中医学阐释生理、病理、治疗、发病和养生的重要原则。

导致疾病的原因多种多样，如六淫、七情、饮食、劳倦、外伤等。正常情况下，人体阴平阳秘，精神乃治；过用则阴阳失衡，疾病乃生。所谓"过用"，指超越常度、过度使用。"过用致病"大致可分为以下方面：

四时气候的过用：四时气候失常，非时而至，容易使人发病。当温而寒，当寒反温，太过或不及对人体而言都属于"过用"。疫情的流行，主要是环境异常，特别是气候异常，导致致病因素产生，影响人体，气候异常使人体抵抗力下降，从而引发疫病流行。

七情过用：人体自身使用过度，大部分属于主动性过用，主要体现在情志过激变化。七情，即喜、怒、忧、思、悲、恐、惊七种情志变化，是人对客观事物的不同反应。正常情况下，七情不会致人生病。当情欲无节，刺激过度，超过人体本身的正常耐受限度，就会使人气机紊乱、脏腑阴阳气血失调，进而导致疾病发生。如大怒伤肝、大喜伤心、悲则伤肺、忧思伤脾、惊恐伤肾。

《素问·举痛论》指出怒则气上、喜则气缓、悲则气消、恐则气下、惊则气乱、思则气结等。《灵枢·口问》指出："心者，五脏六腑之主也……故悲哀愁忧则心动，心动则五脏六腑皆摇。"《素问·血气形志》曰："形数惊恐，经络不通，病生于不仁。"从上述条文中不难看出，七情致病多由七情"太过"造成。

饮食过用：饮食是气血生化的基础，是维持生命活动的能量来源。饮食过用包括饮食不节、饮食偏嗜等。《黄帝内经》反复强调，饥饱失常、五味偏嗜是造成多种疾病发生的原因。《素问·痹论》谓："饮食自倍，肠胃乃伤。"饮食的大饥大饱、过寒过热或偏嗜，皆为"过用"现象。食物靠脾胃消化，饮食不节、暴饮暴食主要损伤脾胃，导致脾胃升降失常，出现脘腹胀满、厌食、嗳腐吞酸、痢疾、痔疮等症状，或聚湿生痰化热，引发其他病症。

经常饮食过量，不仅可导致消化不良，还会影响气血流通，使筋脉瘀滞，出现痢疾或痔疮。《素问·生气通天论》说："因而饱食，筋脉横解，肠澼为痔。"过食肥甘厚味，易化生内热，引发痛、疽、疮、毒等病症，即"高粱之变，足生大丁"。如今经济发达，物质丰富，饮食不节也是现代多种疾病如肥胖病、糖尿病、心脑血管疾病、脂肪肝、痛风病、肿瘤等的病因或诱因之一。

劳逸过度：劳逸过度是现代人生活中突出的发病病因。起居劳逸本是人体基本活动，正常劳作、适时休息，可使人筋骨强健、气血通畅、延年益寿；但劳作过度则会对人体造成伤害。过劳，劳指劳动和房劳，太过就会损伤身体，体力劳动、形体劳动、精神智力劳动过度都会损伤人体正气，房劳太过首先损伤肾气。《内经》有论述："劳则气耗。""劳则喘息汗出，外内皆越，故气耗矣。""久视伤血，久卧伤气，久坐伤肉，久立伤骨，久行伤筋。"

过逸方面，人体每天需要适当活动，气血才能畅通，过度安逸可致气血不畅、筋骨不利、肌肉无力、神情木然、反应迟钝。如睡卧太久，会觉头部困重、昏昏如醉；久卧病榻，会使肌肉痿弱、肢体不用。

现代社会由于工作生活节奏加快，劳逸过用更多体现在过劳。体力上过度劳作耗气伤身，脑力劳动太过伤心血、耗脾气，过于频繁的性生活则肾精亏虚，导致身体消瘦，积劳成疾。

药物过用：俗话说："是药三分毒。"药物用于治疗疾病，但其有阴阳之偏，临床上正是利用药物的阴阳之偏来纠正人体阴阳的失调，以达到治疗目的。若用药太过，则会导致人体阴阳进一步失调。

《素问·五常政大论》曰："大毒治病，十去其六；常毒治病，十去其七；小毒治病，十去其八；无毒治病，十去其九；谷肉果菜，食养尽之，无使过之，伤其正也。"因此，用药不但要准确，选药要恰当，用量也要适当，服药时间也需合适。

《内经》提出要根据患者具体情况决定药量，如《素问·五常政大论》曰："能毒者以厚药，不能毒者以薄药。"并且制定了大小剂型。《素问·至真要大论》曰："有毒无毒，所治为主，适大小为制也。"告诫人们不能滥用、过用药物，过用则致偏胜。

《内经》这种药有偏胜、不宜过用的思想对后世影响很大，故用药应中病即止，不必尽剂，否则矫枉过正，易致偏颇。用药时应遵循"衰其大半而止"的思想，避免药物过用，导致药源性、医源性疾病。

关于如何避免正气过用，中医养生防病立足于勿"过用"的原则，如《素问·上古天真论》说："法于阴阳，和于术数，食饮有节，起居有常，不妄作劳。"如此则能"形与神俱，而尽终其天年，度百岁乃去"。养生防病要做到对外界"虚邪贼风，避之有时""春夏养阳，秋冬养阴"，避免因气候变化而患病，对内"恬淡虚无，真气从之"。

"生病起于过用"作为中医病因学的基本观点，看似简单，却对历代医家的病因观及临床实践产生了深刻而广泛的影响，把握经典精髓，能为疾病的临床诊断、治疗及预防提供极具价值的帮助，造福千秋万代。

九、阳道实，阴道虚

《素问·太阴阳明论》讲："阳者，天气也，主外；阴者，地气也，主内。故阳道实，阴道虚。"其注解常见的有以下几种：一是天地阴阳解，如杨上善《黄帝内经太素》中注："阳为天气主外，故阳道实也，阴为地气主内，故阴道虚也。"二是阴阳六经之气解，如马莳《黄帝内经素问注证发微》注："人身六阳气，犹天气也，主运于外，人身六阴气，犹如地气也，主运于内。阳运于外者为实，阴运于内者为虚。"三是阴阳属性解，如丹波元简云："阳者天气也，主外，阴者地气也，主内。"四是外感内伤发病解，如张介宾注云："有外邪多有余，故阳道实；内伤多不足，故阴道虚。"

六腑传化物而不藏，五脏藏精气而不泻。藏属阴，阴精唯恐受伤，不能使其虚；六腑往往出现实热之病，特别容易实。所以说五脏藏阴，阴精易耗；六腑传化水谷，容易产生积滞。

"阳道实，阴道虚"可以揭示五脏六腑的生理、病理、病症规律，是辨证必须掌握的内容。从临床上看，"五脏多虚证，六腑多实证"，治疗上五脏病多偏于用补法，六腑之病多偏于用通法、泻法。

现以太阴、阳明两经说明：

"阳明之为病，胃家实是也"。邪热内炽、胃热弥漫的阳明热证，为邪气盛，属实证；燥热内结、腑气不畅的阳明实证，为邪气盛，也属于实证。阳明多实证，治疗多用泻法。如《伤寒论》中阳明病的腑实证，大便不通、便秘，甚至神昏谵语，苔黄燥，即所谓痞、满、燥、实、坚，治疗中选用大承气汤、小承气汤、调胃承气汤，均用泻法。而阳明经证表现为大热、大渴、大汗、脉洪大，选用白虎汤清泄阳明。因此总体来说"阳道实"。

太阴病总体来说属于虚证，"自利不渴者，属太阴，以其脏有寒故也，当温之，宜服四逆辈"。临床上表现为腹满和时腹自痛、时满时减、隐隐作痛、喜温喜按、得温得按则缓等。中阳不运，纳化失司，则饮食难下；清阳不升，浊阴不降，胃气上逆则呕吐；脾虚不升，寒湿下注则自利。太阴脾脏虚寒，当用温中补虚、健脾燥湿法治疗，体现了"阴道虚"。

对于这句经文，"阳道实，阴道虚"的重要观点，高度概括了脾胃病理的特点。阳明胃经的病证，津液易伤，病多从燥化、热化，故以热证、实证多见；而太阴脾经之病，阳气易伤，病多从湿化、寒化，故以寒证、虚证多见。因而，后世有"实则阳明，虚则太阴"一说。因此中焦病变，实证时，取之阳明，泻阳明；虚证时，补太阴，从脾治。所以"实则阳明，虚则太阴"在临床上具有指导意义。

十、因势利导法在临床中的运用

因势利导，是根据疾病发展变化的趋势与病邪所在的不同部位，因其势而就近引导，使之排除出体外，以达到不伤正气或少伤正气的目的。《素问·阴阳应象大论》曰："病之始起也，可刺而已；其盛，可待衰而已。故因其轻而扬之，因其重而减之，因其衰而彰之。形不足者，温之以气；精不足者，补之以味。其高者，因而越之；其下者，引而竭之；中满者，泻之于内。其有邪者，渍形以为汗；其在皮者，汗而发之；其剽悍者，按而收之，其实者，散而泻之。"

仲景全面继承了《内经》因势利导的思想，并在《伤寒论》及《金匮要略》中得到很好的体现，现举例如下。

1. 其在皮者，汗而发之

"其在皮者，汗而发之"是指邪气侵犯人体，留著于肌肤脉络，形成邪正相争之势。仲景应用发汗法，解表散寒，发汗祛邪。《伤寒论》第35条曰："太阳病，头痛发热，身疼腰痛，骨节疼痛，恶风无汗而喘者，麻黄汤主之。"使用麻黄汤开腠发汗以解表；第13条曰："太阳病，头痛，发热，汗出，恶风，桂枝汤主之。"此为风寒袭表，卫强营弱，桂枝汤发表解肌，调和营卫。还有外寒内热用大青龙汤，外寒内饮用小青龙汤，二阳合病用葛根汤，均体现了"汗而发之"这一原则。

2. 其高者，因而越之

对于邪气在上的病证，如痰食毒邪阻滞于胸膈之上，因势利导，使之上越涌出，是为吐法。《伤寒论》第 355 条云："病人手足厥冷，脉乍紧者，邪结在胸中，心下满而烦，饥不能食者，病在胸中，当须吐之，宜瓜蒂散。"痰食阻滞胸中，阳气不能外达，导致气血不畅，因病邪在胸中，病位较高，病势向上，故用瓜蒂散涌吐胸中邪实，阳气通，则厥逆愈。

还有无形邪热内扰胸膈亦可应用吐法，如《伤寒论》第 76 条云："发汗吐下后，虚烦不得眠，若剧者，必反复颠倒，心中懊侬，栀子豉汤主之。"用栀子豉汤清热除烦，解除胸膈郁热，在原煎服法中有"得吐后，止后服"。《金匮要略·黄疸病脉证并治》云："酒疸，心中热，欲呕吐，吐之愈。"酒疸乃湿热内蕴之证，湿热弥漫，不能下达而上冲，用瓜蒂散，从上引越邪气外达。

3. 其下者，引而竭之

痰饮、水湿、宿食等有形实邪阻遏于下焦，病位偏下，治宜给邪出路，通大便，利小便。《伤寒论》第 71 条云："太阳病，发汗后，大汗出，胃中干，烦躁不得眠，欲得饮水者，少少与饮之，令胃气和则愈。若脉浮，小便不利，微热消渴者，五苓散主之。"此为太阳病水蓄膀胱、气化不利，治以通阳化气利水、外散风寒，水道通畅，则下窍得通。

《伤寒论》第 137 条云："太阳病，重发汗而复下之，不大便五六日，舌上燥而渴，日晡所小有潮热，从心下至少腹硬满而痛，不可近者，大陷胸汤主之。"此为大结胸证治，大陷胸汤泄热逐水破结，使邪热从大便而去。

还有阳明腑实证，为有形结滞和热邪抟结于胃肠，代表方剂如三承气汤，痞、满、燥、实俱全，用大承气汤；痞实而满，用小承气汤；燥实为主，可用调胃承气汤，辨证准确，可一泻而愈。

4. 中满者，泻之于内

中焦气机舒展不利，引起心下胀满痞塞之症，因其位置非上非下，故用调理中焦气机之法，以消除痞塞胀满。《伤寒论》第 149 条云："伤寒五六日，呕而发热者，柴胡汤证具，而以他药下之，柴胡证仍在者，复与柴胡汤。此虽已下之，不为逆，必蒸蒸而振，却发热汗出而解。若心下满而硬痛者，此为结胸也，大陷胸汤主之。但满而不痛者，此为痞，柴胡不中与之，宜半夏泻心汤。"此心痞，乃因寒热错杂、气机痞塞而成，故用半夏泻心汤，辛开苦降，寒温并用，阴阳并调，达到和中降逆消痞之目的。

邪在少阳，正邪相搏，临床上采取和解治法，小柴胡汤扶正与祛邪并举，在扶正的基础上，促使邪气外解。从这个意义而言，和解法也当属于因势利导范畴。

因势利导是中医重要治则之一，《伤寒论》遵循这一治则，制定的汗、吐、下等治疗方法，将其治则转化为理、法、方、药俱备的辨证理论体系。具体应用时要详细辨证，善察病机，确定治法方药，总以顺应、扶助正气抗邪为目的。这一理论指导临床实践，对后世产生了深远的影响。

十一、正气存内，邪不可干

"正气存内，邪不可干"出于《素问》遗篇的"刺法论"："黄帝曰：余闻五疫之至，皆相染易，无问大小，病状相似，不施救疗。如何可得不相移者？岐伯曰：不相杂者，正气存内，邪不可干，避其毒气……"

那么就需要明确一个概念："正气"与"邪气"。《素问·六微旨大论》曰："当其位则正，非其位则邪。"中医所说的正气，一是指构成人体维持生命活动的精微物质，如水谷之气、呼吸之气等；二是指脏腑经络之气，包括精、气（元气、宗气、营气、卫气）、血、津液等。邪气是存在于外在环境中的，或人体内部产生的具有致病作用的各种因素的总称，如六淫、疫疠、七情失调、饮食失宜、痰饮和瘀血等。它们有的是一些物质性的致病源，有的是一些损伤性的作用因素。

正气要能"当其位"，首先要"足"，即不虚。《灵枢·百病始生》曰："风雨寒热，不得虚，邪不能独伤人。""不得虚"，即不是正气虚的机体。人类的抗病能力是在与邪气的斗争中不断发展的，同时邪气也在不断地发展。正与邪的斗争，有时力量不是对等的，比如面对目前的新冠疫情，正气相对于病邪来说，很可能是弱的，正如前面所述"五疫之至，皆相染易"。难道说都是因为正气不足吗？正强可以抗邪，强者居于正邪矛盾斗争的主导地位，决定着正邪斗争的过程与转归，而非固定于正气一方。只言"正气存内，邪不可干"，是有些绝对的。

正气不足，或正气相对虚弱时，卫外功能低下，往往抗邪无力，则邪气可能乘虚而入，导致机体阴阳失调，脏腑经络功能紊乱，以致引发疾病。故

《素问·评热病论》说:"邪之所凑,其气必虚。"如气虚推动血液无力,就会产生瘀血,而瘀血又能致病;同理,津液运行无力,则产生痰饮、水肿。

"邪不可干",干,犯也。正气在疾病发生过程中起着主导作用,并非在疾病过程中邪气均不起作用。《灵枢·百病始生》说"两虚相得,乃客其形","两虚"指虚邪遇到正气虚弱之人,这类人正气虚时,同时感受外邪的侵犯,则导致疾病的发生,说明邪气是发病的外在条件。一般情况下,正气足时,有邪气犯之也不发病。在邪气的毒力和致病力特别强,超越人体正气抗御能力和调节范围时,邪气对疾病的发生起决定性的作用。

我们应该辩证地看待"正气存内,邪不可干",不能一味强调正气的作用。正气与邪气的对抗,疾病发生与否,在特定的环境中,也许取决于邪气的强弱。但在发病过程中,正气的主导地位和邪气的外在条件,决定了临床治疗疾病要注重保养正气,减少疾病的发生,促进疾病的康复。

十二、治病必求于本

"治病必求于本"首见于《素问·阴阳应象大论》:"阴阳者,天地之道也,万物之纲纪,变化之父母,生杀之本始,神明之府也,治病必求于本。"前人对病的"本"的含义表述不一,但结合原文,"本"当指病的本质,即阴阳。

首先是病因病机的阴阳,强调治病必须探求疾病的根本,即病因,遵循"审证求因,辨机论治"的原则,从疾病的根本进行治疗。病因包括风、寒、暑、湿、燥、火等外感邪气,怒、喜、思、悲、恐、忧、惊等情志因素,以及食积、瘀血等。通过四诊所收集的资料和信息,应按照阴阳属性进行梳理归纳,而非简单堆积。

临床诊察通过望、闻、问、切收集和整理资料信息,看似简单,但若仅依据诊断学中望、闻、问、切的理论进行实际操作,并非易事。因为疾病本身是复杂的过程,其发生发展往往是多种因素综合作用的结果。所以在收集的大量信息资料面前,我们往往难以抓住主要矛盾及矛盾的主要方面。例如,外感风寒,则用辛温解表的药物解表散寒,表实证用麻黄汤辛温解表散寒,表虚证用桂枝汤调和营卫。情志内伤导致肝郁气滞,可选用小柴胡汤、四逆散等疏肝理气。

阴阳,还包含机体阴阳属性。人的体质决定疾病的证候、类型及演变趋势。疾病有从阴而化、从阳而化、从寒而化、从热而化等情况，治疗时需抓住体质的根本进行论治。如外感发热病，病邪内传时会出现不同病理变化：一是患者中气充足，入里多伤津化热，形成胃肠实热证，胃属阳明，故称"实则阳明"；二是患者中气虚弱，入里邪气不能化热，寒伤阳气，导致脾阳失运，形成脾胃虚寒证，脾属太阴，故称"虚则太阴"。

"本"也可以是疾病的证候，即疾病的主要矛盾、病变关键和趋势。如《内经》所言："逆者正治，从者反治。"逆疾病证候而治为正治法，如"寒者热之""热者寒之"。感受风热，临床上采用辛凉解表药对症治疗。"从者反治"是指顺从疾病证候中假象的性质来治疗，如"热因热用""寒因寒用"。临床上的戴阳证，少阴阳气衰竭，阴不敛阳，虚阳上越，表现出面红目赤、头汗出、烦躁不安等阳热假征，用大辛大热的通脉四逆汤治疗。

"治病必求于本"对临床处方用药的指导，在于将汗、吐、下、和、温、清、补、消这八法首先归纳为补泻两类，再斟酌虚实情况，如虚在何处、实为何种表现等。

本于阴阳，对临床实践具有提纲挈领、执简驭繁的作用。正如《素问·至真要大论》所说："知其要者，一言而终，不知其要，流散无穷。"

十三、诸寒之而热者取之阴，热之而寒者取之阳

《素问·至真要大论》曰："诸寒之而热者取之阴，热之而寒者取之阳，所谓求其属也。"

"诸寒之而热者"，指用苦寒药物治疗热病，热却不退，反而热势增加，这并非火邪有余，而是真阴不足的虚热。阴不足则阳相对亢盛而发热，热病可导致阴伤，迫使津液外泄，消烁阴津，耗伤机体阴液。因此，治疗应采用滋补阴精的方法，不宜单纯泻火，通过补阴制约偏亢的阳气，使阴气恢复，热象自然消退。

"热之而寒者"，指用辛热药物治疗寒证，寒象反而加重，这并非寒邪太过，而是真阳不足。寒病可导致阳气受损，阳气消耗，阳不足则阴相对亢盛而为寒，所以应当温补阳气，不宜单纯攻寒，只要补水中之火，阳气恢复，寒气自然消散。

后世王冰注曰："益火之源，以消阴翳；壮水之主，以制阳光。"当阳气过于旺盛时，用寒药难以清解壮热，因为热从五脏而来，所以用"壮水"之

法，即补肾水。肾主水，能受五脏六腑之精而藏之，水盛则精藏，精藏则不热，精散则热。因此，"壮水"可控制由于精化气太过而出现的"阳光"。

当阴气过于旺盛，遮蔽光热时，要补充火，"精化气"，火之源即是精，所以要开精化气，温阳利水，燥土化湿，用辛甘发散之药，散寒湿之邪。又曰："脏腑之原，有寒热温凉之主。取心者不必齐以热，取肾者不必齐以寒；但益心之阳，寒亦通行，强肾之阴，热之犹可。故或治热以热，治寒以寒，万举万全，孰知其意？"王氏这一观点给后世很大启发，开创了补肾学说的先例，因此"取之阴"之阴指肾阴，"取之阳"之阳指肾阳。

张景岳在《类经》中注云："寒之而热者，谓以苦寒治热而热反增，非火之有余，乃真阴之不足也，阴不足则阳有余而为热，故当取之阴，谓不宜治火也，只补阴以配其阳，则阴气复而热自退矣。热之而寒者，谓以辛热治寒，而寒反甚，非寒之有余，乃真阳不足也，阳不足则阴有余而为寒，故当取之阳，谓不宜攻寒也，但补水中之火，则阳气复而寒自消也……然求其所谓益与壮者，即温养阳气，填补真阴也。求其所谓源与主者，即所谓求其属也，属者根本之谓，水火之本，则皆在命门之中耳。"他认为命门总主两肾，为水火之府，阴阳之宅，内寄阴阳，欲补阴补阳则于命门中求之。

李念莪在《内经知要》中注云："求其属者，求于本也，一水一火，皆肾中求之。"认为肾为水火之宅，内寄阴阳，欲补阴补阳，则于肾中求之。

清代名医高世栻，对此段经文提出独特见解，在《黄帝内经素问直解》中注曰："诸寒之而热者，以寒为本，故取之阴，当以热药治之。诸热之而寒者，以热为本，故取之阳，当以寒药治之。夫寒之而热，治之以热，热之而寒，治之以寒。所谓求其属以治之也。"高世栻认为"寒之而热"者，乃是真寒假热证，为阴盛格阳，当采用"从治"法中"热因热用"来以热治热。"热之而寒"者，乃是真热假寒证，为阳盛格阴。此即"从治"法中"寒因寒用"，当清热，来以寒治寒。

由上所述，"诸寒之而热者取之阴，热之而寒者取之阳"，不同医家有不同注释，体现了中医的博大精深，百家争鸣，促进了中医的传承与发展。学习经典，能为我们临床提供新思路，提高辨证论治及遣方用药水平，读经典、做临床，会使我们终身受益。

第二章

学习《内经》指导临床

一、"薄厥"与"煎厥"的鉴别

《素问·生气通天论》记载:"阳气者,大怒则形气绝,而血菀于上,使人薄厥。有伤于筋,纵,其若不容,汗出偏沮,使人偏枯。"讲的是人体阳气,在大怒时会上逆,血随气升而瘀积于上,与身体其他部位阻隔不通,使人发生薄厥。若伤及诸筋,使筋弛纵不收,不能随意运动。经常半身出汗,可演变为半身不遂。

《素问·生气通天论》说:"阳气者,烦劳则张,精绝,辟积于夏,使人煎厥。目盲不可以视,耳闭不可以听,溃溃乎若坏都,汩汩乎不可止。"指内热消烁阴液而出现昏厥的病症。多因平素阴精亏损、阳气亢盛、复感暑热病邪的煎迫而致。临床表现为耳鸣、耳聋、目盲,甚则突然昏厥,病势发展十分急骤。

1. 病因病机

薄厥的发生与素体亏虚、情志失调诱发有关。大怒导致气机逆乱,肝阳暴张,造成气逆血冲,迫血犯脑,血郁脑脉,津血内结,化生痰瘀,堵塞神明出入之窍,五神失用。其病机实质是"实",因"血菀于上",以致肢体偏瘫。

煎厥其致病本质为阴阳失衡,从表象上看主要是阳亢为标,它反映的往往是阴虚于内的本质,但事实上并非完全如此。有医家已经认识到,烦劳首先耗伤体内之阳气,而阳气又张于体表,进而阳虚不能敛阴致阴虚,这个过程突出强调了阳虚为本,烦劳致阳气过用、阳气浮张、阴虚阳亢,导致阴阳两虚而发为煎厥。

从病机方面,煎厥是烦劳致阳气过用、阳气浮张、煎熬阴精、阴虚阳亢、阴精竭绝而致气逆昏倒的一种病证,属于本虚标实之证;薄厥是肝气上逆、血随气升、气血逆乱、郁积于上而致，属于实证。

2. 临床表现

薄厥病见突然剧烈头痛、眩晕、耳鸣、恶心呕吐、吐如射状、两眼黑蒙，或短暂的失明，或失语，或偏身麻木，或偏身不遂，烦躁不安，或心慌气短，血压升高，面色苍白或红润。病重者，呼吸急促，头痛如破，肢体颤抖或抽搐，神志不清，瞳仁散大，面色苍白，大汗淋漓，甚则一蹶不振而发生死亡。

煎厥则见少气懒言、四肢困倦、精神疲惫、畏寒、自觉低热、喜温、四肢末端发凉、形体消瘦、头晕、耳鸣、腰膝酸软、五心烦热、盗汗、颧红、口燥咽干、古红少津少苔等，火炽则灼伤阴液而更虚。

3. 鉴别诊断

从病因方面看，两者均为内伤，煎厥由烦劳所致；薄厥由于暴怒所致。煎厥是阳亢、煎熬阴液、阴液枯竭所致；薄厥是肝气上逆、血随气上所致。

从病机方面看，均为内伤阳气，导致阳气功能失调。煎厥为内热炽盛，煎灼阴液而出现晕厥的病症；薄厥为暴怒伤肝、肝阳上亢、血随气升，而出现晕厥的病症。

从症状方面看，两者均有突然昏倒、不省人事之征。

两者不同的症状是：煎厥有目不明、耳聋、耳鸣之症，且为必然之症，不易遏止；薄厥有面红耳赤，头痛，眩晕，甚则会见到肢体不能随意运动，或偏枯等症状。

二、高粱之变，足生大丁

《素问·生气通天论》记载："高粱之变，足生大丁。"目前通行观点认为，"高"通"膏"，指脂膏类食物；"粱"通"粱"，意为精细的食物；"变"表示灾变、害处；关于"足"，一般认为是"是"字之误，五版教材将其解释为"能够"；"丁"通"疔"。也就是说，过食膏粱厚味，体内易积滞热邪，进而引发病变，使人长出疔疮。

唐代王冰在《重广补注黄帝内经素问》中对"高粱之变，足生大丁"注释道："高，膏也。粱，粱也……膏粱之人，内多滞热，皮厚肉密，故内变为丁矣……所以丁生于足者，四肢为诸阳之本也。"他认为食用膏粱厚味太过，会在足部生出疔疮，且将"足"释为"脚"，通俗易懂。

然而，此注解遭到很多医家诟病，如宋代林亿、明代吴昆、清代姚止庵等医家认为，膏粱厚味太过，会生大疗，但并非仅生于足部。宋·林亿在"新校正"中提到："丁生之处，不常于足，盖谓高粱之变，饶生大丁，非偏着足也。"林亿将"足"释为虚词，作"饶"解，即"足以"，也就是"多"的意思，"足生大疗"即"多生大疗"。吴昆在《黄帝内经素问吴注》中注释为"足，能也"。后世医家、校注家对此争论不断，主要争论点在于对"足"字的理解，其究竟是实指还是虚词，这决定了对经文的不同理解。还有以清代胡澍为代表的医家认为存在文字错误，需进行校勘，至今尚无定论。

不过，笔者通过临床诊治糖尿病足患者发现，王冰的注释似乎也有一定道理。王冰当年观察到，长期食用膏粱厚味，体内内热积蓄，可致消渴，进而并发脱疽，即糖尿病足，所以才有此注语。现代流行病学研究证实，过食高热量饮食、营养过剩、超重体胖是引起糖尿病的重要原因之一，而糖尿病若控制不佳，糖尿病足是其并发症之一。在糖尿病发生发展过程中，由于外周血液循环障碍、组织缺血、营养障碍，极易发生细菌感染，从而引发痈疽疮疡，且顽固难愈，严重时甚至会导致足部坏死，最终截肢。

此外，从临床上看，"高粱之变，足生大丁"也符合痛风急性发作的临床特点。痛风急性发作通常是突发性的，一般多发于足部，大脚趾和脚踝关节是好发部位，局部红肿热痛，甚至剧痛难忍，且反复发作，局部还可能出现溃烂，状如大疗，发病迅速，且与大量进食膏粱密切相关。古人观察到这一现象具有普遍性和规律性，因此才有了"高粱之变，足生大丁，受如持虚"这样形象的描述。嗜食肥甘厚味，会使脾胃运化失常，湿热内生，湿为阴邪，重浊黏滞，湿热聚结成痰，阻滞经脉，郁而化热，最终出现红肿热痛，形成大疗。

消瘅、仆击、偏枯、痿厥等，都是肥贵人易患的膏粱之疾，这表明古代糖尿病、痛风等是肥贵人易发的疾病。其实，现在很多疾病都是吃出来的，例如糖尿病、痛风，都是由于大鱼大肉吃多了导致的。若长时间食用肥美的食物，还有可能引发高血脂。血脂沉积会导致血管堵塞，进而引发某些心脑血管疾病。虽然现在生活水平大幅提升，但为了健康，我们不应过度追求并偏嗜"肥甘厚味"的大鱼大肉，饮食中的油脂比例应适当。

临证指导

对于高血糖、高血脂、高尿酸血症患者，我们提倡"管住嘴，迈开腿"。一是减少膏粱厚味食物的摄入，二是加强运动锻炼，消耗多余能量，减少脂肪储备，同时通过适当活动，使气血更加畅通，从而减少因气滞血瘀导致的痈肿疮疡的形成。

同时，也可通过药物改善上述症状，本人常用三七散代茶饮。药物组成：三七粉、山楂、决明子，用药比例为 2：3：3 打粉，早晚各服 4g。

三七散瘀止血，消肿止痛，具有"祛瘀生新"之功，也有中药清道夫之称。现代研究证实，其有补血作用，还能扩张外周血管、降低外周血管阻力。山楂开胃消食、化积消滞、活血化痰，用于肉食积滞、痰瘀阻滞，现代研究表明其有扩张血管、降低胆固醇及软化血管等作用。决明子具有清肝明目、润肠通便作用，现代研究发现其有降血压、降血脂及利尿作用。三药合用，可化瘀逐痰，预防和改善因膏粱厚味导致的"足生大疔"症状。

三、饮食自倍，肠胃乃伤

"饮食自倍，肠胃乃伤"出自《素问·痹论》，意思是饮食过量会导致肠胃功能受损，饮食物质的吸收与正常转化路径也会受到影响。饮食过量、暴饮暴食，过量的食物停留在胃肠之间，会使脾运化功能失常、胃受纳腐熟功能受到影响，进而损伤胃肠功能，这里的肠胃可进一步理解为脾胃。

"倍"在古代常同"背"，即背叛、违反之意，不仅指饮食过量，也可理解为对正常饮食规律的违背。由于不同人脾胃天生的机能强弱不同，消化能力有别，所以饮食的量和种类应因人而异，不能一概而论。食入时胃实而肠虚，食下后胃虚而肠实，胃肠交替传输。

以前人民生活大多清贫，温饱难以保证，胃肠空虚，故气血多亏虚，脾胃偏虚者居多。当今社会，人民生活水平不断提高，劳动强度逐渐降低，过食膏粱厚味者增多，饮食失节，胃实肠实，传输失常，随着营养过剩，肥胖、高血压、高血脂、高尿酸血症者逐渐增加，而这些人群往往胃失和降，脾失升清，肺失清肃，肠失通利，故各种病症随之出现。

临证指导

"饮食自倍，肠胃乃伤"出自《素问·痹论》，提示痹证发病与饮食失节有关。这种关系，直接来说，饮食损伤会导致脾胃运化失常，营卫化源不足，卫外不固，"风寒湿三气杂至"。其次，脾胃损伤，湿邪内生，既易招致外湿，也可阻滞气机，成为外邪致病的内应。痹证特别是风寒湿痹、五体痹主要表现为四肢症状，而脾胃主肌肉四肢，饮食自倍、肠胃损伤、脾胃运化失常是痹证发病的内因。

间接来讲，一是饮食损伤是痛风发病主要且直接的病因，《内经》时代虽尚无明确的痛风病名记载，但有关论述是否包含在痹论所述内容之中尚待研究。而朱震亨先生在《丹溪心法·痛风》中已明确记载"治酒湿痰痛风"方和"治食积肩腿痛"方。二是饮食损伤会导致肥胖，肥胖患者容易发生关节病变，疼痛与运动受限是其常见症状。《素问·痹论》曰："六腑亦各有俞，风寒湿气中其俞，而食饮应之，循俞而入，各舍其腑也。"这已提示六腑痹涉及外感与饮食内伤两方面原因。

痛风的突出临床表现是关节肿胀和疼痛。近几十年来，饮食结构的改变（如摄入热量、高嘌呤食品增加）、饮酒量（尤其是啤酒类）增加以及活动量减少，导致肥胖和代谢综合征患者增加，使得伴随的高尿酸血症和原发性痛风的发病率上升。这些或许并非《内经》本意，但饮食损伤与痹证发病之间的密切关系值得当代临床高度重视。

四、百病生于气

气源于水谷，是构成人体和维持人体生命活动的基本物质。正常情况下，气散布全身五脏六腑、四肢百骸，无所不在，推动机体的生理活动，还具有温煦机体、防御外邪、固摄精微的作用。如《灵枢·决气》云："上焦开发，宣五谷味，熏肤，充身，泽毛，若雾露之溉，是谓气。"外感六淫与内伤七情，皆可导致气机失调，脏腑功能紊乱，进而百病丛生。

《素问·生气通天论》说："阳气者，若天与日，失其所则折寿而不彰。"意思是，人体的阳气如同天上的太阳，有了太阳的普照，万物才有生发之机。倘若没有阳气的彰显，就如同阴霾满布，万物枯亡，生命也就不复存在。所以，阳气的盛衰与人体的衰老、疾病乃至死亡密切相关，是生命的根本。

中医学里所说的气，概括起来有两个含义：一是构成人体和维持人体生命活动的精微物质，如水谷之气、呼吸之气等；二是指脏腑组织的生理功能，如脏腑之气、经络之气等。但两者相互关联，前者是后者的物质基础，后者是前者的功能表现。人体的气是一种活动力很强的精微物质，它不断运动，流行全身，无处不到。

"百病生于气"出自《素问·举痛论》："百病生于气也，怒则气上，喜则气缓，悲则气消，恐则气下，寒则气收，炅则气泄，惊则气乱，劳则气耗，思则气结。"明确指出外感六淫、七情内伤及饮食劳倦都可引起气机失常，或导致气的不足，进而使形体或神志出现异常，外在表现为各种病证。如肝病出现口苦、胁痛、少腹痛胀，即所说的"肝气不舒"；胃病出现上腹部痞满、疼痛、恶心、呕吐，称之为"胃气不降"。

在临床上，七情内伤等原因所致的气机失调、运行受阻或升降出入失常可见气逆、气陷、气郁等，并进一步影响气血津液的运行，表现为痰阻血瘀、痰凝气滞等证。气虚主要表现为气的推动无力或者气化无力，一般见于心肺、脾肾等脏，导致血液运行缓慢、运化无力等。

六淫致病方面，如风、寒、暑、湿、燥、火六淫之气，其中寒邪为"寒气"，湿邪为"湿气"等；如发热、恶寒、头痛，称为"风寒感冒"；发热重、恶风、咽痛、咳嗽，称为"风热感冒"等。张介宾谓："气之在人，和则为正气，不和则为邪气。凡表里虚实，逆顺缓急，无不因气而生，故百病皆生于气。"

临证指导

百病生于气，这里的"气"主要是指病理病邪所致的"邪气"。多种疾病的发生，都是情志失调、寒温失调、过度疲劳等因素，导致人体气的运动失调，引起脏腑经络的气机紊乱。《内经》将气的运动失常归纳如下：

1. 气虚

炅则气泄、劳则气耗都属于气虚，喜则气缓，缓是涣散之意，也可引起气虚，悲则气消，悲哀的情绪同样可导致气虚。气虚证是脏腑机能衰退所表现的证候，临床表现为头晕目眩、少气懒言、疲倦乏力、自汗、舌淡、脉虚无力，常由久病、年老体弱、饮食失调所致。其病机主要是元气不足，脏腑机能衰退，治宜补气，方如四君子汤。

2. 气滞

思则气结、寒则气收都属于气机失调，归为气滞一类，是指人体某一部分或脏腑气机阻滞、运行不畅所表现的证候。因气滞的部位不同，临床表现各具特点，但总以闷胀、疼痛为主，治宜行气，方如五磨饮子。

3. 气机逆乱

怒则气上、惊则气乱属于气机逆乱一类，是气的上升太过，或下降不及，或是妄行称逆乱。肺气上逆的主要特点为咳嗽喘息，胃气上逆，则见呃逆、嗳气、恶心呕吐。肝气升发太过，则现头痛、眩晕、昏厥、呕血等。另外还有因惊恐出现的脏腑气机逆乱，气血运行失常，心无所养，神无所依，而产生的"气乱"等。治宜降气镇逆，方如苏子降气汤、旋覆代赭汤、天麻钩藤饮等。

4. 气机下陷

多由气虚病变发展而来，以气的升举无力为主要特征，气陷以脾、肾两脏常见。临床表现为头昏目花、少气倦怠、腹部有坠胀感、腹泻、二便失禁、遗精滑泄、脱肛或子宫脱垂等，舌淡苔白，脉弱，由于气虚机能衰减所致，治宜益气升提，方如补中益气汤。

5. 气机闭阻

指全身气机闭郁或重要脏腑气机闭塞不行的病理状态，可出现昏厥，如暴怒晕厥、中暑，重者可出现意识丧失、不省人事、二便失禁或四肢厥逆、呼吸窒息，或四肢厥逆为特征。《内经》所论的暴厥、薄厥、尸厥、大厥即是以阴阳气血逆乱闭阻不行为其病机，其证尤甚于"思则气结"，与气机逆乱有密切联系。

医案举例

刘某，男，20岁，主因胸闷气短1年就诊。1年来，每在生气后即出现胸闷气短，善太息，纳可便调，寐安，舌红，苔薄白，脉弦。多次查心电图及心肌酶未见异常。

考虑患者在生气后始发胸闷气短，为气机郁滞，而肝主疏泄，调理气机，故临床采用疏肝理气法，予四逆散合枳实薤白桂枝汤加减，经一周治疗后未再发作，嘱继服逍遥丸巩固疗效。

这个病例验证了"百病生于气"的可靠性，所以学习《内经》理论，要结合临床实践，做到活学活用。

五、从阴引阳，从阳引阴

《素问·阴阳应象大论》曰："阴阳者，天地之道也，万物之纲纪，变化之父母，生杀之本始，神明之府也。治病必求于本。"论述了疾病产生的根本原因是阴阳失衡。故"故善用针者，从阴引阳，从阳引阴，以左治右，以右治左，以我知彼，以表知里，以观过与不及之理，见微得过，用之不殆"。张介宾解释为"善用针者，必察阴阳，阴阳之意，不止一端，如表里也，气血也，经络也，脏腑也，上下、左右有分也，时日之旺衰有辨也。从阴引阳者，病在阳而治其阴也，从阳引阴者，病在阴而治其阳也。"

阴阳是自然界一切事物或现象对立的两个方面，阴阳属性将人体部位组织结构和生理活动等分为阴阳两大类。"从阳引阴，从阴引阳"是针灸治疗原则之一，即病在阴治其阳，病在阳治其阴，同时也可应用于指导临床用药。

临床指导应用，从针灸与药物治疗两方面说明如下。

1. 针灸治疗

（1）上病下取，下病上取：《灵枢·终始》曰："病在上者，下取之；病在下者，高取之；病在头者取之足……"如头痛，取太冲；腹痛取足三里。其理论依据是阴阳经脉互为表里，相互贯通。

（2）左病右取，右病左取：在针刺法中，缪刺、巨刺都是左病取右，右病取左。《素问·缪刺论》说"邪客于经，左盛则右病，右盛则左病，亦有移易者，左痛未已而右脉先病，如此者必巨刺之……"如中风偏瘫患者，取健侧肢体穴位针刺。

（3）表病里取，里病表取：人体经络内灌五脏六腑，外络四肢百骸，经络之间也相互贯通，表里取穴临床应用最多的是表里经穴，如治疗阳经病取阴经穴，治疗阴经病取阳经穴。如手太阴肺经病，取手阳明大肠经穴。其理论依据是表里经以络相连。

（4）阳经病取阴经穴，阴经病取阳经穴：当足阳明胃经发生病变并出现相关症状时，治疗可选取足太阴脾经的穴位；同理，足太阴经病变，也可采用足阳明胃经的穴位进行治疗。其理论依据在于阴阳经脉互为表里，相互贯通，二者在生理和病理上紧密关联，通过选取表里经穴位，可调节阴阳平衡，达到治疗疾病的目的。

（5）针刺手法：《素问·阴阳应象大论》提到："阴在内，阳之守也；阳在外，阴之使也。"《素问·生气通天论》又云："阴者，藏精而起亟也，阳者，卫外而为固也。"基于此理论，针刺时浅刺可引导阳气入内，深刺则能引阴气出外，进而产生提插补泻的手法，以调节人体阴阳。

2. 药物治疗

张介宾在《景岳全书》中首次提出："阴根于阳，阳根于阴。凡病有不可正治者，当从阳以引阴，从阴以引阳，各求其属而衰之。"

（1）从阳引阴——求汗于血，生气于精，从阳引阴

"求汗"指辛温发汗，对于感受风寒且素体阴虚者，不可强行发汗，否则发汗后会进一步损伤阴津，应本着"从阳引阴"的原则，在辛温解表药物中加入甘温、甘凉之品，以养阴生津，资助汗源。"生气于精"之法常用于气虚证，正如张介宾所说"善补阳者，必欲阴中求阳，则阳得阴助而生化无穷"，

比如右归饮中加入熟地黄等养阴之品。

（2）从阴引阳——引火归原，纳气归肾，从阴引阳也

"引火归原"并非治疗阳气不足，而是阴液不足，此时在滋阴养津的基础上，加少量附子、肉桂，可达到引火归原的目的。"纳气归肾"之法应用于肺肾两虚、肾不纳气之喘证。仲景之桂苓五味甘草汤，以桂枝、甘草辛甘化阳，佐以茯苓引逆气下行，五味子收敛逆气，诸药合用，可纳气归肾平冲降逆，实现引阳入阴的目的。

阴阳是人体的根本，疾病的发生本质上是阴阳失调的表现。治疗疾病离不开阴阳这一根本，"从阴引阳，从阳引阴"的方法，能够指导临床辨证，调理脏腑、气血、津液和经络，使其趋于平和，从而达到"阴平阳秘，精神乃治"的目的。

六、夺血者无汗，夺汗者无血

《灵枢·营卫生会》记载："夫血之与气，异名同类。何谓也？岐伯答曰：营卫者，精气也，血者神气也。故血之与气，异名同类焉。故夺血者无汗，夺汗者无血。"这一理论建立在血汗同源的基础上，津液、营卫、气血皆由水谷精微所化生，无论是在生理状态还是病理情况下，它们都相互影响、相互转化。所以说汗血同源，气化相通，血与汗的关系密切。

津液是血液的重要组成部分，血液分布于全身各处，且含有大量津液，而汗由津液所化，津液化血，如《灵枢·痈疽》所述"肠胃受谷，上焦出气，以温分肉，而养骨节，通腠理。中焦出气如露，上注谿谷，而渗孙脉，津液和调，变化而赤为血"，即津液和调后变成赤色，就成为血，津液进入脉中，便成为血液的组成部分。

临证指导

若人体大量汗出，或出现剧烈呕吐、腹泻，会导致体液和津液在短时间内损失过多，使血液内的津液不足，进而引发血虚的表现，如心悸、乏力、气短等，这便是"夺汗者无血"的体现。这里的"夺汗"，其汗并非仅指汗液，津液除通过汗液排出过多外，呕吐、腹泻也包含在"夺汗"的范畴内。

血液与汗液均为人体的津液和体液，来源于食物与水液。水谷进入脾胃后，胃储存津液，脾主升清，将津液上输于心肺，其经心阳赤化形成血液，运行于全身，所以《内经》称"汗为心之液"。

若脾胃虚弱，津液不足，会出现血生成不足，从而导致汗液减少，皮肤干燥，发生"夺血者无汗"；心肺阳气不足，体表卫气虚弱，汗液排泄过多，又会出现血液不足，导致"夺汗者无血"。《伤寒论》提到"衄家不可发汗"，因为衄家出血较多，必然津液不足，而津血同源，发汗会进一步损伤津液；又说"亡血家不可汗"，与前者同理。

反之，大汗出的患者，要避免伤其血，不可盲目使用化瘀、刺络出血等方法。因此，"夺血者无汗，夺汗者无血"对临床具有重要的指导意义。

"夺血者无汗"对临床的指导："夺血"可理解为血液不足，血虚多见于脾胃虚弱，其表现为心悸头晕、气短乏力、手足麻木、两眼视物不清、舌淡、脉细弱。夺血之后津液不足，肌肤失于濡养，则表现为少汗或无汗、皮肤干燥、脱皮瘙痒等。

"夺汗者无血"对临床的指导："夺汗"可理解为津液丢失，包括大量出汗、呕吐泄泻引起的津液丢失，导致血液内津液不足，表现出虚弱症状，如头晕心悸、乏力、手足麻或不温。

"夺血者无汗，夺汗者无血"的原则及其造成危害的临床表现，在《伤寒论》中早有阐述。例如："衄家不可发汗，汗出必额上陷，脉急紧，直视不能眴，不得眠。"经常鼻衄或其他严重失血者，已伤其津，若再发汗，则津液更伤，经络失养，津液不充，会出现额上陷、脉急紧，牵引其目导致直视而不能转动；亡血失津，神无所附，则不得眠。又说："汗家重发汗，必恍惚心乱。"大汗不止会耗伤津液，也必然伤血，汗出过多导致津伤，血化源不足，心神失养则会心慌。

"夺血者无汗，夺汗者无血"的临床指导意义在于，津液、血、汗三者同源且密切相关，这一结论可作为临床治疗的原则。在治疗津血互损的病证时，应津血互补，凡是正气不足者，应用汗法时都应与扶正并用，做到祛邪而不伤正、扶正而不留邪，这体现了中医治疗的整体观念和辨证论治。

七、发表不远热，攻里不远寒

《素问·六元正纪大论》记载："帝曰：善。论言热无犯热，寒无犯寒。余欲不远寒，不远热，奈何？岐伯曰：悉乎哉问也！发表不远热，攻里不远寒。"深入研究经典后，可体悟到这一指导性治法原则精髓的临床实用性，在临床工作中充分应用，价值重大。

"发表不远热"，王冰注释为："汗泄，故用热不远热；下利，故用寒不远寒；皆以其不住于中也。如是则夏可用热，冬可用寒；不发不泄，而无畏忌，是谓妄远，法所禁也。"即运用发汗解表之法治疗患者时，可不必忌讳时令之热，使用热药无妨。因此，在治疗表证时，不论是表实、表虚、表寒、表热，均应适当配伍辛温发表的热性药物，才能迅速取效。寒邪束表，阳气郁闭，非辛温不能使腠理开泄，卫气郁闭也非热不能消散，这便是"发表不远热"的含义。

"攻里不远寒"，张志聪在《黄帝内经素问集注》中提到："酸苦涌泄为阴，如有病而应攻里者，即当远寒而不远寒矣。"即在治疗里证、热证、实证时，应选择适当的寒凉之性药物，充分应用，以取得良好疗效。所以说，身体内的寒气需通过热气来中和，身体内的热气则需通过寒气来协调。"远"在这里是避忌的意思。热积于里，非寒下药不能消除，所以攻里不避忌寒药。

临证指导

"发表不远热，攻里不远寒"在《伤寒论》中已得到应用，举例如下：其一，麻黄汤证，用麻黄汤治疗风寒表实证，体现了"发表不远热"。方中麻黄辛温发汗，宣肺平喘；桂枝辛温解肌祛风，助麻黄发汗；杏仁助麻黄平喘；炙甘草调和药性，本方为辛温发汗峻剂。其二，大承气汤治疗阳明腑实证，体现了"攻里不远寒"。本方中大黄苦寒泄热祛实，推陈出新；芒硝咸寒软坚润燥，通利大便；枳实辛微寒，理气消痞；厚朴苦辛温，下气消痞，四味药相合攻下实热，荡涤燥结。

综上所述，"发表不远热，攻里不远寒"的关键在于判断病证真假。若是真寒，则不必避忌热药；若是真热，则不必避忌寒药。同时，还需根据不同季节的气候特点考虑治疗用药，春夏慎用热药，秋冬慎用凉药。但"慎用"并非禁止，要依据患者的病证特点和自身不同的体质情况，进行辨证诊治。

八、肥者令人内热，甘者令人中满与脾瘅

此言论出自《素问·奇病论》："岐伯曰：此五气之溢也，名曰脾瘅。夫五味入口，藏于胃，脾为之行其精气，津液在脾，故令口干也。此肥美之所发也。此人必数食甘美而多肥也。肥者令人内热，甘者令人中满，故其气上溢，转为消渴。治之以兰，除陈气也。"

《景岳全书》记载："肥者，味厚助阳，故能生热，甘者，性缓不散，故

能留中。热留不去，久必伤阴，其气上溢，故转变为消渴之病。"清代张琦注释："食肥则气滞而不达，故内热。食甘则中气缓而善留，故中满。"

过食油腻之品，易产生气滞，阳气内郁而生内热；过食甜味食品，中气滞而不行，会导致脘腹胀满。《内经》认为，多食肥甘会导致脾胃蕴热，引发"脾瘅"病。长期过食肥甘，会损伤脾胃，酿成内热，消谷耗液，津液不足，脏腑失于濡养，还可能转化为脘腹胀满，甚至出现有块坚硬疼痛之症。

古人早已认识到嗜好肥甘厚味易生内热、易致中满，且指出在由肥胖向消渴转归的过程中，"中满内热"是关键病机，因此中医对代谢综合征的治疗非常重要。

临证指导

在 21 世纪，人们生活水平不断提高，食谱发生了很大变化，鸡鸭鱼肉等食物增多。饮食入胃后，经过脾的运化，吸收水谷精微，排出糟粕。若膏粱厚味过量，会导致运化失常，食物郁积在胃肠中，郁久则生热，久而久之，脾瘅就容易发生。所以古人主张"饭后百步走"，以加速食物在胃肠的传导，使其不壅滞，从而避免产生郁热。

内热多见胃热、肠热、肝热、心火等，仝小林教授研究发现，肥胖 2 型糖尿病中，"中满内热者"占 74.3%。热可耗气伤阴，治疗时应以清热为主，少佐养阴生津之品，热清则气阴自复。

在代谢综合征的中期、晚期，病机较为复杂，热尚未尽，又耗气伤阴，初期表现为气阴两伤，进而阴损及阳，导致阴阳两虚，因虚极而脏腑受损，又因久病入络，导致络瘀脉损。在代谢综合征的发生、发展过程中，热是关键因素，虚是发展导向。因郁而热，热耗而虚，由虚及损，从而形成代谢综合征。

结合临床实际情况，脾瘅的治疗要瞻前顾后。瞻前是对无明显症状的肥胖型糖尿病、代谢综合征做到未病先防，既病防变；顾后是消除疾病产生的根源——肥胖。以肥胖 2 型糖尿病为例，在疾病的全过程中都要重视预防，从提倡饮食文明、健康生活方式开始预防肥胖，从肥胖阶段预防糖尿病前期的发生，对糖尿病前期进行积极干预，防止 2 型糖尿病发病，从发现糖尿病起就着手预防并发症。中医对肥甘厚物的态度是"鱼生火，肉生痰，青菜萝卜保千年"，主张饮食以清淡为宜。

九、风为百病之长

《素问·至真要大论》曰："夫百病之生也，皆生于风。"《素问·风论》又曰："风者，百病之长也，至其变化乃生他病也。"这表明风邪致病非常广泛，是外邪致病的先导。王冰注释："长，先也，先百病而有也。"可理解为：一是风邪常兼其他邪气合而伤人，为外邪致病的先导。由于风邪四季皆有，其性善动、开泄，凡寒、湿、暑、燥、热诸邪，常依附于风而侵犯人体，从而形成外感风寒、风湿、风热、风燥等证；二是风邪袭人，致病最多。

风是自然界的一种现象，属于六气之一，能够促进万物生长和运动。当风气偏盛，或机体偏虚时，风则作为致病因素侵犯人体而发病。由于一年四季均有风，所以发病机会多；风邪侵入人体，无孔不入，表里内外均可涉及，侵害不同的脏腑组织，可引发多种病证。

风为六淫之首，侵犯人体时，或由表入里，由浅入深，或由头走足，无所不至。风邪为病，病发多样，症候复杂，变化多端，此为外风病证。若风邪进入脏腑，扰动气血，导致阴阳失调，则可引起内风病证。

临证指导

根据"风为百病之长"这一理论，在头痛的辨证论治中，常以风药为主。风为阳邪，易袭阳位，具有升发、向上等特性，所以风邪侵袭常伤害人体的上部，即《内经》所说："伤于风者，上先受之。"风邪致病常可见风犯头面上窍引起头痛，寒、热、湿、痰等诸邪皆依附于风，循经上扰。

风邪不仅是头痛的重要致病因素，更是发病的关键环节。而风药是治疗风邪的要药，头痛的缠绵难愈，时作时止，犹如风之去来，风来则痛，风去则止，遇风头痛辄加重。

头痛不出外感、内伤两端：其一，外感头痛多由风邪侵袭引起。风为百病之长，多夹时气为患，夹寒则寒凝血涩；夹湿则上蒙清窍、清阳不升；夹热上犯清空均可引起头痛。其二，内伤头痛多由外风引动内风所致。肝肾不足，虚阳独亢，阳亢化风，外风引动内风，上扰清空；或肝失疏泄，脾失健运，痰湿内生，风夹痰上蒙清窍，清阳被遏，清窍不利，发为头痛。

临床上常用以祛风为主的偏振汤加减，治疗各种证型的头痛。药物组成：川芎、白芍、香附、白芷、白芥子、柴胡、郁李仁、甘草。方中川芎为君药，是血中风药，善治头痛；白芷配合川芎，祛风散寒止痛；头痛日久者，多影响情志，导致肝疏泄失常，用白芍柔肝养血，柴胡、香附疏肝理气；白芥子、郁李仁化痰通便，助气机的调畅；甘草调和诸药。药物虽仅八味，但治疗范围涵盖了头痛的常见致病因素风、郁、瘀、痰等。对于头痛日久者，常配合搜风之品，如全蝎、蜈蚣、白僵蚕、地龙等。

十、谨熟阴阳与以平为期

《素问·阴阳别论》云："谨熟阴阳，无与众谋。"《素问·三部九候论》云："无问其病，以平为期。"这两句话看似简单，却蕴含着深刻的内涵，具有重要的临床指导意义。前者主要针对疾病的诊断阶段，强调能从阴阳的角度准确分辨、把握和熟悉疾病，便达到了较高的诊断境界；后者侧重于疾病的治疗阶段，即调阴阳使之平衡，简称为调平治疗。中医诊断法则的最高层次是阴阳，若能在阴阳层面上进行分析判断，即可达到"无与众谋"的境界。

阴阳偏盛偏衰是疾病发生发展的根本原因，因此调理阴阳，使失调的阴阳关系恢复平衡，是中医治疗的基本原则。人体的阴阳处于彼此消长的运动变化之中，只有保持阴阳平衡，人体才能保持健康，阴阳平衡一旦打破，就会出现阴阳偏盛偏衰的现象，引发疾病。

由于病证不一，本质不同，故其治疗方法也多种多样，中医临床根据协调阴阳的精神，提出了寒者热之、热者寒之、虚则补之、实则泻之，以及阳病治阴、阴病治阳等诸多治疗方法，无一例外，都是以恢复阴阳平和为目的，达到祛邪治病的目的。

在疾病治疗过程中，需运用"以平为期"的理念，同时强调对"度"的精准把握。用药应避免过度，以防对身体造成二次伤害，治疗周期也不宜过长，以免损伤正气，导致疾病走向另一个极端。

例如，治疗热证时若长期使用寒凉药物，易损伤阳气，可能引发虚寒证。正如《素问·至真要大论》所述："大毒治病，十去其六；常毒治病，十去其七……"必要时，应等待时机，让人体自然恢复。

从临床用药角度来看，药物在性味功能方面，阴阳属性具有重要意义。药物的四气、五味以及升降浮沉皆具备阴阳特性。四气中，寒凉属阴，温热属阳；五味中，酸苦咸属阴，辛甘淡属阳。就升降浮沉而言，具有重镇敛降作用的药物属阴，具有轻浮升散作用的药物属阳。根据疾病的阴阳属性，合理运用药物的阴阳性能，可改善和调节病理上的阴阳失调，从而达到阴阳平和、促进疾病康复的目的。

扶正祛邪是中医重要治则之一。扶正，即扶助机体正气，增强人体体质，提高机体抵御疾病的能力，如采用益气、滋阴、养血、温阳等治疗方法。祛邪，即遵循"实则泻之"原则，如通过发汗、催吐、攻下、清热、活血、理气等方式。此方法兼顾了邪气与正气，既关注局部病理变化，又考虑机体整体状态。扶正与祛邪是调节人体平衡的重要方法，有助于实现机体平和。

临证指导

以下通过病案举例说明。

戴某，女，50 岁。2023 年 4 月 30 日初诊。

主诉：胃脘痞满不适 1 个月余。

现病史：1 个多月前，患者因贪凉饮冷，随后出现胃脘不适，自觉有堵塞感，时有嗳气，胃脘胀满，食欲不振，小便正常，大便不成形，夜寐欠佳，舌红略赤，苔黄白厚腻，脉弦小滑。

中医诊断：痞病（寒热错杂）。

治法：辛开苦降，温清并调。

处方：半夏泻心汤加减。

用药：

清半夏 15g	黄连 9g	黄芩 12g	干姜 12g
旋覆花 10g	代赭石_{先煎}30g	枳壳 10g	紫苏梗 10g
山药 15g	泽泻 20g	厚朴 15g	

7 剂，水煎至 400mL，日 1 剂，分 2 次服。

二诊：2023 年 5 月 6 日。服药后胸脘痞满不适明显减轻，嗳气消失，食欲不振及大便不成形较之前好转，小便、夜寐正常，舌红，苔黄白略厚，脉弦细。中药在上方基础上去掉旋覆花、代赭石、泽泻，加苍术 12g、陈皮10g，7 剂，日 1 剂，继续调治。

患者年已五旬，脾胃本就虚弱，又贪凉饮冷，导致胃失和降，气痰阻滞，故而胃脘痞满；胃失和降，气逆则嗳气；受纳失职，则食欲不振；脾失运化，则大便不成形；湿浊内生，郁而化热，则舌苔黄白厚腻，证属中医痞证之寒热错杂。

半夏泻心汤是治疗寒热错杂痞的代表方剂，该方寒温并用，辛开苦降。方中黄连、黄芩苦寒泄热清上焦；半夏、干姜并用温中降逆，四味药合用，清上温下，辛开苦降；旋覆花、代赭石、枳壳、紫苏梗、厚朴理气降逆；泽泻利湿浊，利小便以实大便，山药健运脾胃。

纵观本案，用药配伍寒热并用以调和阴阳，辛苦并进以调节升降，补泻兼施以兼顾虚实，诸法并行不悖，以平为期，相得益彰。

"谨守阴阳""以平为期"在临床中应用广泛，对指导中医临床诊断、治疗意义重大，且能取得显著疗效，充分证明了其科学性。随着研究的深入，相信其指导意义将更加凸显。

十一、聚于胃，关于肺

《素问·咳论》记载："久咳不已，则三焦受之，三焦咳状，咳而腹满，不欲食饮，此皆聚于胃，关于肺，使人多涕唾而面浮肿气逆也。"对于"聚于胃"，《医宗金鉴》认为主要病因是胃有邪浊，《内经讲义》解释为痰饮；"关于肺"指邪气壅滞于肺。此论述强调了肺胃的密切关系，高度概括了咳嗽的病因病机，提醒临床治疗咳嗽时，不能只关注肺而忽视胃。

五脏六腑之咳嗽虽各有特点，但都存在"聚于胃，关于肺"的共性。虽然"五脏六腑皆令人咳"，但咳嗽与肺、胃两脏关系尤为密切。肺居上焦，胃居中焦，二者虽无表里关系，但联系紧密。

其一，胃为五脏六腑之海，是气血生化之源，脾胃虚弱、正气不足时，易感受外邪而引发咳嗽。

其二，从经络角度看，肺和胃经络相连，《灵枢·经脉》记载："肺手太阴之脉，起于中焦，下络大肠，还循胃口，上膈属肺。"《素问·平人气象论》记载："胃之大络，名曰虚里，贯膈络肺，出于左乳下，其动应衣，脉宗气也。"由此可见，肺与胃经络相连，关系密切。同时，足阳明胃经与足太阴脾经相表里，手太阴肺经和手阳明大肠经互为表里，肺与脾同属太阴，胃与大肠同属阳明，同名经络经气相通，生理上相互为用。

其三，生理上脾属土，肺属金，肺主呼吸之气，是气体交换的场所，吸入清气，呼出浊气，维持人体生命活动，主一身之气，对全身之气有调节作用。胃主受纳，脾主运化，是气血生化之源，脾胃受损，水津失调，聚生痰饮，上逆于肺则可引发咳嗽。

从气机升降来看，肺主肃降，胃主通降，两者同主降气。肺为水之上源，若失于肃降，水液不能下输脏腑而上逆，可出现咳嗽上气、小便不利。而中焦为气机升降之枢纽，胃气不降，也会影响肺的肃降功能。

临证指导

"聚于胃，关于肺"是对肺病病理变化的高度概括，肺胃气逆、湿痰内动是咳嗽的病理关键。《医学心悟·咳嗽》指出："肺属辛金，生于己土，久咳不已，必须补脾土以生肺金。"谷道阻塞或调节失度，会影响气道运行，使肺胃气机失衡，胃气夹痰上逆，引发肺系疾病。因此，治疗肺病时，若能通过调"谷道"、通"气道"，可使肺胃气机调和。

以下通过病案说明。

张某，男，55岁，2023年4月8日就诊。患者患新冠之后反复咳嗽半年余，伴胸闷气憋，平素嗜烟酒及肥甘厚腻之品。

刻下症：咳嗽，咳白色泡沫样痰，时有喉中痰鸣，胸闷，气喘，活动后加重，心下痞满，食欲不振，时有恶心欲吐，口干口苦，夜寐尚可，大便不成形，小便调，舌淡，苔白厚腻，脉沉小滑。

中医诊断：咳嗽（痰浊阻肺）。

治法：健脾祛湿、降逆化痰。

处方：参苓白术散加减。

用药：

党参 20g	茯苓 20g	白术 15g	山药 20g
白扁豆 10g	砂仁后下 10g	生薏苡仁 20g	桔梗 10g
法半夏 15g	厚朴 15g	陈皮 10g	炙甘草 10g

7剂，水煎至400mL，日1剂，分2次服。

1周后复诊，咳嗽减轻，白痰减少，守方继服1周善后。

本案患者嗜食肥甘厚腻，脾胃受损，痰湿阻滞肺胃，脾胃运化失司，清阳不升，浊气上逆于肺，从而引起咳喘等症状。故治以健脾祛湿、降逆化痰为法。

方中四君子汤加山药益气健脾，以绝生痰之源；白扁豆、生薏苡仁、砂仁健脾渗湿化痰；厚朴行气化滞兼祛湿浊；桔梗宣肺利气、通调水道，又能载药上行，与厚朴相伍，升清降浊；二陈汤化痰降逆。

本案通过辨证施治，调谷道以通气道，使中州升降调和，肺脾得运，诸症渐愈。

十二、开鬼门、洁净府、去菀陈莝

"开鬼门""洁净府""去菀陈莝"出自《素问·汤液醪醴论》，是治水三法，后世对水肿的治疗多以此为基础发展而来。

"开鬼门""洁净府"是中医治疗水肿病的方法。"鬼门"指体表的汗毛孔，宣肺发汗时，宣发肺气，使汗从皮肤而出。"开鬼门"即发汗法，通过开泄腠理，宣发肺气，促使发汗，以达到发表解肌、调和营卫、宣散水湿、逐邪外出、平衡阴阳的治疗目的。"净府"指膀胱，"洁净府"即利小便。叶天士指出："欲去浊阴，急急通阳。"通过利小便的方法，温通阳气，将体内潴留的水湿之邪排出体外。

水液排出体外的途径主要有小便、汗液和呼吸之气，其中呼出之气排出的水分较少。因此，治疗水肿提出"开鬼门，洁净府"。由于水肿病是津液代谢异常所致，无论采用何种治疗方法，都离不开这两个途径。

"去菀陈莝"的"菀"同郁，积也；"陈"，久也。"莝"有不同注解，如四版教材《内经选读》将"莝"解释为斩除，据此原文应改为去菀莝陈，否则句子意义前后不通。高士宗《素问直解》与张志聪《素问集注》都将"莝"按"腐"理解，高士宗解道："莝，腐也，去菀陈莝，谓津液充廓，则去其积久之腐秽。"

古代医家认为"去菀陈莝"一为活血法，一为逐水法，故有活血通利之意。"宛陈则除之"不仅适用于水肿病的治疗，对于瘀血、痰饮、燥屎、宿食、结石等的清除，都可视为去菀陈莝。其治则是"平治于权衡，去菀陈莝"，平治权衡是指治疗时应衡量阴阳虚实，恰当处理，以平调阴阳的偏胜偏衰。

临证指导

1. "去菀陈莝"的临床运用

在《内经》中，"去菀陈莝"运用于多种病症，如腰痛、暴仆、狂而新发、鼓胀、肤胀、疟疾等。宛陈作为一种病理产物，不仅限于瘀血，其他诸如水气、痰饮、燥屎、宿食、砂石等均可视为宛陈之物。现代中医临床最多采用药物疗法，如活血化瘀、软坚散结、化痰涤痰、攻逐水饮、下气通便等，都是对"宛陈则除之"的发挥。

张仲景《金匮要略·水气病脉证并治》指出："诸有水者，腰以下肿，当利小便；腰以上肿，当发汗乃愈。"

《医宗金鉴》记载："治水之病，当知表里上下分消之法，腰以上肿者，水在外，当发其汗乃愈，越婢、青龙汤证也。腰以下肿者，水在下，当利小便乃愈，五苓、猪苓等汤证也。"仲景治疗水气病的汤方，多为发汗利小便结合运用的方剂，一般均有益气扶正的药物或兼有温阳行气的药物。

2."开鬼门、洁净府"的临床应用

张仲景在《金匮要略》中指出："诸有水者，腰以下肿，当利小便，腰以上肿，当发汗乃愈。"又云："夫水病人，目下有卧蚕，面目鲜泽，脉伏，其人消渴。病水腹大，小便不利，其脉沉绝者，有水，可下之。"这是根据《素问·至真要大论》提出的"其在皮者，汗而发之""其下者，引而竭之"的原则，采取因势利导的方法，制定了发汗、利尿、峻下逐水三个主要治疗方法。

《金匮要略·水气病脉证并治》记载："风水，恶风，一身悉肿，脉浮不渴，续自汗出，无大热，越婢汤主之。"

麻黄六两，石膏半斤，生姜三两，大枣十五枚，甘草二两。

越婢汤发越阳气，散水清热，麻黄生姜相配发散水湿，且麻黄用至六两之重，有开腠理、发汗出，即开鬼门之意。

《金匮要略·水气病脉证并治》记载："小便不利，蒲灰散主之；滑石白鱼散、茯苓戎盐汤并主之。"

蒲灰散方：蒲灰七分，滑石三分。

滑石白鱼散：滑石二分，乱发二分，白鱼二分。

茯苓盐戎汤方：茯苓半斤，白术二两，戎盐弹丸大一枚。

三方均以利小便为主，属于利尿法的具体运用。

"开鬼门""洁净府""去菀陈莝"，经历代医家发展运用，其理论及临床意义显著。治疗水气病的方法，无论发汗、利尿、逐水祛瘀，都属于"实则泻之"的方法，亦即属于治标的范畴。但从水气病的性质来看，应属于阳虚阴盛、本虚标实，故在临床治疗水气病患者时，每先用以上三法急治其标，以祛水邪，而后再进温补，缓治其本。

十三、亢则害，承乃制

亢害承制最早见于《素问·六微旨大论》："亢则害，承乃制，制则生化，外列盛衰，害则败乱，生化大病。"本指六气中某一气过亢易引起生化紊乱，只有克制之气的承制，才能维持气候呈现风热（火）湿燥寒的周期变化，自然界才能表现正常的生长化收藏的生化过程。"亢害承制"是中医理论中的重要学术观点之一，体现了中医"平和"的思想。

在自然界的物类生存过程中，亢害承制是宇宙万事万物变化的客观规律，是古人对自然界变化观察的经验总结。万事万物间存在着生化和制约的现象，从而保证各个事物之间的相对平衡。如果某一方面发展过亢或不及，这种平衡遭到破坏，就会产生一系列的变乱。如正常气候有利于生物的生长，超过界限，如气温过高，就会导致生物枯焦死亡，即变成灾害，但过热后，可能就要下雨，炎热即得到缓解，而生物也得到了濡养，中医学简称这种现象为"亢害承制"。

1. 阴阳中的"亢害承制"

《素问·生气通天论》曰："阳不胜其阴，则脉流薄疾，并乃狂。阴不胜其阳，则五脏气争，九窍不通。""胜"与"不胜"说明了阴阳二气之间存在对立制约关系。阴阳双方任意一方对另一方都存在抑制约束作用，正是由于阴阳双方的相互对立，相互制约才达到了阴阳平衡的平和状态，若其中一方偏亢，则会出现病害。如《素问·阴阳应象大论》所说："阳盛则阴病，阴盛则阳病。"

2. 五行中的"亢害承制"

五行，即木火土金水五种物质的运动变化。五行之中存在生克制化关系，其中相生关系为金生水、水生木、木生火、火生土、土生金；相克关系为金克木、木克土、土克水、水克火、火克金。

五行之中一行亢盛，则会引起其所不胜一行的制约，以防止亢而为害。如金气亢盛，则金气对木气制约太过以致木衰，木衰则克土不及以致土旺，土旺克水以致水衰，水衰克火不及则火旺，火旺则克金，使金气亢盛得以平复。金气亢盛克木太过，此为"亢则害"，火气迎而制之，以使其恢复平衡，此为"承乃制"。

临证指导

以下通过临床医案说明。

杨某，男，42岁，主因阳痿早泄1年，于2014年3月6日就诊。

现病史：患者一年来，阳事不举，举而不坚，每次同房时间<1min。

刻下症：阳痿，小便有余沥不尽感，周身乏力，口干苦，耳鸣如蝉，纳可便调，寐少梦多，舌红少苔，脉细数。

中医诊断：阳痿（阴虚火旺证）。

治法：滋阴泻火，补肾益精。

处方：知柏地黄丸加减。

用药：

黄柏 15g	知母 20g	熟地黄 15g	山茱萸 15g
泽泻 10g	杜仲 20g	怀牛膝 20g	巴戟天 15g
淫羊藿 15g	白芍 20g	五味子 10g	山药 20g
生甘草 10g			

7剂，水煎至400mL，日1剂，分2次服。忌饮酒、茶及咖啡。

二诊：2014年3月14日。患者服用上方7剂后，小便余沥不尽感消失，口干症状减轻，睡眠正常，舌质红，舌苔少，脉象沉细数。中药在原方基础上加远志12g以安神定志，5剂，每日1剂。

三诊：2014年3月20日。患者服用上方5剂后，有过1次同房（持续2～3min），乏力感减轻，大便正常，舌质红，舌苔薄，脉象沉数。守原方7剂，每日1剂，以巩固疗效。

根据"亢则害，承乃制"理论，该患者阳痿是由水虚火旺所致。心在脏中属火，火旺则容易出现口干、口苦症状，火扰心神则会导致睡眠差、多梦；肾在脏腑中属水，耳为肾之窍，少阳经又入耳中，肾阴不足，相火偏亢，就会出现耳鸣，周身乏力则是由于阴虚化阳不足。治疗以滋阴泻火为主，方药选用知柏地黄丸进行加减。

"亢害承制"理论以阴阳五行学说为核心，强调事物间相互制约关系，对疾病的辨证论治具有重要的临床意义。阴阳、五行体现了"亢害承制"理论，但"亢害承制"并非仅指阴阳五行中的自我调节现象，还可使阴阳气血动态平衡，使人体安康，百病不生。因此，"亢害承制"理念是指导中医治病的重要思想。

十四、客于脉外则血少，客于脉中则气不通

《素问·举痛论》记载："岐伯对曰：经脉流行不止，环周不休，寒气入经而稽迟，泣而不行。客于脉外则血少，客于脉中则气不通，故卒然而痛。"此论述指出疼痛主要是由于寒邪侵犯经脉内外。寒气入侵自有轻重之别，如果感受寒邪较轻，寒气被拒于脉外，不能入于脉中。寒气作用于脉体，使脉

体收缩，血气通过能力锐减，所以说"血少"。若寒气较重，寒气深入脉中，导致气血凝滞不行，所以说"气不通"，脉涩不通而痛，此为实痛；也可能因血脉凝涩，气血亏虚，筋脉失养，不荣则痛，此为虚痛。

这讲述的是痹证的虚实病机，具有纲领性意义。张介宾对"不通则痛"有自己的见解，《类经·疾病类》记载："后世治痛之法，有曰诸痛属实，痛无补法者，有曰通则不痛，痛则不通者，有曰痛随利减者，人相传诵，皆以此为不易之法……然痛证亦有虚实，治法亦有补泻，其辨之之法，不可不详。"又说："凡痛而胀闭者多实，不胀不闭者多虚。痛而拒按者为实，可按者为虚。喜寒者多实，爱热者多虚。饱而甚者多实，饥而甚者多虚。新病壮年者多实，愈攻愈剧者多虚。"

在治疗上提出："故凡表虚而痛者，阳不足也，非温经不可；里虚而痛者，阴不足也，非养营不可；上虚而痛者，心脾受伤也，非补中不可；下虚而痛者，脱泄亡阴也，非速救脾肾、温补命门不可。"

临证指导

为方便指导临床，现结合仲景方证进行说明。

《伤寒论》记载："伤寒八九日，风湿相搏，身体疼烦，不能自转侧，不呕不渴，脉浮虚而涩者，桂枝附子汤主之。"本条为风湿而见表阳虚的证治。因风、寒、湿三气合邪，相互抟聚，痹着于肌表，经脉不利，所以出现身体疼痛，不能转侧。用桂枝附子汤温经助阳、祛风化湿，方中重用桂枝祛风，配伍附子温经助阳，甘草、生姜、大枣调和营卫，以治疗表虚。

临床医案举例说明。

杨某，男性，51岁，主因左手麻木5年，于2024年5月23日就诊。

现病史：5年前，无明显诱因出现左手发作性麻木，怕冷，经颈部CT检查提示椎间盘突出症。

刻下症：左手麻木，遇凉加重，纳可，便调，寐可，舌红，苔薄白，脉弦细。

中医诊断：脉痹（气血不足，寒邪外袭）。

治法：温经通络，益气养血。

处方：黄芪桂枝五物汤加减。

用药：

炙黄芪 30g	桂枝 15g	白芍 15g	生姜 20g
当归 15g	川木通 15g	细辛 10g	僵蚕 15g

地龙 12g　　　　路路通 15g　　　　川芎 15g　　　　　威灵仙 15g

7 剂，水煎至 400mL，每日 1 剂，分 2 次服。

二诊：2024 年 5 月 31 日。麻木有所好转，仍怕冷，其余情况平稳，舌象、脉象同前。中药在原方基础上去掉生姜，加淫羊藿 15g、巴戟天 15g、鸡血藤 20g、伸筋草 12g，以补肾活血通络。15 剂，每日 1 剂。

后电话回访，左手麻木怕冷基本消失。

患者年逾五旬，气血渐亏，风寒外袭，经脉痹阻，手部肌肤失于濡养，所以发生麻木。寒为阴邪，遇凉则络脉痹阻更严重，所以遇凉麻木加重。

选方当归四逆汤，养血散寒，温经通络，配合黄芪、川芎益气活血，路路通、威灵仙温经散寒通络。二诊又配合温肾阳及活血通络之品，充分体现了寒凝经脉、得温则行的原理。

中医经典在于活学活用，结合临床实践，反复体会，掌握其要旨，指导临床，最终目的是提高临床疗效。中医历经千年不衰，靠的就是确切的临床疗效。

十五、火郁发之

"火郁发之"出自《素问·六元正纪大论》："郁之甚者，治之奈何？岐伯曰：木郁达之，火郁发之，土郁夺之，金郁泄之，水郁折之。"火郁与木郁、土郁、金郁、水郁合称为五郁，原属五运六气学说的范畴，这里针对五郁的治疗提出了治疗原则，其中"火郁发之"是指采取因势利导的治疗原则祛邪外出，后世医家对此多有阐述。

1. 火郁的基本内涵

《说文解字》记载："火，毁也。"火字的本义为燃烧时产生的光、焰和热，中医学中"火"属六气之一，为阳热之邪，有外感内伤、虚实之分。即刘河间所说："六气皆从火化……五志所伤皆化为热。"

郁，指滞而不通，通而不畅。就人体病理机制的变化而言，"郁"即人体气化运动的阻滞郁闭，凡能影响气机升降出入的因素，都能导致火郁。叶天士《临证指南医案》记载："邪不解散，即谓之郁。"

喻嘉言《医门法律》记载："郁者，结聚而不得发越。"外感或内伤之邪使气机闭阻不行，气的升降出入失常，便可产生郁证。

总之，火郁是火邪伏积于体内、不得发越外出的一类病症。《内经》中火郁与心郁相应，心属火，肝属木，木生火，因而火郁与心、肝二脏关系尤为密切。

2. 火郁的治疗总则

火热之邪燔灼炎上，《内经》中"热者寒之"是其基本治法，然而火热之邪喜发散而厌恶凉遏，单用苦寒药物直折其热，反而更容易凝滞气机，使邪气留滞不去。因而《素问·六元正纪大论》提出"火郁发之"为中医治疗火郁的总原则。"火郁发之"，指火盛郁闭，甚至火热扰神、迫血妄行的病症，应以发越、发散火邪为主要治则。

发，即发散、发越、发泄，从中医治法来讲，取其宣泄通畅、发扬升散之能。"发"字多以汗解，如王冰所说："发谓汗之，令其疏散也。"后世医家多有发挥，将"发"理解为开通郁闭、舒畅气机之意，采用"解之、散之、升之、扬之"之法，给邪以出路，导邪外出。

3. 历代医家的阐发

《黄帝内经》中的理论认为五郁之疾是由天地之气的太过与不及导致，归属于外感范畴。从岁气来讲，在少阴君火或少阳相火为主气、太阳寒水为客气之时，水运太过或火运不及，客胜主就会产生火郁。火被寒郁，郁极而发，可见气候突转暴热，井水干枯，草木焦黄。人身应之，则表现为寒束于表，热郁于里，发为疮疡、肢体痉挛抽搐、痢疾、温疟等热证。所以外感风寒、内有郁热之证当先治疗风寒，表证解除则火邪自熄，治疗方法为疏风、发汗、解表，这是《内经》"火郁发之"的本义。

张仲景在《伤寒论》中已较为完备地论述了"火郁发之"的含义及机制。火热之邪为何改变其上炎外张之性，而郁遏在里呢？从《伤寒论》原文分析来看，有外因和内因两大类致病因素，可导致邪热郁遏在里。首先从外感角度来说，风寒之邪侵袭人体，闭遏肌表，导致卫阳郁遏、营阴郁滞，早期表现为表闭无汗的麻黄汤证，李时珍评论麻黄汤时说"麻黄汤实为发散肺经火郁之药"，若卫阳郁而化热，就可能导致"不汗出而烦躁"的大青龙汤证。

其次，外感误治，均可能导致邪热内陷，形成火热之证。如《伤寒论》中"发汗吐下后，虚烦不得眠，若剧者，必反复颠倒，心中懊恼，栀子豉汤主之"。就是误治后，邪热内郁，导致的火郁胸膈证。

《伤寒论》第379条云："呕而发热者，小柴胡汤主之。"呕而发热，说明少阳火内郁，气机不畅，可由情志不舒、气郁导致，用小柴胡汤调畅三焦气机，宣通内外，使少阳火邪得散，郁热得解。

《伤寒论》第318条云："少阴病，四逆，其人或咳，或悸，或小便不利，或腹中痛，或泄利下重者，四逆散主之"四逆是气滞于内，阳郁于里，不能透达所致，治疗重在宣畅气机，透达郁阳，体现"火郁发之"。

张仲景还通过一系列条文说明有形之邪如痰饮、瘀血、宿食停留体内，皆可影响气机的正常运行，致气滞化火，形成火郁之证。病机要点是有形实邪阻遏阳气，气郁化火，治疗重点是祛除有形实邪，给郁火以出路。

《伤寒论》第28条云："服桂枝汤，或下之，仍头项强痛，翕翕发热，无汗，心下满微痛，小便不利者，桂枝去桂加茯苓白术汤主之。"本条为水湿结滞，郁遏阳气，阳郁化火于内，湿邪郁滞之征表现于外。水湿郁遏阳气则翕翕发热，郁火在内则心下满微痛，去桂枝是因为火热在里，加茯苓、白术是健脾利水、透达郁阳，即"治湿不利小便，非其治也""通阳不在温，而在利小便"。

除气分火郁外，还有血分火郁证的证治。如《伤寒论》第106条云："太阳病不解，热结膀胱，其人如狂，血自下，下者愈。其外不解者，尚未可攻，当先解其外，外解已，但少腹急结者，乃可攻之，宜桃核承气汤。"郁热在血分，治疗应活血化瘀，清泄郁热。

刘河间善治热病，自古有"热病宗河间"之说。其在热病的治疗中指出："伤寒表热怫郁，燥而无汗，发令汗出者，非谓辛甘热药属阳，能令汗出也，由怫热郁结开通，则热蒸而自汗出也。"他在治疗上秉承张仲景的思想，采用辛凉与辛温发散合而治之。

张子和的学术思想也深受《内经》五郁论的影响，强调外感多由热郁、杂病多由肝脾郁结导致，对情志不调引起的肝气不舒、横逆犯脾、气郁化火之证颇有建树。

李东垣依据《内经》以胃气为本的思想，认为饮食失常、情志失节易导致脾胃气虚，脾胃清阳之气不升反降，造成木火受遏，从而形成脾胃、肝胆气郁而化火。李氏首创甘温除大热之法，同时还特别强调"火郁发之"的思想，例如补中益气汤、升阳散火汤等，即多用风药发郁，如柴胡、升麻、葛根、防风、羌活、独活等来生发脾胃、肝胆之气。

朱丹溪《金匮钩玄》指出："（火）有可发者二：风寒外来者可发，郁者可发。"以此阐明宣发之法的适应证。《丹溪心法》指出，郁火内盛者，泻火之中应佐以发散，则有阴阳相济、升降相从的配伍之妙。后世温病学派引申发展出泄卫透热的治疗思想。

叶天士对郁病的病机认识深刻，认为郁则气滞，滞久必化热，热郁则津伤。火郁日久易耗气伤阴，因此十分重视顾护正气在治疗郁证中的重要作用，治病求本，权衡轻重，扶正以祛邪。

当代名医路志正提出"火郁发之"七法：发表散火法，升阳散火法，清热散火法，通闭散火法，温化散火法，补益散火法。

综上所述，在继承和发扬《内经》理论，汲取张仲景治疗火郁的思想精髓上，后世医家对火郁之证的认识逐步深化，为临床治疗提供了更加广阔的思路。

临证指导

"火郁发之"，治疗方法众多。例如清热透散法，风寒之邪侵袭肌表，卫阳郁闭，不得泄越，治疗应当辛温发散，发越在表之郁阳，代表方剂为麻杏石甘汤、大青龙汤，两方皆以麻黄与石膏配伍，麻黄发散在表之风寒，石膏透泄郁热。

其次如升阳散火法，六淫、七情、饮食内伤脾胃，中阳不运，郁而化火，治疗应当升阳散火，代表方剂为泻黄散、升阳散火汤、防风通圣散等，升阳散火汤用柴胡为君以发少阳之火，升麻、葛根以发阳明之火，羌活、防风以发太阳之火，独活以发少阴之火，配伍人参、甘草补益脾土，泄其郁热，配伍严谨，组方精当。

再如疏达气机法，火郁的根本原因即为气机闭阻、滞而不行，且气郁可引发火郁，肝主疏泄，为气机升降之枢纽，通过疏肝理气、畅达气机，即可发散郁火，代表方如小柴胡汤、逍遥散。里实积滞，阻碍气血运行，郁而化火，需荡涤积滞，通畅脏腑气机，代表方为大承气汤、桃核承气汤。后世温病学家杨栗山创升降散一方，用于"表里三焦大热，其证治不可名状者"。方以僵蚕为君，升清散火，胜风除湿，清热解郁，蝉蜕清热解表，宣透达邪，为臣，姜黄活血行气解郁，为佐，大黄苦寒泻火，荡涤郁热，为使。诸药合用，升清降浊，气血畅通，故内伏之郁热可透达外解。

下面以《古今医案按》（俞震著）案例说明：

东垣治一人，二月天气，阴雨寒湿，又因饮食失节，劳役所伤，病解之后，汗出不止，沾濡数日，恶寒，重添厚衣，心胸间时烦热，头目昏愦，上壅，食少减，此胃中阴火炽盛，与阴雨之湿气相合，湿热太甚，则汗出不休，兼见风化也，以助东方甲乙之风药以祛其湿，甘寒以泻其热。

生芩、酒芩、人参、炙草、羌、独、防、细辛、川芎、蔓荆子各三分，黄芪、生甘草、升、柴各五分、薄荷一分，煎服即愈。

震按：汗出不止，尚用诸般风药，非东垣不能，故录之以见病情之变化无穷，不专以敛涩为止汗定法也。

胡慎柔治一贵介，年三旬，先因齿痛，用石膏三钱煎服，顷即满头皆肿痛，牙龈上腭肿甚，盖得阳气助也。诊之右关细涩，左关洪尺涩，慎柔谓需纳气下达，方得脉和，定方名羌活散火汤，羌活五分，防风三分，酒连一分，酒芩二分，白茯苓一钱，人参二钱，甘草五分，半夏一钱，破故纸一钱，枸杞一钱，二剂，其细涩脉即粗大，阳气下行矣，头痛稍止，可见头痛为下焦无阳，阴火上冲，服八剂头痛全止。

十六、魄门亦为五脏使

"魄门亦为五脏使"，此句出自《素问·五脏别论》，原文为"魄门亦为五脏使，水谷不得久藏"。其内涵是，五脏由清气所化，魄门（即肛门）的功能受五脏的影响，负责排出体内的浊气与食物糟粕。当五脏精气不足、功能衰退时，必然会使魄门失去正常的司控功能，二者相互关联、相互影响。一旦魄门失司，就会干扰五脏气机的升降，进而引发气机逆乱，出现壅塞痞胀等症状。

魄门的开启与闭合，受五脏之气的调节，而其启闭是否正常，又反过来对脏腑气机的升降产生作用。这一理论不仅丰富了传化之腑的功能内涵，更表明肛门正常的启闭功能，并非仅仅取决于腑，还受到五脏的支配。通过观察肛门的开合状态，能够推断出五脏功能的盛衰情况；同时，糟粕能否正常排泄，也会对脏腑的升降功能造成影响。由此可见，魄门与五脏乃至全身的生理、病理状态息息相关。"魄门亦为五脏使"，着重强调了魄门启闭功能正常与否和五脏之间紧密的联系，具体体现如下。

1. 心与魄门

心主神志，为五脏六腑之大主，具有调控、协调脏腑功能的作用。魄门的启闭依赖心神的主宰。心神正常，则魄门启闭正常，糟粕按时下行。正如《素问·灵兰秘典论》所说"主明则下安"，心神清明时，魄门启闭有序，糟粕排泄正常，表现为大便排泄规律。若心神不明，魄门启闭失司，糟粕排泄紊乱，可出现便秘或泄泻。

魄门闭合异常，会导致气机升降失调，出现气机当升不升、当降不降的情况，进而影响心神，使之昏蒙。例如中风中脏腑的患者，魄门失去心神调控，可能出现神昏窍闭、口开目合、二便失禁的脱证，或神昏齿闭、二便不通的闭证。

2. 肺与魄门

肺主气，司宣发肃降，通过经脉络于大肠，构成表里关系，二者经气相通。肺为清金，大肠为燥金。大肠的传导气化以及魄门的启闭排便，依赖肺气的推动与宣降作用。

水谷精微通过肺气的宣降得以输布，宣发可使津液濡润大肠，肃降协助大肠传导，推动糟粕下行，从而保证魄门启闭正常。

若肺气亏虚，肃降无力，大肠传导缓慢，魄门开启无力，就会导致便秘；若肺气壅滞，大肠气滞，魄门启闭失常，同样会出现便秘。如喘证患者，常因肺气不降，腑气不畅，而出现大便秘结不通。

3. 脾胃与魄门

脾为仓廪之官，胃为水谷之海，魄门是仓廪之门户。脾主运化，胃主受纳，脾胃将饮食水谷化为水谷精微，通过脾的升清作用输布全身。大肠的传导功能依赖气血的充养和津液的滋润。因此，魄门的启闭依赖脾气的升清和胃气的降浊。

脾胃运化功能正常，大肠传导、魄门启闭才能正常；若脾胃功能失常，大肠传导功能也会失常，导致魄门开启异常。

例如，脾气虚升提无力、固摄无权，门户不固则会出现脱肛、泄利不止；脾虚导致大肠传送无力，糟粕积停，魄门开阖失司。脾主升清，运化水湿，脾胃虚弱会导致飧泄便溏，温补脾脏则泄泻可止；若饮食伤胃，胃失和降，会出现腹胀便秘。

4. 肝与魄门

肝主疏泄，能调畅气机，促进气机的升降出入，调节大肠的传导与魄门的开启。肝失疏泄，肝木克脾土，会影响大肠的传导，导致大便溏泻；若肝气郁结，气滞不畅，大肠传导无力，会导致大便秘结，还可能伴有胸中憋闷、两胁作痛、呕酸作吐、纳差等症状。

5. 肾与魄门

肾开窍于二阴，主司二便。大肠的传导功能依赖肾阳的温煦、气化以及肾阴的滋润、濡养，魄门的开启还有赖于肾气的固摄作用。若肾阳亏虚或肾气不足，固摄无力，会出现泄泻便溏；若肾阴亏虚、肠道失润，或肾阳不足、推动无力，会出现大便秘结。

临证指导

根据上述理论，笔者曾治疗便秘患者，过程如下：

任某，男，71岁，2022年3月23日初诊。因排便困难5年就诊。

现病史：患者排便困难5年余，每3～5天一行，大便干燥，常自汗出。患者常以开塞露灌肠辅助排便。

刻下症：便秘，腹胀，矢气方舒，周身乏力，腰膝酸软，时常情绪焦躁，纳谷不馨，夜寐尚安，舌淡，苔薄白，脉细弱。

中医诊断：便秘（脾肾两虚、气津两亏）。

治法：健脾补肾，益气生津，润肠通便。

用药：

黄芪30g	党参15g	生白术30g	枳壳10g
玄参15g	麦冬10g	生地黄15g	当归15g
火麻仁15g	肉苁蓉30g		

7剂，水煎至400mL，分2次服。

二诊：2022年4月1日。自觉排便省力，2～3天排便1次，汗出减少，矢气增多，仍有腹胀，加木香10g，7剂，日1剂。

三诊：2022年4月10日。大便1～2天行1次，便秘较前缓解，腹胀减轻，乏力好转，胃纳转佳，舌红，苔薄白，脉弦细，守原方7剂，日1剂。

患者为老年男性，便秘日久，脾气亏虚，运化失常，导致腹胀纳差；肾阴不足，开阖失司，出现腰膝酸软，粪质干结。

结合舌苔、脉象，四诊合参辨证为脾肾两虚、气阴不足。表象虽为燥屎停滞难下，其本为脾肾亏虚，总属本虚标实，故从脾肾二脏论治，治宜健脾益气、滋肾养阴。方中以黄芪、党参、白术健脾补气，生地黄、玄参、麦冬、肉苁蓉滋肾养阴，当归、火麻仁、肉苁蓉润肠通便。

以上所述，"魄门亦为五脏使"，高度概括了魄门的启闭与五脏在生理、病理上的密切关系，二者相互影响。魄门的开闭、大便的排泄依赖心神的主宰、肺气的宣降、脾气的升提、胃气的通降、肝气的调达，以及肾气的固摄，这充分体现了魄门统摄于五脏，五脏受制于魄门，魄门启闭由五脏主宰。治疗便秘时，不应单独调理大肠，而应从五脏整体出发，这一理论对于疾病的诊断与治疗具有重要的指导意义。

十七、胃不和则卧不安

"胃不和则卧不安"出自《素问·逆调论》，原文为："阳明者，胃脉也，胃者，六腑之海，其气亦下行，阳明逆不得从其道，故不得卧也。《下经》曰：'胃不和则卧不安'。"

寐本乎阴，心神为其所主。入夜阴盛，阳气潜藏，阴阳相交，心神得阴之固摄，不为阳动，安居其舍，从而成寐。

胃与脾以膜相连，脾主运化，胃主受纳，脾为胃行其津液，升清降浊，输布水谷之精微，为气血生化之源，同为"后天之本"。

《素问·玉机真脏论》说："五脏者，皆禀气于胃，胃者，五脏之本也。"同时脾胃位居中州，是人体气机升降之枢。若化源充足，心神得以充养而成寐；阴血充足，藏神得司，肝木得以血藏，神魂居舍，血生精，精生髓，髓海得充，脑为元神之府，故神明得养，则夜寐安宁。

昼精夜瞑是神在人体活动的外在表现，是卫气正常出入营阴的结果。胃与神及卫气的关系，主要表现在生成和功能活动方面。神虽由先天之精而成，但神的功能活动必须依赖后天脾胃所化生的水谷精气不断充养，这样才能使形体健康，精神充沛，思维敏捷。

临证指导

"胃不和则卧不安"的常见证型及其辨证论治：

1. 中焦湿热证

脾胃湿热，亦称中焦湿热，是指湿热蕴结脾胃，脾胃运化受阻，可见全身湿热症状。可因外感湿热之邪，或饮食不节，过食肥甘酒酪之品，酿成湿热内蕴脾胃，亦可因感受湿热交阻于中焦而致病。其以脾运失健和湿热内阻症状并见为辨证要点。论治以清热利湿为主，可选用甘露消毒丹。

2. 痰热内扰证

中土失运，痰浊内生，郁而化热，临床多表现为夜寐惊醒不安，终日昏沉目眩，记忆力减退，胸中烦闷，痰多而黏，不思饮食，食则索然无味，呕恶嗳气，苔黄厚腻，脉弦滑数。治疗以清热祛痰、化浊和胃为主法，方剂可选用黄连温胆汤。

3. 胸膈郁热证

胸膈郁热证指上焦热盛、郁滞胸膈而出现的证候。其病因多为素体心胸热邪蕴结，邪热燔灼，熏蒸胸膈，则身热不已。症见面红目赤，胸膈灼热如焚，烦躁不安、唇焦、咽燥、口渴、口舌生疮、齿龈肿痛，大便秘结，舌红、苔黄，脉滑数，为里热燔灼之象。治疗以清宣郁热或清泄膈热为主，可选栀子豉汤、凉膈散。

4. 食滞胃脘证

食滞胃脘证指饮食停积胃脘，气失和降，阻滞不通，不能腐熟水谷。多与饮食不节、积食不化、停滞胃脘、气机阻滞、胃气上逆有关。胃气以降为顺，食物停积胃脘，气机阻滞则胃脘胀痛。食滞胃脘证患者常有伤食病史，以胃脘痞胀疼痛、呕泻酸臭等为辨证的主要依据。辨证论治以消食导滞为主，可选用保和丸。

5. 中焦虚寒证

脾阳不足，不能温煦脘腹四肢，则畏寒肢冷、脘腹疼痛，寒得热散，故疼痛得温则减。辨证论治以温补脾胃为主，黄芪建中汤为代表方。

病案举例

刘某，女性，50岁，主诉入睡困难半年，近来加重，于2024年9月4日就诊。

现病史：患者半年前，饮食不洁，出现胃部疼痛，偶有反酸、嗳气，渐有入睡困难、睡眠浅。

刻下症：入睡困难，四肢怕冷，晚上夜尿频，腰部疼痛，偶有大便不成形，口干、口苦，纳谷不馨，情绪急躁。舌红，苔黄白厚腻，脉弦小滑。

中医诊断：不寐（中焦寒热错杂）。

治法：辛开苦降，调和阴阳。

处方：半夏泻心汤加减。

用药：

清半夏 15g	黄芩 12g	黄连 9g	干姜 12g
炙甘草 10g	柴胡 15g	厚朴 9g	茯苓 15g
石菖蒲 15g	党参 20g	远志 12g	

7剂，水煎至400mL，分2次服。

二诊：2024年9月11日。患者诉胃部疼痛较前减轻，饭后略有腹胀，夜寐较前好转，情绪急躁。舌暗红，苔薄黄腻，脉弦。效不更方，守原方7剂，服法同前。

患者上有口干苦，下有大便不成形，四肢怕冷，考虑为上热下寒；情志不畅，肝气郁滞，横犯脾胃，气机枢纽阻塞不通，日久则郁而化热，热犯于心，扰乱其心神，则导致入睡困难、夜间易醒。

四诊合参，虽为不寐，实为胃不和所致，寒热错杂、上热下寒，选用半夏泻心汤加减调治。中医讲有是证用是方，虽未以安神助寐为主，而不寐终得缓解。

临床实践证实，失眠患者兼纳差、脘腹胀满、胸闷嗳气、呕吐吞酸、大便失调等胃气不和症状者，以调和胃气法治之，收效较佳。

十八、五脏不平，六腑闭塞之所生也

《素问·通评虚实论》曰："五脏不平，六腑闭塞之所生也。头痛耳鸣，九窍不利，肠胃之所生也。""平"指无病，"不平"指病变，意思是五脏疾病由六腑闭塞所造成。五脏属阴，六腑属阳，人体阴阳需平衡相使。六腑主传化，五脏主封藏，只有传化正常，五脏才能藏精。一旦六腑壅滞，闭塞不通，五脏就会出现病变。

《内经》又说："六腑者，传化物而不藏。"即六腑中的糟粕必须及时排泄出去，魄门开合有度，即排大便次数正常，保证六腑"泻而不藏"。

如肠胃积热形成的便秘，属于"六腑闭塞"，可致五脏生病。心脏病变患者，大便不能干燥，一旦用力排便过大，可能导致意外事件发生。

肺与大肠相表里，便秘造成腑气不降，影响肺脏的肃降，所以哮喘患者，肺中痰多，不应只关注肺，应看到痰的去路在大肠，通过通腑降浊，腑气通畅，肺得肃降，喘息得平。

肝主疏泄，肝气郁滞，则大肠之气不畅，发生便秘，反之，腑气不畅，也会影响肝脏的疏泄，导致胁肋疼痛、恶心、口苦咽干、不思饮食等症状。

临证指导

根据"五脏不平，六腑闭塞之所生"这一理论，指导治疗急性中风病合并便秘患者，并取得很好的临床疗效。

庞某，男，55 岁，主因右侧肢体不遂 1 天，就诊于唐山市丰润区中医医院。

初诊（2012 年 8 月 19 日）：右侧肢体不遂 1 天。患者 1 天前因劳累后出现右侧肢体活动不遂，CT 检查提示"左侧基底节区脑梗死"，遂住院治疗。

刻下症：右侧肢体活动不遂，手尚能持物，足虽能任地，但行走不稳，纳谷不馨，大便数日未行伴腹胀，少寐多梦，舌质红赤，舌苔黄白厚腻，脉弦小滑。

中医诊断：中风（痰瘀阻滞，腑气壅滞）。

治法：通腑降浊化痰，息风活血。

处方：星蒌承气汤加减。

用药：

胆南星15g	瓜蒌20g	大黄后下10g	枳壳15g
厚朴12g	地龙15g	僵蚕15g	全蝎3g
清半夏10g	陈皮12g	茯苓15g	川芎15g

7剂，水煎至400mL，日1剂，分2次服。

二诊：2012年8月27日。右侧半身不遂好转，走路较前有力，纳谷转佳，大便通畅，夜寐可，舌质暗红，舌苔白略厚，脉弦无力。

腑气通畅，气机升降恢复，痰瘀滞络不去，应以益气活血、化痰通络为法，调方如下：原方去胆南星、瓜蒌、大黄、枳壳、厚朴，加黄芪60g、当归12g、白芍12g、党参15g、赤芍15g、红花10g、桑枝30g。7剂，日1剂。

本案虽为中风，但伴有腑气不畅，大便秘结不行，腑部浊气不降，清气不升，导致气机逆乱，升降失常，清窍（脑）闭阻，加重中风病情。治疗上通腑降浊，使邪气有出路，腑气通畅，浊气自降，而清气自升，闭阻经络得以恢复通畅，肢体不遂缓解。

总而言之，"五脏不平，六腑闭塞之所生也"的灵活运用，临证上能开启很多思路，这才是真正的中医思维，也是用传统中医方法解决当今疾病的出路，是读经典来指导临床的具体体现。

十九、形不足者，温之以气；精不足者，补之以味

《素问·阴阳应象大论》曰："形不足者，温之以气；精不足者，补之以味。"这是中医关于"形神不足"的治法基础。此论短短数语，却道出了中医治疗虚损之大纲。

就形和精来讲，形为阳，精为阴；就气和味来讲，气为阳，味为阴。以阳补阳，以阴补阴，即《类经》所言："形不足者，阳气衰也，非气不足以达表而温之……精不足者，阴之衰也，非味不足以实中而补之。""形不足"代表阳与气的虚衰，"精不足"代表阴和血的亏耗。在临床上是根据神不足的两

类不同表现而判定的。"气"指补气与助阳、补阳药;"味"即指养阴补血药。

"形不足者,温之以气",一般来说,"形"不足的人,外在表现较为明显。历代医家对其解释有两种观点:一种是指外在形体瘦弱不足之象,如高士宗认为"凡形不足者而羸瘦者",另一种观点认为是相对于内在精不足的卫阳不足、阳气衰微,如刘河间云:"形以气充,气耗形病。"临床多见脾胃气虚导致胃失受纳、脾主运化功能减弱,气血生化乏源,而见脏腑经络、皮毛肌腠、四肢百骸失养,导致形体消瘦、虚弱乏力、便溏肢厥等症状。

"温之以气",温是温补、温养、温通之义,不要单纯理解为寒热温凉之温。虞抟《医学正传》曰:"温,养也,温存以养,使气自充,气充则形完矣,曰补曰温,各有其旨。""气",在这里所指为"阳气""卫气"与"神气"。这里的温法,主要是针对脾胃气虚,气血生化乏源,当然若针对肾阳不足,当补肾助阳,对肺气亏虚、卫外不固,需温肺养卫。张仲景《金匮要略·血痹虚劳病脉证治》中所立黄芪建中汤,即遵此意,而李东垣《脾胃论》:"劳者温之,损者温之,盖甘温能除大热,大忌苦寒之剂泻胃土尔,今立补中益汤。"可谓对其继承与发扬。

"精不足者,补之以味",此处的"精",泛指精血,是人体中极具能量的精微物质。"精不足"通常指精血津液亏虚,对于阴精津血亏耗之人,需用养阴精、生津血的药物来滋补。

张景岳强调:"精不足者,阴之衰也,非味不足以实中而补之。"五脏之精,源于水谷精微,而水谷精微又来源于饮食。但并非所有饮食都能转化为"精",其间存在消化、吸收、运化的复杂过程。

《素问·阴阳应象大论》记载:"水为阴,火为阳;阳为气,阴为味。味归形,形归气,气归精,精归化,精食气,形食味,化生精,气生形。味伤形,气伤精;精化为气,气伤于味。"因此,"精不足"的人,多表现为里寒之证,外在可见体弱无力、失眠多梦,甚至出现上热下寒等症状。

"补之以味",这里的味可理解为用厚味之药来填补。味甘而厚的药物,往往具有补益精血的作用,如熟地黄、黄精、枸杞等;还有"血肉有情之品",像鹿茸、龟甲、鳖甲、海参、阿胶等。所以,"精不足"的治法原则就是"补之以味"。

临证指导

以临床验案说明。

徐某,女,61岁。主诉入睡困难1年余,加重1周,于2023年12月2

日就诊。

现病史：患者1年前出现入睡困难，易醒且梦多，曾服用安神补脑液，疗效不佳。1周前上述症状加重。

刻下症：入睡困难，多梦易醒，醒后难以再入睡，心慌气短，头晕健忘，乏力倦怠，面色少华，舌淡，苔薄白，脉细无力。

中医诊断：不寐（心气虚证）。

治法：益气养心安神。

处方：安神定志丸合桂枝甘草龙骨牡蛎汤加减。

用药：

党参15g	茯神20g	石菖蒲10g	远志10g
首乌藤20g	柏子仁15g	合欢花10g	桂枝12g
炙甘草10g	生龙骨_{先煎}20g	生牡蛎_{先煎}30g	

7剂，水煎至400mL，日1剂，分2次服。

二诊：2023年12月10日。患者服药后入睡困难有所改善，早醒次数减少，心悸减轻，但仍感乏力倦怠，舌淡红，苔薄白，脉细。原方加黄芪15g，7剂，日1剂。

后电话随访，诸症基本消失。患者初诊时入睡困难、多梦易醒，结合舌质及脉象，证属心气不足，故治疗以益气养心安神为主。

"形不足者，温之以气，精不足者，补之以味"，这是《内经》针对虚损的治疗原则。"形不足"代表阳与气的虚衰，"精不足"代表阴和血的亏耗。在临床上，医生会根据患者的不同表现进行判定，并随证治疗。

二十、血气者，喜温而恶寒，寒则泣不能流，温则消而去之

《素问·调经论》曰："血气者，喜温而恶寒，寒则泣不能流，温则消而去之。"血气具有喜温恶寒的特性，遇寒时气血运行涩滞、流通不畅，而得到温热则容易消散且运行加快。

正常情况下，气血运行依赖阳气的温煦和鼓动，才能周流于全身、畅通无阻。若外感阴寒之邪，阳气被遏；或内因阳虚，温煦功能失职，寒从内生，寒的收引、凝滞特性可导致气血运行迟滞，甚至阻隔不通，从而使气血运行失常而引发疾病。

气血喜温恶寒的这一特性，对指导临证治疗痹证具有重要意义。临床上对于此类情况的治疗，常采用"温运"之法，使用温阳、活血、行气、散寒之品，均能取得较为满意的疗效。

临证指导

张仲景《金匮要略》中黄芪桂枝五物汤证及《伤寒论》中当归四逆汤证，堪称应用这一理论的典范，举例如下：

黄芪桂枝五物汤："血痹阴阳俱微，寸口关上微，尺中小紧，外证身体不仁，如风痹状，黄芪桂枝五物汤主之。"（《金匮要略·血痹虚劳病脉证并治》）。

其药物组成：黄芪三两，芍药三两，桂枝三两，生姜六两，大枣十二枚。

上五味，以水六升，煮取二升，温服七合，日三服。

方中黄芪益气固表，桂枝散风寒、温经通痹，芍药养血和营、通血痹，与桂枝合用，调和营卫、和表里，生姜辛温，疏散风邪，助桂枝之力，大枣甘温，养血益气，助黄芪、芍药之功，全方配伍精当，疗效确切。

本方主要用于治疗血痹肌肤麻木，具有益气温经、和营通痹之效。以四肢麻木、或身体不仁、微恶风寒、舌淡、脉无力为证治要点。

若风邪偏重，可加防风、防己祛风通络；兼血瘀者，可加桃仁、红花活血通络；用于产后或月经之后，可加当归、鸡血藤养血通络。对于皮肤炎、末梢神经炎、中风后遗症等见有肢体麻木疼痛，属气虚血滞、微感风邪者，均可加味使用。

本方不仅适用于血痹，也可用于中风之后，半身不遂，或肢体不用，或半身汗出，肌肉消瘦，气短乏力，以及颈、腰椎病、头痛等。

当归四逆汤："手足厥寒，脉细欲绝者，当归四逆汤主之。"（《伤寒论》第351条）。

其药物组成：当归三两，桂枝三两（去皮），芍药三两，细辛三两，甘草二两（炙），通草二两，大枣二十五枚（擘，一法十二枚）。

上七味，以水八升，煮取三升，去滓，温服一升，日三服。

此即桂枝汤以细辛易生姜，再加当归、通草，通草即今之木通。本方以当归补血行血为主药，配味酸之芍药，入肝养血和营，助当归养血；桂枝温经通阳为辅，配细辛温经散寒，除陈寒痼冷，助桂枝通阳，通草通利血脉，炙甘草、大枣补益中气，和养营血，又能调和诸药。七味药合用，既能养血散寒，又能温通经脉。

《景岳全书·本草正》记载："当归，其味甘而重，故专能补血；其气轻而辛，故又能行血。补中有动，行中有补，诚血中之气药，亦血中之圣药。"本方是温经散寒、养血通脉的常用方，以手足厥寒、舌淡苔白、脉细欲绝为辨证要点。

本证并非阳虚阴盛之厥逆，而是厥阴肝血不足、寒凝经脉、阴阳之气不相顺接。血虚寒凝，经脉不利，阳气痹阻不通，四末失于温养，故手足厥寒；血虚寒凝，阳气不通，血脉运行不利，故脉细欲绝。对于少阴阳虚寒厥者，本方不宜使用，当用四逆汤类。

由上可知，临床上行血、活血必须使用一些温药，若全用凉药活血，效果不佳。要真正达到活血目的，必须用相对温性的药物，因为血气有喜温恶寒的特点，所以临床选方用药时必须注意这个问题。现代本方常用于治疗雷诺综合征、冻疮、肩周炎、痛经、血栓闭塞性脉管炎、无脉症、风湿性关节炎等。

二十一、阳病治阴，阴病治阳

"阳病治阴，阴病治阳"出自《素问·阴阳应象大论》："审其阴阳，以别柔刚，阳病治阴，阴病治阳，定其气血，各守其乡。"这是阴阳学说在治疗上运用的主要原则，为疾病的治疗给出了总纲。阴阳是中医学说最基本的纲领，对实际辨证起到指导性作用。任何疾病都有阴阳之分，辨证为阳，治之以阴；辨证为阴，治之以阳。

王冰所说的"壮水之主，以制阳光；益火之源，以消阴翳"，是对"阳病治阴、阴病治阳"理论提出的具体方法之一。"大热而甚，寒之不寒，是无水也，当峻补其阴……大寒而甚，热之不热，是无火也，阳气也虚矣"。张介宾认为"阴不可以无阳，非气无以生形也；阳不可以无阴，非形无以载气也，故物之生也生于阳，物之成也成于阴。"在治疗上提出"善补阳者，必于阴中求阳，则阳得阴助而生化无穷；善补阴者，必于阳中求阴，则阴得阳升而泉源不竭。"

"阳病""阴病"情况不同，"治阴""治阳"的内涵也会随之变化。

1. 阳病治阴

一般包含两种含义，一是阴虚，指阳相对亢盛而损伤了阴液，或阴液不足、不能制阳而致阳亢的病证，此时治阴即补其不足。

例如温病后期，肝肾阴虚，出现身热面赤、口干口渴，甚至手足心热、脉搏虚大，用加减复脉汤之类甘润滋阴之剂治疗。二是指疾病的症状表现为阳证，可采用针刺阳经穴位的方法治疗，如足阳明胃经的恶心呕吐，除针刺足阳明胃经的穴位外，还可针刺手厥阴心包经的内关、足厥阴肝经的太冲及足太阴经的公孙穴进行针刺治疗。

2. 阴病治阳

治阳是泻其有余之阳，也可治因阳虚导致阴偏亢而成的阴病，此时的"治阳"则是补其不足之阳。如水肿病，手足不温，唇舌色淡，小便不利，大便稀溏，用实脾饮温阳健脾，行气利水治疗。另外是指疾病症状表现在阴经，可采用针刺阳经穴位的方法治疗。

临证指导

阴病治阳与阴中求阳举例：

四逆汤：本方出自《伤寒论》："少阴病，脉沉者，急温之，宜四逆汤。"本条为少阴寒化证，其他症状当有四肢逆冷、面色苍白、精神萎靡等，即所谓"阴病"，故用四逆汤"治阳"。本方由甘草、干姜、附子组成，以附子为君，温肾助阳，干姜温中散寒，甘草益气和中，共用为回阳救逆要方。

肾气丸：本方出自《金匮要略·血痹虚劳病脉证并治》："虚劳腰痛，少腹拘急，小便不利者，肾气丸主之。"本方是补阳之剂，但在大量补阴的基础上来补阳。方中八味药里熟地黄用量最大（八两），而附子、肉桂用量最少（一两）。其中熟地黄温，牡丹皮凉，山茱萸补，泽泻泻，山药健脾，茯苓利湿，附子走而不守，肉桂守而不走，诸药相互制约。

"阴病治阳、阳病治阴"与"阴中求阳、阳中求阴"的区别：

"阴病治阳"适用于阳虚所致的虚寒证，即采用扶阳益火之法，消退相对亢盛之阴寒，故该治法也可称为"益火之源，以消阴翳"。火属阳，益即为补，所以益火等于补阳，指的是用补阳的方法来消退阴盛。

"阳病治阴"适用于阴虚所致的虚热证，即采用滋阴壮水之法，抑制相对亢盛之阳，故亦称为"壮水之主，以制阳光"。水属阴，壮即为补，所以壮水等于补阴，指的是用补阴的方法来制约阳亢。

"阳中求阴"针对的是阴虚证的治疗，指在使用滋阴药的同时，兼用少量补阳药，使得"阴得阳助"而达到更好的补阴目的。

"阴中求阳"是针对阳虚证的治疗，在使用温阳药的同时，兼用少量补阴药，使得"阳得阴助"而能够更好地补阳。

"阴病治阳，阳病治阴"的理论依据是阴阳的对立制约关系。

"阴中求阳，阳中求阴"针对的是阴阳互根关系。

"阴病治阳，阳病治阴"是中医治疗疾病的高度概括，也是对疾病病机的分析统一，蕴含着深刻的医理，对中医临床有重要的指导意义。

二十二、因于湿，首如裹，身热不扬，大筋緛短，小筋弛长

这段经文，指出了湿邪为患的病因与临床表现，以及湿病发展过程中的病机。由于湿邪阻遏阳气，使清阳之气不能上升，故而导致头重如裹；湿邪郁滞，郁而化热，湿热之邪进一步阻碍阳气，阳气不能温煦筋脉，因而出现筋脉缩短或松弛变长的情况。

"因于湿"，首先强调了湿邪是此类疾病的病因。"首如裹"，是因为湿邪重浊，阻遏阳气，清阳不升，湿浊上蒙清窍，从而出现头部沉重紧箍感。

"身热不扬"是因为湿邪不能祛除，气机被阻，郁而不畅，郁久化热，因湿化热，往往热势不高，且湿性重浊黏腻，故不易清除。

"大筋緛短"是指湿邪郁而化热，留连筋脉，大的筋脉因失于濡养而出现收缩、变短，呈现出拘紧疼挛状态。

"小筋弛长"是指筋脉失于濡养而出现松弛，随着紧张度下降，弹性减弱，呈现出痿软无力状态。

临证指导

以医案举例说明。

医案一：张某，男，51岁，主因左下肢拘紧疼痛1周，于2019年4月6日就诊。现病史：患者于一周前着凉后始发左下肢拘紧疼痛，膝关节微红肿，屈伸不利，腿不能伸直。

刻下症：左下肢拘紧疼痛，膝关节屈伸不利，纳可，便调，寐可，舌红略赤，苔薄白，脉弦。

中医诊断：痹证（湿热痹阻）。

治法：祛湿清热，通络止痛。

处方：桂枝芍药知母汤加减。

用药：

| 桂枝 15g | 白芍 15g | 知母 12g | 白术 20g |

| 茯苓 15g | 独活 15g | 牛膝 20g | 川木通 12g |
| 生薏苡仁 30g | 黄柏 12g | 苍术 10g | 甘草 10g |

7 剂，水煎至 400mL，日 1 剂，分 2 次服。

二诊：2019 年 4 月 14 日。关节红肿渐消，疼痛减轻，但仍有拘紧感，腿不能伸直，余症同前。中药守原方，加伸筋草 15g，7 剂，日 1 剂。

医案二：李某，男，35 岁，主因阳痿半年，于 2019 年 3 月 15 日就诊。

现病史：半年前，因工作原因心情不佳，每每借酒消愁，而后自觉同房时阴茎举而不坚，渐至痿软无力。

刻下症：阳痿，纳谷不馨，口干苦，小便调，大便不成形，且黏腻不爽，寐差梦多，舌红，苔黄白厚腻，脉弦细。

中医诊断：阳痿（湿热下注）。

治法：清利肝胆湿热。

处方：龙胆泻肝汤加减。

用药：

龙胆 10g	黄柏 10g	车前子 10g	泽泻 20g
生地黄 15g	醋柴胡 15g	川木通 12g	当归 15g
川牛膝 15g	厚朴 15g		

7 剂，水煎至 400mL，日 1 剂，分 2 次服。

二诊：2019 年 3 月 22 日。服药 1 周后曾同房 1 次，自觉阳痿较前好转，嘱服药期间减少同房，调整心态，以治疗为主。守原方 7 剂，日 1 剂。

上述病案前者属大筋续短案例，后者属小筋弛长案例，均由湿热阻碍气机、经络阻滞、气血不通而导致筋失所养的病变。

这种病变虽因筋脉失养所致拘挛、痿软，但治疗并非补益气血之剂所能奏效。因筋脉失养的病因是气血不通，故治当通行气血，而气血不通之因又在于湿热阻碍气机，所以治疗的着眼点在于祛除湿邪。湿邪祛除则气机调达，气血通畅，筋脉得养，功能恢复，拘挛、痿软之症可愈。

二十三、治痿独取阳明

"治痿独取阳明"出自《素问·痿论》，原文曰："论言治痿者，独取阳明，何也？岐伯曰：阳明者，五脏六腑之海，主润宗筋，宗筋主束骨而利机关也。冲脉者，经脉之海也，主渗灌豁谷，与阳明合于宗筋，阴阳揔宗筋之会，会于气街，而阳明为之长，皆属于带脉，而络于督脉。故阳明虚则宗筋纵，带脉不引，故足痿不用也。"

"痿"即痿证，亦称"痿躄"，是指脏腑内伤，肢体筋脉失养，导致肢体筋脉驰缓、软弱无力，甚至痿废不用的病证，有人认为是下肢痿弱不用，也有人认为是四肢痿废不用。

引起痿证的原因有过度悲哀、过思、房劳等，其病机主要有热盛津伤，或湿热蕴结，四肢筋脉失养，痿弱不用。所谓痿者，萎也，水枯则萎，水湿过多亦萎。

"治痿独取阳明"这一论点，是指导痿证临床治疗的重要思路，不可片面理解其内涵。这里强调的阳明，代表脾胃之气。因为"胃为水谷之海"，是气血生化之源，所以阳明多气多血。

脾主运化，胃主受纳，脾胃将饮食水谷化生为水谷精微，并依靠心肺之气将水谷精微布散全身，以润泽肌肤、滑利关节、充养筋脉。

当阳明健运时，全身各部位功能正常；一旦阳明失养，就会出现功能低下，进而导致器官本身萎缩改变。正如孙一奎所说："脾胃一虚，肺气先绝，肺虚则不能宣通脏腑，节制经络；必胃厚则脾充，脾充则能布散津液，使脏腑各有所禀受，四肢健运，如是则何有于叶焦，何有于痿躄也。"这充分强调了调补脾胃对于治疗痿证的重要性。

张景岳认为痿证主火，他在《质疑录》中指出："阳明之虚，非阳明之本虚，而火邪伏于胃中……故治痿独取阳明者，非补阳明也。治阳明之火邪，毋使干于气血之中，则湿热清而筋骨强，筋骨强而足痿以起。"虽然这一观点存在一定片面性，但在一定程度上补充完善了"独取阳明"的内涵。阳明为水谷常入之处，故多湿多热，而"六腑以通为用"，需要保持阳明腑气的通畅，辨证施用通腑法，以通泻阳明的实热阻滞。

"治痿独取阳明"，首先强调重视调理阳明，以补益阳明之虚为主，同时兼顾祛除阳明之实热瘀滞。阳明健运，就能为脏腑、经络、四肢百骸提供水谷精微，使机体维持正常的生理机能。

与此同时，治疗不局限于纯补之法，也应当不忘随病情变化，通腑降浊，以泻除实热阻滞。概括来说就是"各补其荥而通其俞，调其虚实，和其逆顺"，一补一通，补虚通实，顺应病情，只要机体运行如常，诸病皆可痊愈。

临证指导

痿证的形成病因繁多，但正虚仍是其主要原因。在药物应用上，黄芪是入阳明的代表药味。李时珍在《本草纲目》中记载："耆，长也。黄耆色黄，为补药之长，故名。"黄芪性味甘，微温，兼具补通之性，在治疗痿证中最为常用。例如李东垣的补中益气汤、张锡纯的升陷汤，皆大量使用黄芪补气升提，用于治疗各种痿弱下垂、功能减退疾病。

"阳明"不仅指十二经脉中"多气多血"的足阳明胃经，还包括中焦脾胃乃至大小肠。这里的"独取"不能理解为"只取"阳明，而是指应当重视阳明在治痿中的重要地位。在实际临床上，还应配合其他脏腑，如治肺、治肾等。由于所侵犯的脏腑不同，痿证的症状也不尽相同，所以在具体治疗时要"观其脉证，知犯何逆，随证治之"。在顾护阳明的基础上，不管是内服外治、针灸推拿，都需辨证论治，灵活加减运用。

西医学中所称的多发性神经炎、急性脊髓炎、重症肌无力、周围神经麻痹、多发性硬化、肌营养不良症、运动神经元病的某些类型和脱髓鞘疾病的某些症状，以及神经系统感染性或遗传性病症出现瘫痪和癔症性瘫痪与痿证类似者，皆可按痿证论治。

临床验案举例

张某，男，61岁，主因左手大鱼际萎缩半年余，于2018年3月6日就诊。

现病史：患者半年前，左手大鱼际处开始出现轻度萎缩，伴发作性左上肢麻木。经颈部CT检查提示：颈5～6、6～7节处椎间盘突出，口服颈复康颗粒未见明显效果。

刻下症：左手大鱼际处肌肉轻度萎缩，伴左上肢麻木，纳可，大便不成形，怕吃凉东西，寐可，舌淡红，苔薄白，脉沉细。

中医诊断：痿证（脾虚湿滞）。

治法：益气健脾化湿。

处方：参苓白术散加减。

用药：

党参20g	白术15g	茯苓15g	山药20g
白扁豆12g	莲子10g	桔梗10g	生薏苡仁20g
炙黄芪30g	桂枝12g	白芍12g	炙甘草10g
砂仁后下10g			

7剂，水煎至400mL，日1剂，分2次服。

二诊：2018年3月14日。患者自觉麻木减轻，纳可，大便不成形好转，舌脉同前。守原方7剂，日1剂。

后来患者要求服中成药，予参苓白术散配合补中益气丸，前后治疗半年余，左手大鱼际处肌肉萎缩明显恢复，麻木未再出现。

本人通过临床实践印证，用补益脾胃、调理阳明之法治疗痿证，疗效确实满意，再次证实"治痿独取阳明"对临床的指导意义。

二十四、诸风掉眩，皆属于肝

《素问·至真要大论》曰："诸风掉眩，皆属于肝。""诸"意为大多，"风"用以概括掉眩病证具有风类的特点。"掉"，刘河间说："掉，摇也。"指筋脉拘急抽动。因为肝主筋，当津液不足、筋脉失养时，就会引起人体摇摆震颤。"眩"，即目眩、眼前发黑，肝开窍于目，肝血不足，目窍失养就会导致这种情况。对于眩晕二字，中医学对此也有所区别，一般认为，眼睛发黑为眩；头部昏旋为晕。掉眩，实际就是指肢体动摇不定、头晕目眩的症状。

"风"，在中医病因学中，有内风与外风之分。外风是机体感受了六淫中的风邪所发生的疾病。由于该邪的性质善行数变，发病范围较广，所以《素问·风论》说："风者，善行而数变……故风者，百病之长也。至其变化，乃为他病也，无常方，然致有风气也。"

内风，并非风邪致病，而是根据某些病症变化迅速，结合脏腑的发病特点而命名。肝主疏泄与藏血，凡是能够引起气血功能障碍的因素，都可引发肝风，如气虚、血虚等。正如《内经》所说："在天为风，在地为木，在脏为肝。"这是以取类比象的方式说明肝如风善行数变和木之刚强屈拗之性，而本条所指的"风"，便是属于内风。

肝风之病位在肝及筋脉，与五脏相关，病性有虚有实，其发病与气血密切相关。气为阳，血属阴，气是推动肝脏功能的动力，血是肝脏功能实现的物质基础。气血出现功能障碍，就会导致肝风出现。

肝风又分虚实，虚者表现为气血不足，肝疏泄及藏血异常，筋脉失养，出现肢体颤动；实者多在气，气有余便是火，肝火太盛，气血上逆，引发肝风内动，症见昏仆、抽搐等，即《素问·调经论》所谓的"血之与气，并走于上，则为大厥"之候。

临证指导

个人认为，"诸风掉眩，皆属于肝"，属于肝病生风引起的掉眩症状，属于"内风"范畴。临床上见到抽搐、眩晕等表现，皆可以风辨治，并与肝联系起来。一般临床证型常见如下：

1. 肝阳上亢证

阴为人体有形的物质，是生命活动的基础。阴液不足，筋脉失濡，就会出现眩晕、耳鸣，或头痛、口燥咽干、目干涩、四肢麻木、肌肉颤动等主要表现，舌红干少津，脉弦劲或弦细而数。法当育阴潜阳、平肝息风，可用镇肝熄风汤或杞菊地黄丸加减治疗。

2. 热极生风证

气有余便是火，火热可以内生，也可以是外感。内生于六郁化火、五志过极化火、阴虚火旺；外感则是外邪入里化热，热入营血，灼伤肝经，热极生风。症见壮热抽搐，或神志昏迷，舌红，脉弦数。治疗宜清热息风，用羚角钩藤汤。

3. 肝火上炎证

表现为头痛眩晕，耳暴聋暴鸣，烦躁善怒，面红耳赤，口苦，大便干，小便黄，或见吐血、衄血，舌边尖红，苔黄，脉弦数。治宜清泄肝火，以龙胆泻肝汤为主方。

4. 血虚风动证

血是人体具有濡养脏腑化生作用的红色液态物质，是人生命活动的物质基础。若脾胃不足，气血生化无源或久病阴血暗耗，筋脉失养，就会出现肢体麻木、四肢震颤、面色无华、眩晕、爪甲不荣、舌质淡、苔薄白、脉细弱等临床表现。

肝体阴而用阳，主升主动，其易亢化风。该条病机言简意赅，揭示出振摇、眩晕一类病证从肝论治的重要性。应动而动之太过，如四肢颤动、抽搐，两眼上视或震颤、摇头晃脑等；不应动而见动象，如肢体肌肉跳动、面肌抽动等。在临床上，本条理论可广泛应用于肢体颤抖、抽筋、头晕等表现的梅尼埃病、脑血管病、高血压、帕金森病等诸多疾病的治疗。

第三章

仲景心法探微

一、经方应用的一点体会

"读经典，做临床"，是优秀中医临床人才研修项目的宗旨。读经典就是要深入细致地学习、理解、掌握经典内容；做临床就是将掌握的经典理论指导临床实践。只有读好经典，并真正领会其精髓，在指导临床活动中，才会提高临床疗效，继承中医衣钵，发展中医事业。

1. 学习经方离不开经典

《伤寒杂病论》中的经方，诊治思路是"方证相应"，其源于《汤液经法》。其"病脉证治"采用的是六经辨证，与现代主流的"脏腑辨证"有所区别。

抛开经典学经方，很多专家将经方归纳为"证型"，用脏腑辨证取代六经辨证，演绎经方，这实际上是"舍证存药（方）"，会使经方成为"无本之木，无源之水"。六经辨证（三部六经）与脏腑辨证（五脏六腑），从诊治思路来讲，两者截然不同。只有熟读经典，才能对"经方"信手拈来。

2. 经典当辨主症

很多专家讲经典时，都提出要抓"主症"，但每一方证中，什么症状是主症，可谓仁者见仁，智者见智，这让初学者很是迷茫。中医的精髓就是辨证论治，辨证的关键是分析病机，病机决定治法，方随法转，药随方出，因此辨证是提高临床疗效的关键。抓住病机，灵活应用经方，能够扩大经方的应用范围，探索新的治疗领域。例如，有一个眩晕患者，对其使用半夏白术天麻汤效果不显著，诊查中发现患者右胁不适，改用小柴胡汤后痊愈。

为讲《伤寒论》少阳病篇"但见一证便是，不必悉具"，笔者统计过《伤寒论》少阳病条文，几乎都有胁肋不适、疼痛、胀满、痞硬等症状描述（仅2条未述及）。曾收治另一个眩晕患者，按其分型治疗，效果不好，查房时，患者无意说右胁肋胀痛，加上以前叙述的咽干、不欲饮食，这些症状符合经典上的少阳证，使用小柴胡汤3剂后诸症消失。由此推测，其主症当为胁肋不适，这也提醒我们，主诉未必是主症，专科诊治思路不能拘泥于诊疗规范与路径。

3. 临床当做到圆机活法

中医学的特点是整体观念和辨证施治，中医临证的基本功，概括来讲就是理、法、方、药这四个字，这是辨证施治的基本过程。理法方药中，最为重要的是理和法，而理法的源泉就是《黄帝内经》。

圆机，是指完善自己的阴阳五行理论及临证思维，不管是用八纲辨证、六经辨证，还是脏腑辨证、卫气营血辨证，都要按照其要求进行思辨，才能够符合中医理论。"圆机"说起来简单，做起来却不容易，《内经》的理论博大精深，深奥难懂，是纯粹东方式的智慧，是目前还不能完全认识到的科学。

活法，就是根据临床辨证的结果，应用灵活的方法去治疗疾病。活法就是要因人、因时、因地、因证的不同，采取合适的方法，灵活具体，并且要与"圆机"紧密配合。做到这一点，才能说是做到圆机活法。

有是证用是方，有一证用一方，仲景是据证用方、合用经方的典范。经方相对药味较少，而现代处方多在10味以上，甚至20～30味。而且两千年前与现代的疾病谱也不尽相同，药物生长的气候、药物的采摘加工与现代也不完全相同，因此，完全按经方用药，很难适应临床需求。所以临床上应该遵循圆机活法，灵活加减，但万变不离其宗，应该紧紧围绕"证"，有是证用是药。

二、"半表半里"的思考

少阳为半表半里，少阳主半表半里，这是中医界一种习惯的认识。少阳为半表半里之说源于《注解伤寒论》，作者成无己，其中有"邪在少阳，为半表半里"的提法。《伤寒论》第142条，成氏在注解时说："头项强痛者，太阳表病也……心下痞硬者，少阳里病也……此邪在半表半里之间也。"这里的半表指太阳，而半里指少阳。同时又提到"少阳太阴为半表半里"等说法，说明"半表半里"并不是少阳的代名词。明代方有执提出："邪入于躯壳之里，脏腑之外，两夹界之隙地，所谓半表半里，少阳所主之部位。"才明确"半表半里"为少阳之所主部位。

　　《伤寒论》中"表"与"里"，在不同条文中表示的意义也不同。其中"表"有的指太阳，有的指少阳；而"里"有的指少阴，有的指下焦。其中"少阳为半表半里"类似条文《伤寒论》第148条"伤寒五六日，头汗出，微恶寒，手足冷，心下满，口不欲食，大便硬，脉细者，此为阳微结，必有表，复有里也。脉沉，亦在里也，汗出为阳微，假令纯阴结，不得复有外证，悉入在里，此为半在里半在外也。脉虽沉紧，不得为少阴病，所以然者，阴不得有汗，今头汗出，故知非少阴也，可与小柴胡汤"。阳微结证，有部分太阳表证，即头汗出，微恶寒；有一部分阳明里实微结证，半在里指阳明，半在表指太阳。这种不在表、也不在里的病位概念，是仲景先提出来的，但显然不是解剖上的在躯壳之里、脏腑之外的"半表半里"的概念。

　　《伤寒论》中没有明确的"半表半里"这个概念。原文第97条："血弱气尽，腠理开，邪气因入，与正气相搏，结于胁下"，清楚地表明少阳病的病位、病机和病性。少阳病是伤寒过程中正气已经不足，正邪双方都呈衰减之势，正邪分争、相争不下的阶段，是伤寒由邪实向正虚变化的过渡阶段，其性质为半虚半实、半寒半热，但实多于虚、热多于寒。

　　少阳胆经和三焦经，分布于人体侧面，因此少阳病会出现胸胁苦满、咽干、目眩、目赤、耳鸣、头痛等少阳经脉不利的表现。那么如何理解"少阳主半表半里"呢？有人认为，从经络循行来看，太阳经行于身后，主表，阳明经脉行于前面，主里，少阳经脉行于身体两侧，介于表里之间，尚可说是少阳主半表半里。

　　借助《素问·热论》的六经认识，三阳为表，三阴为里，少阳居于三阳之末、三阴之前，似乎可以说是"半表半里"。但如果说太阳病为表，然后少阳病为半表半里，阳明病为里，这样理解病邪由表入半表半里，再入里，由浅入深的方式理解少阳为半表半里，即先病太阳病，继而少阳病，再为阳明病的六经病排序，这种认识与仲景《伤寒论》原义是相悖的，"半表半里"终究不是解剖上的"表——半表半里——里"的概念。

　　陈亦人教授认为，"半"有"不"的含义，即不表不里，不应理解为一半表、一半里，而是处于不表不里、亦表亦里，是介于表里之间的状态。李赛美教授则指出，少阳病是外感热病进程中，从表入里、由寒转热的中间过渡阶段，病性属热，病位既不在太阳之表，也不在阳明之里，属于半表半里。总之，对于这一问题的讨论，可谓仁者见仁，智者见智。

三、"间者并行，甚者独行"在《伤寒论》中的应用

"间者并行，甚者独行"出自《素问·标本病传论》，原文为："病发而有余，本而标之，先治其本，后治其标。病发而不足，标而本之，先治其标，后治其本。谨察间甚，以意调之，间者并行，甚者独行。"其中，"间"指病势缓和且较轻，但症状繁多、复杂；"并行"是指对多种症状同时进行治疗。"甚"指病势危急、严重，且症状较少；"独行"指采用专一且有力的治疗方法。

张景岳说："病浅者可以兼治，故曰并行；病甚者难容杂乱，故曰独行。"高士宗认为："如邪之有余不足，叠胜而相间者，则并行其治。并行者，补泻兼施，寒热互用也。如但邪气有余，正气不足而偏甚者，则独行其治，独行者，专补专泻，专寒专热也。"这表明"间者并行"，是指病势轻浅且症状较多时，可主症与兼症同治；或当标病与本病同时夹杂时，可标本兼顾、补泻兼施、寒热并用。"甚者独行"是指病势深重时，要采取有力且有针对性的治疗措施，或单独治其本，或单独治其标，暂时不宜过多兼顾，可用单味药或单方治疗。

临证治病时，需依据疾病标本的轻重缓急进行治疗。病情轻的可标本同治，病情急重的可单独治其标，或单独治其本，这是临证治病的一项重要法则。将此治则真正应用于临床，并丰富、充实其内容的首推张仲景。他不仅丰富和发展了这一法则，还创造性地将其有机运用于辨证论治过程中，现举例说明：

1. 间者并行

表里并行:《伤寒论》第 301 条云："少阴病，始得之，反发热，脉沉者，麻黄细辛附子汤主之。"此条为少阴病兼太阳表证的证治方法。少阴阳虚不甚，太阳表证不急，表里同病，故宜标本同治，属于间者并行。方中麻黄辛温发汗以解表，附子辛温扶阳以温里，细辛通达内外，逐邪外出，从而达到表里同治、内外双解的效果。

《伤寒论》第 34 条云："太阳病，桂枝证，医反下之，利遂不止。脉促者，表未解也，喘而汗出者，葛根黄芩黄连汤主之。"太阳病误下，里热夹表邪下利，表邪未解，里邪已盛，治以表里双解。方中芩、连苦寒清热，葛根生津解表，甘草缓中。

再如《伤寒论》第 18 条云："喘家作，桂枝汤加厚朴杏子佳。"素有喘息病史，又复感外邪，故选用桂枝汤调和营卫、发表解肌，加厚朴、杏仁降气平喘。

寒热并行：《伤寒论》第 80 条云："伤寒，医以丸药大下之，身热不去微烦者，栀子干姜汤主之。"本证为热扰胸膈兼中寒下利的证治。栀子苦寒，善清上焦之邪热；干姜辛热，可温中焦之虚寒。

又如《伤寒论》第 359 条云："伤寒本自寒下，医复吐下之，寒格更逆吐下，若食入口即吐，干姜黄芩黄连人参汤主之。"本条为寒热相格的证治，用黄芩、黄连苦寒清上焦热邪，配伍干姜以祛下焦之寒，佐以人参补益中气。

虚实并行：《伤寒论》第 67 条云："伤寒若吐、若下后，心下逆满，气上冲胸，起则头眩，脉沉紧，发汗则动经，身为振振摇者，茯苓桂枝白术甘草汤主之。"本证为脾胃虚弱，水气上冲的证治。茯苓淡渗利水，桂枝温阳平冲、助阳化气，白术、甘草补脾和中以制水。

《伤寒论》第 82 条："太阳病发汗，汗出不解，其人仍发热，心下悸，头眩，身𥆧动，振振欲擗地者，真武汤主之。"本证为阳虚水泛的证治，附子温肾助阳，白术、茯苓健脾化湿，生姜辛温化水，白芍敛阴，以防辛热伤阴。

2. 甚者独行

先表后里：《伤寒论》第 36 条云："太阳与阳明合病，喘而胸满者，不可下，宜麻黄汤。"本证以太阳为主，故先解表。

先里后表：《伤寒论》第 91 条云："伤寒，医下之，续得下利，清谷不止，身疼痛者，急当救里；后身疼痛，清便自调者，急当救表。救里宜四逆汤；救表宜桂枝汤。"这是"甚者独行"的治法实例。医者用下法治疗伤寒表证，出现下利清谷不止的急症，虽与表证身痛并存，但此时"下利清谷"为标、为急，而身疼痛为本、为缓。依据"急则治其标，缓则治其本"的法则，应先治"下利清谷"，后治"身疼痛"。所以张仲景先以四逆汤治疗"下利清谷"，待其痊愈后，再以桂枝汤治疗"身疼痛"。仲景应用此法典型的例证为阳明、少阴三急下证。患者表现为阳明燥实、少阴阴亏、真阴欲竭，病重势急，急下里实，泻阳明以救少阴，充分体现了"甚者独行"的治疗原则。

仲景不仅展现出丰富多彩的辨证论治实例，更给人们以临床思维上的启迪。就"间者并行，甚者独行"而言，关键在于认清病势之缓急与病情之轻重。对于病势急、阳亡阴绝的急症，必须药简力宏以救急；病势不急不重者，可按"间者并行"治之。"知标本者，万举万当，不知标本，是谓妄行"。经典理论为我们提供了理论指导，引领着临床实践。然而，在临床实际工作中，疾病的表现往往错综复杂，病情的轻重缓急远不止简单辨析于此，并行与独行也并非绝对，间者也可独行，甚者也可并行，临床实践中应具体分析。中医经典理论的应用，必须在辨证的基础上加以抉择。面对疾病，应灵活运用标本缓急的方法，谨守古训，结合临床，辨证施治。

四、《金匮要略》对中风的认识

"中风"病名始于《金匮要略》，以突然昏倒、不省人事、半身不遂、口眼㖞斜、偏身麻木为主症，发病急骤，变化多端，因而得名。张仲景对中风病的病因病机、辨证分类、治疗方药进行了全面论述，为后世论治中风病奠定了良好基础，现将其论治中风病的学术思想总结如下：

1. 中风病机——内虚邪中

《内经》首创风邪可直接侵犯人体引发中风的理论。《灵枢·刺节真邪》云："虚邪偏客于身半，其入深，内居营卫，营卫稍衰，则真气去，邪气独留，发为偏枯。"《内经》提出正气虚弱，风邪偏客于身半，导致营卫气血运行受阻，肌肤筋脉失养，从而引发半身不遂的偏枯。张仲景承《内经》之论，进一步强调中风病的病因病机是正气不足感受外邪。《金匮要略·中风历节病脉证并治》云："夫风之为病，当半身不遂，或但臂不遂者，此为痹，脉微而数，中风使然。"又云："寸口脉浮而紧，紧则为寒，浮则为虚，寒虚相搏，邪在皮肤；浮者血虚，络脉空虚，贼邪不泻，或左或右，邪气反缓，正气引邪，㖞僻不遂。"首次提出"中风"之名，其病机认识多为真中风，涵盖了所有脑血管病，且未脱离外风立论。通过微脉、浮脉说明体内气血不足，经络空虚；紧脉主表寒，外寒乘虚而入，或中于左侧，或中于右侧，引起络脉气血瘀滞，导致筋脉肌肉失养，废而不用。"邪气反缓，正气即急，正气引邪"是导致㖞僻不遂的机制。仲景不仅指出中风病的发生内因在于气血虚弱，还强调感受风寒之邪为主要外因，进一步丰富了《内经》所论"偏枯"的内容，这一论点至今在临床中仍具有重要指导意义。西医学研究证明，脑血管病随季节变化有明显周期性，气候变化是诱发中风病的因素之一，秋冬季中风的发病率明显高于夏季，气温骤冷、骤热时中风发病率明显增高。自然界风邪引动体内风邪，导致风阳上扰，夹痰瘀上闭清窍，痹阻肢络，发为中风。可见，仲景强调风寒是导致中风病发生的重要因素具有一定的科学依据。

2. 证候分类——中络经腑脏

《金匮要略·中风历节病脉证并治》云："邪在于络，肌肤不仁；邪在于经，即重不胜；邪入于腑，即不识人；邪入于脏，舌即难言，口吐涎。"仲景总结出中风病发生后，病情较轻者，邪在于络脉，营血不能荣养肌表，故见肌肤麻木不仁；若病情较重者，邪在于经脉，筋骨肌肉失养，故见肢体重滞，不易举动；若病邪进一步深入脏腑，清窍被蒙，则会出现昏不识人、不能言语、口吐涎沫等严重症状。仲景这一分类对后世医家诊治中风病产生了深远影响，至今仍指导着临床治疗。目前对于中风病的辨证仍是根据邪之深浅以及有无神志症状改变，将其诊断为中经络、中脏腑，其源头就来自仲景。

3. 依据"内虚邪中"，创制中风方药

仲景在《金匮要略·中风历节病脉证并治》篇记载了侯氏黑散。《素问·至真要大论》指出"急者缓之"，《素问·脏气法时论》云："肝苦急，急食甘以缓之。"甘味药多具有缓和之性，可使诸"急"证得以舒缓，故曰"急者缓之"。据此可知，肝病亦可从脾论治，换言之，风邪为患可从中土论治。

张仲景对"土虚风动"颇有见识，主要体现在《金匮要略》侯氏黑散一方中。侯氏黑散主治"大风四肢烦重，心中恶寒不足者"，本法实乃抑木扶土，即泄厥阴、和阳明之法。脾胃为后天之本，气血生化之源，其一，卫气不足，卫外不固，风邪易袭；其二，生血乏源，肝失所藏，血脉不荣，虚风内动；其三，后天不足，先天失养，肾阴亏损，水不涵木，阳亢化风；其四，中土虚弱，脾失健运，痰浊由生，而痰是中风发病的重要因素，且精微乏源，气虚行血无力，血行不畅发为血瘀，而瘀血也是导致中风病的另一个重要危险因素。可见中风证多与脾胃虚弱相关。自唐宋至明清以前，中风病治疗中祛风药占主导地位，观其间医家验案，治愈好转病例无数，事实证明，祛风药治疗中风病是有效的。现代实验研究也证明，祛风药可改善大鼠神经缺损症状，减轻脑水肿，促进脑内血肿吸收，缩小血肿区毛细血管间隙的平均面积，保护脑神经，促进脑功能恢复，可进一步证明祛外风药治疗中风病的科学性。

综上所述，《金匮要略》对中风的贡献为：首先确定了名称，结束了《内经》中混乱的称谓；其次，依据病情轻重，分为中络、中经、中腑、中脏，最早提出证候分类，沿用至今；其三是确定的扶正祛邪大法，仍然是中风治疗的重要法则之一。仲景继《内经》之后，对中风病的病因病机、辨证分类、治疗方药作了全面论述，其提倡的"内虚邪中"理论，以及对于中风病强调

运用疏散外邪之药的思想，至今对临床仍有深远影响。尤其是在重视内风而忽略外风的今天，重温仲景之论，对于提高治疗中风病的疗效，丰富治疗中风病的方法，具有深刻的启迪意义。

五、《伤寒论》与《黄帝内经》六经的区别

晋·皇甫谧《针灸甲乙经》序云："伊尹以亚圣之才，撰用《神农本草》，以为《汤液》……仲景论广伊尹《汤液》为十数卷，用之多验。"南梁·陶弘景所著《辅行诀脏腑用药法要》小云："商有圣相伊尹，撰《汤液经法》……昔南阳张机，依此诸方，撰为《伤寒论》一部，疗治明悉，后学咸尊奉之。"通过以上记载推测，张仲景是在《汤液经法》的基础上撰写的《伤寒杂病论》，也就是说，其理论渊源可能并非来自《内经》。那么《伤寒论》的六经与《内经》的六经有何区别与联系，古往今来仁者见仁，智者见智，莫衷一是。

关于六经证候的描述，《内经》中所述的六经证候群，是以经脉走行部位络属脏腑器官来归纳的。如《素问·热论》云："伤寒一日，巨阳受之，故头项痛，腰脊强。二日阳明受之，阳明主肉，其脉侠鼻络于目，故身热目疼而鼻干，不得卧也。三日少阳受之，少阳主骨，其脉循胁络于耳，故胸胁痛而耳聋。三阳经络皆受其病，而未入于脏者，故可汗而已。四日太阴受之，太阴脉布胃中络于嗌，故腹满而嗌干。五日少阴受之，少阴脉贯肾络于肺，系舌本，故口燥舌干而渴。六日厥阴受之，厥阴脉循阴器而络于肝，故烦满而囊缩。三阴三阳、五脏六腑皆受病，荣卫不行，五脏不通，则死矣。"由此可见，《素问·热论》是以经络学说为主归纳疾病，同时又以病证为主推断经脉受病的过程，是以经脉论述为中心而辨证的。

《伤寒论》中其实并未出现"六经"两字，是后世医家将太阳、阳明、少阳、太阴、少阴、厥阴归纳为六经。这既是临床遵循的辨证纲领，也是论治的准则，是经络学说结合脏腑学说，综合归纳分析多种外感疾病演变规律的规范，且不论外感还是内伤，都可以用六经辨证方法来认识。

伤寒六经辨证多用于寒邪伤人致病，寒邪伤人初起正邪相争，正气未衰，发为三阳病；久病未治或不愈，寒邪深入伤人之阳气，发为三阴病，酿成里虚寒证。仲景将外感热性病分为程度不同、病位浅深以及表里、寒热、虚实等六个病程阶段，每一阶段有其一定的主症。如《伤寒论·辨太阳病脉证并

治》曰："太阳之为病，脉浮，头项强痛而恶寒。"《伤寒论·辨阳明病脉证并治》曰："阳明之为病，胃家实是也。"将这些主症用执简驭繁、高度概括的方法创立六经病的辨证提纲，从这些提纲中即可清楚地看出《伤寒论》六经的实质，是建立在脏腑经络学说的基础上的，以三阳经统摄六腑，三阴经统摄五脏。

由此可见，《素问·热论》以表证为阳，里证为阴，故热病六经之名，把热病分为三阳表实证和三阴里实证，可见其以经脉辨证为中心，客邪伤人，只在经络而未入脏腑，根据所述，均为实证。而《伤寒论》将外感病分为程度不同、病位各异、表里虚实有别，即太阳、阳明、少阳、太阴、少阴、厥阴等六方面内容。简单来说，正气充实者为阳，正气不足者为阴；病情实热者为阳，虚寒者为阴，并非简单的经络病变。

从传经次序来看，《内经》认为是按照太阳、阳明、少阳、太阴、少阴、厥阴的规律传变，而《伤寒论》中的传经则复杂多变，既可以出现顺传，也能出现逆传，同时还可能出现并病或合病，其复杂程度远非《内经》六经所能比拟。

综上所述，可看出《伤寒论》的六经是在总结前人经验的基础上发展而来的，无论在理论还是临床上都有了进一步的补充与提高。《伤寒论》的六经并非等同于《内经》的六经，两者之间存在本质区别。

六、血痹、历节和风寒湿痹证的区别

痹证大多由风寒湿邪侵袭人体某个部位所致，引发肢体相应部位的疼痛。历节病主要表现为关节疼痛，且并非单个关节疼痛，而是全身关节疼痛。所附的两个方剂，一是桂枝芍药知母汤，用途广泛，主要用于治疗风湿入侵；二是乌头汤，用于治疗寒湿入侵。历节病虽不属于痹证，但和痹证成因基本相似；血痹与常见的风寒湿痹成因也类似，不过病位不同，血痹病在血脉，而非肌肉或关节，由于气血循行不畅，会出现局部麻木等感觉异常。治疗血痹用药简单，黄芪桂枝五物汤在临床上常用且效果良好。

《金匮要略·血痹虚劳病脉证并治》记载："问曰：血痹病从何得之？师曰：夫尊荣人，骨弱肌肤盛，重因疲劳汗出，卧不时动摇，加被微风，遂得之。但以脉自微涩，在寸口、关上小紧，宜针引阳气，令脉和紧去则愈。"

本条阐述了血痹病的成因，首先容易出现在肥胖且体力劳动较少的人群中，这些人一般气虚、痰湿较盛，又因疲劳出汗、睡眠不安稳，再加上受风，就容易患血痹。此时卫气不足，汗出当风，风邪侵入血中，导致血行不畅，所以脉象涩，寸口、关上脉象小紧，这是外感风寒之象，脉微表示阳气微弱，需要振奋阳气，祛邪外出，可用针灸的方法治疗，治疗后脉象平和、紧象消失，病就好了。

血痹既然是血行不畅，实则为阳气痹阻，所以用针刺法导引阳气，阳气运行则邪气祛除，邪气祛除则脉象平和不紧，血痹也就痊愈了。

《金匮要略·血痹虚劳病脉证并治》还记载："血痹阴阳俱微，寸口关上微，尺中小紧，外证身体不仁，如风痹状，黄芪桂枝五物汤主之。"

阴阳俱微指的是营卫气血都不足，血痹无论是轻取还是重取脉象，寸关部脉象都微弱，只是尺脉略显紧象，所谓小紧，说明紧象不明显，因为血痹实际上外邪并不严重，只是由于本身卫气不足，风邪才得以入里。外在症状也不是很重，没有明显疼痛，主要是局部肌肉麻木，受邪严重的可有酸痛感，所以说如风痹状。由此可见，血痹与风痹的症状区别在于，前者有麻木感，而后者主要是疼痛。

痹证是由风寒湿热病邪侵入人体引起，历节病的病因也是如此，但历节病还有内因，比如肝肾不足、脾胃湿热、精血不足。诱因大多是汗出当风，或者汗出入水中。在西医学中，遇到各种关节病，只要病机相符都可应用相关方剂治疗，尤其适用于急性期或急性发作期。仲景在历节病的治疗中也强调外邪的存在，所以所用药物中都有一些发汗类的祛邪外出药物，中病即止，不可久服，要及时根据病情加减药物。

《金匮要略·中风历节病脉证并治》记载："寸口脉沉而弱，沉即主骨，弱即主筋，沉即为肾，弱即为肝，汗出入水中，如水伤心，历节黄汗出，故曰历节。"

本条阐述了历节属肝肾不足、寒湿内侵的病机，表现为脉象沉而弱，沉表示病在里，主肾虚不足，弱表示肝血不足，这是历节病的内在因素。因寒湿乘虚而入，郁而化为湿热，伤及血脉，浸淫筋骨，流注关节，影响气血运行，导致周身关节疼痛，痛处肿大，伴有黄汗。

《金匮要略·中风历节病脉证并治》还记载："诸肢节疼痛，身体魁羸，脚肿如脱，头眩短气，温温欲吐，桂枝芍药知母汤主之。"

本方实际上针对的是历节病里的常见症状，无论是风湿性关节炎、类风湿关节炎还是骨性关节炎，只要属于风湿内侵的都可使用，尤其是在急性发作时。本病治疗的关键是要微微出汗。

《金匮要略·痉湿暍病脉证治》记载："太阳病，关节疼痛而烦，脉沉而细者，此名湿痹。"

本条描述的是湿痹证候，湿为六淫之一，风寒多伤及肌腠，湿则容易流注关节，湿邪痹阻，阳气不通，所以关节疼痛且烦闷。

代表方证如"湿家身烦疼，可与麻黄加术汤发其汗为宜，慎不可以火攻之"，还有麻黄杏仁薏苡甘草汤、防己黄芪汤、桂枝附子汤、白术附子汤、甘草附子汤等方证。本篇重点论述外湿，以发热身痛、骨节疼烦为主症，因兼邪不同、体质差异，病情变化也各不相同，如湿偏重以身重疼痛为主症，偏寒湿则疼痛较剧烈，偏风湿多表现为关节疼痛走窜不定。

七、《伤寒论》与《金匮要略》药同方异方剂辨析

东汉末年，医圣张仲景著《伤寒杂病论》，后人整理为《伤寒论》和《金匮要略》，两书中药同方异的方剂有22首，共10对，分别是桂枝汤（阳旦汤）、桂枝加芍药汤、桂枝加桂汤；桂枝去芍药加附子汤、桂枝附子汤；桂枝二麻黄一汤、桂枝麻黄各半汤；四逆汤、通脉四逆汤；小承气汤、厚朴三物汤、厚朴大黄汤；人参汤、理中丸（汤）；半夏泻心汤、甘草泻心汤；半夏散、半夏汤；生姜半夏汤、小半夏汤；抵当汤与抵当丸。上述每组方剂药物组成相同，但方剂中某些药物剂量不同，因此组合成的方剂名称不同，功效也截然不同，现加以辨析。

1. 桂枝汤（阳旦汤）、桂枝加桂汤、桂枝加芍药汤

《伤寒论》第12条记载：太阳中风，阳浮而阴弱。阳浮者，热自发；阴弱者，汗自出。啬啬恶寒，淅淅恶风，翕翕发热，鼻鸣干呕者，桂枝汤主之。

桂枝（三两，去皮），芍药（三两），甘草（二两、炙），生姜（三两，切），大枣（十二枚，擘）。

上五味，㕮咀，以水七升，微火煮取三升，去滓，适寒温，服一升。服已，须臾啜热稀粥一升余，以助药力。温覆令一时许，遍身漐漐，微似有汗者益佳，不可令如水流漓，病必不除。

《金匮要略·妇人产后病脉证治》记载：产后风，续之数十日不解，头微痛，恶寒，时时有热，心下闷，干呕汗出。虽久，阳旦证续在耳，可与阳旦汤。

方药及煎服法同桂枝汤。

《伤寒论》第117条记载：烧针令其汗，针处被寒，核起而赤者，必发奔豚，气从少腹上冲心者，灸其核上各一壮，与桂枝加桂汤，更加桂二两也。

《金匮要略·奔豚气病脉证治》记载：发汗后，针处被寒，核起而赤者，必发奔豚，气从小腹上冲心者，灸其核上各一壮，与桂枝加桂汤，更加桂二两也。

桂枝（五两，去皮），芍药（三两），甘草（二两、炙），生姜（三两，切），大枣（十二枚，擘）。

上五味，以水七升，煮取三升，去滓，温服一升。

《伤寒论》第279条记载：本太阳病，医反下之，因尔腹满时痛，属太阴也，桂枝加芍药汤主之。

桂枝（三两，去皮），芍药（六两），甘草（二两、炙），生姜（三两，切），大枣（十二枚，擘）。

上五味，以水七升，煮取三升，去滓，温分三服。

以上四方皆由桂枝、芍药、甘草、生姜、大枣五味药物组成，不同之处在于桂枝汤与阳旦汤只是名称不同，桂枝汤发表解肌，调和营卫，治疗太阳中风证，即表虚证；桂枝加桂汤加重桂枝用量至五两，重用桂枝振奋心阳，平降冲逆，本方重在平冲降逆，治疗太阳病误汗、阳气不足阴寒上逆之奔豚；桂枝加芍药汤则重用芍药至六两，有调脾和中、缓急止痛之功，治疗太阳病误下伤阴所致腹痛。

三方桂枝、芍药同用，辅以炙甘草、生姜、大枣，桂枝配甘草辛甘通阳，芍药配甘草酸甘化阴，生姜、大枣养胃和胃，且生姜散寒可助桂枝，大枣养血可助芍药，三方炙甘草、生姜、大枣用量相同，主治不同的原因在于桂枝、芍药的剂量不同。桂枝汤、阳旦汤、桂枝加桂汤均温服一升，而桂枝加芍药汤则温分三服。

2. 桂枝去芍药加附子汤、桂枝附子汤

《伤寒论》第22条记载：若微寒，桂枝去芍药加附子汤主之。

桂枝（三两，去皮），甘草（二两、炙），生姜（三两，切），大枣（十二枚擘），附子（一枚炮，去皮，破八片）。

上五味，以水七升，煮取三升，去滓，温服一升……将息如前法。

《金匮要略·痉湿暍病脉证治》记载：伤寒八九日，风湿相搏，身体疼烦，不能自转侧，不呕不渴，脉浮虚而涩者，桂枝附子汤主之。

桂枝（四两，去皮），甘草（二两、炙），生姜（三两，切），大枣（十二枚擘），附子（三枚，炮，去皮，破）。

上五味，以水六升，煮取二升，去滓，分温三服。

以上二方均由桂枝、甘草、生姜、大枣、附子五味药物组成，然而桂枝、附子二者用量不同、煎服方法有异，治证也有区别。桂枝去芍药加附子汤中附子一枚，温经助阳，用于胸阳不振、表邪不解之脉促、胸满、恶寒；桂枝附子汤中附子三枚，重在散寒止痛，用于风湿相搏之身体疼烦，属风湿在表兼表阳虚的证治。

两方证皆属于风寒夹虚的病证，但桂枝去芍药加附子汤证不夹湿，风寒在表，桂枝加附子汤不仅能解肌散寒，更能温经通脉，两方炙甘草、大枣、生姜剂量相等，功效不同在于桂枝、附子用量差异，附子辛热，量轻温阳通经，量重则散寒止痛。

3. 桂枝麻黄各半汤、桂枝二麻黄一汤

《伤寒论》第23条记载：太阳病，得之八九日，如疟状，发热恶寒，热多寒少，其人不呕，清便欲自可，一日二三度发，脉微缓者，为欲愈也。脉微而恶寒者，此阴阳俱虚，不可更发汗、更下、更吐也；面色反有热色者，未欲解也，以其不能得小汗出，身必痒，宜桂枝麻黄各半汤。

桂枝（一两十六铢，去皮），芍药（一两），甘草（一两、炙），生姜（一两，切），大枣（四枚，擘），麻黄（一两，去节），杏仁（二十四枚，汤浸，去皮尖及两仁者）。

上七味，以水五升，先煮麻黄一二沸，去上沫，内诸药，煮取一升八合，去滓，温服六合……顿服。将息如上法。

《伤寒论》第25条记载：服桂枝汤，大汗出，脉洪大者，与桂枝汤如前法；若形如疟，一日再发者，汗出必解，宜桂枝二麻黄一汤。

桂枝（一两十七铢，去皮），芍药（一两六铢），甘草（一两二铢、炙），生姜（一两六铢，切），大枣（五枚，擘），麻黄（十六铢，去节），杏仁（十六个，去皮尖）。

上七味，以水五升，先煮麻黄一二沸，去上沫，内诸药，煮取二升，去滓，温服一升，日再服……将息如前法。

桂枝麻黄各半汤是仲景所用的第一个合方，从该方的药物用量上看，是取桂枝汤和麻黄汤的用量的各三分之一，因太阳之邪日久渐减，小邪必以小汗法之故，"法当小发汗，故以麻桂二汤各取三分之一，合为半服而急服之"。

而桂枝二麻黄一汤证与前桂麻各半汤相比较，此证已经大汗，正气已虚，知本证较轻，发热恶寒之状一日仅发作两次，故其治疗方药亦要轻于桂麻各半汤，遂取桂枝汤三分之二解肌以调营卫、麻黄汤三分之一以发表祛邪，解肌之中寓有微发汗之力。

从辛温发汗力度看，两方相差不多，桂枝二麻黄一汤力度稍弱，芍药用量，桂枝二麻黄一汤大于桂枝麻黄各半汤，芍药性微寒，可见桂枝二麻黄一汤辛温之性小于桂枝麻黄各半汤。杏仁用量，桂枝麻黄各半汤比桂枝二麻黄一汤多八枚，平喘之力优于后者，两者虽都适应于表郁之轻证，但桂枝二麻黄一汤适用于病邪有化热入里趋势，发热较恶寒明显。

4. 四逆汤、通脉四逆汤

《伤寒论》第 323 条记载：少阴病，脉沉者，急温之，宜四逆汤。

甘草（二两、炙），干姜（一两半），附子（一枚，生用，去皮，破八片）。

上三味，以水三升，煮取一升二合，去滓，分温再服。强人可大附子一枚，干姜三两。

《伤寒论》第 317 条记载：少阴病，下利清谷，里寒外热，手足厥逆，脉微欲绝，身反不恶寒，其人面色赤，或腹痛，或干呕，或咽痛，或利止脉不出者，通脉四逆汤主之。

甘草（二两、炙），附子（大者一枚，生用，去皮，破八片），干姜（三两，强人可四两）。

上三味，以水三升，煮取一升二合，去滓，分温再服，其脉即出者愈。

《伤寒论》记载：下利清谷，里寒外热，汗出而厥者，通脉四逆汤主之。

甘草（二两、炙），附子（大者一枚，生用，去皮，破八片），干姜（三两，强人可四两）。

上三味，以水三升，煮取一升二合，去滓，分温再服，其脉即出者愈。

通脉四逆汤与四逆汤药味完全相同，均由附子、干姜、炙甘草组成，只是姜、附用量较大，其中干姜量加倍，附子皆一枚，但变大附子一枚，因而温阳祛寒之力更强，所以方名"通脉四逆"。

通脉四逆汤有回阳逐阴、通脉救逆之功，主治寒盛格阳导致的四肢厥逆、下利清谷、身反不恶寒、脉微欲绝之证；四逆汤有回阳救逆之功，主治阳微寒盛导致的恶寒蜷卧、四肢厥逆、下利、脉微细或沉迟细弱之证。两方病机和主症虽基本相同，但病情有轻重之别。

5. 小承气汤、厚朴三物汤、厚朴大黄汤

《伤寒论》第213条记载：阳明病，其人多汗，以津液外出，胃中燥，大便必硬，硬则谵语，小承气汤主之。若一服谵语止者，更莫复服。

大黄（四两），厚朴（二两，炙，去皮），枳实（三枚，大者，炙）。

上三味，以水四升，煮取一升二合，去滓，分温二服。

《金匮要略·腹满寒疝宿食病脉证治》记载：痛而闭者，厚朴三物汤主之。

大黄（四两），厚朴（八两），枳实（五枚）。

上三味，以水一斗二升，先煮二味，取五升，内大黄，煮取三升，温服一升。

《金匮要略·痰饮咳嗽病脉证并治》记载：支饮胸满者，厚朴大黄汤主之。

大黄（六两），厚朴（一尺），枳实（四枚）。

上三味，以水五升，煮取二升，分温再服。

厚朴大黄汤、厚朴三物汤、小承气汤三方都由大黄、枳实、厚朴组成。仅量有差异，三方中，以厚朴大黄汤大黄用量最大，其余两方用量相同，枳实三方差异不大，厚朴以厚朴大黄汤用量最大，为小承气汤5倍，厚朴三物汤次之，为小承气汤4倍。

小承气汤以大黄为君药且重用，旨在轻下热结、除满消痞，着重荡涤实热积滞，主治轻证热结便秘。其主要病机为实热互结于胃肠，偏于热结，针对阳明腑实轻证，故用大黄四两为君，以枳实三枚为臣，佐以厚朴二两。

厚朴三物汤用于治疗因腹满、寒疝、宿食引发的"痛而闭"之证。与小承气汤相比，厚朴用量较大，行气作用更强。其病机偏于气闭不通，腹满胀的程度重于积之实热内结，适用于气机不畅所致的腹满痛、大便闭结。因此，以厚朴八两为君，枳实五枚为臣，大黄四两为佐。

厚朴大黄汤主治"支饮胸满"。虽与小承气汤药物相同，但大黄和厚朴用量比小承气汤更大，通下和行气之力增强。其功能为行气除满、泻实破结，主要病机为饮结胸膈兼阳明腑实，症见饮阻气逆、腑气不通之心下满痛，兼腹满便秘。因气滞和热结并重，所以厚朴和大黄的剂量都较大。

此三方药味相同，但用量各异，主治病症也有所不同。以痞、满、实的程度来论，厚朴大黄汤最重，小承气汤最轻。故《张氏医通》称："此即小承气，以大黄多，遂名厚朴大黄汤；若以厚朴多，则名厚朴三物汤"。柯韵伯

曰："诸病皆因于气，秽物之不去，由于气之不顺，故攻积之剂，必用行气之药以主之，亢则害，承乃制，此承气之所由名。"气滞腑实会产生诸多疾病，小承气汤通过下法消除疾病，厚朴大黄汤、厚朴三物汤功效类似。

综上所述，小承气汤泻下作用较强，厚朴三物汤理气作用突出，厚朴大黄汤则在行气除满、泻实破结方面更为显著，而非止咳化痰作用明显。

6. 人参汤、理中丸（汤）及加减

胸痹，心中痞，留气结在胸，胸满，胁下逆抢心，枳实薤白桂枝汤主之；人参汤亦主之。(《金匮要略·胸痹心痛短气病脉证治》)

人参汤组成：人参三两，甘草三两，干姜三两，白术三两。

上四味，以水八升，煮取三升，温服一升，日三服。

霍乱，头痛发热，身疼痛，热多欲饮水者，五苓散主之；寒多不用水者，理中丸主之。(《伤寒论》第386条)

理中丸组成：人参三两、甘草（炙）三两、干姜三两、白术三两。

上四味，捣筛，蜜和为丸，如鸡子黄许大。以沸汤数合，和一丸，研碎，温服之。日三服，夜二服。腹中未热，益至三四丸，然不及汤。

汤法：以四物，依两数切，用水八升，煮取三升，去滓，温服一升，日三服。

此条属中焦阳虚、寒湿内阻、清气不升、浊气上逆之霍乱虚寒证。理中汤为治疗太阴虚寒证的主方，因其能温运中阳、调理中焦，故而得名"理中汤"。

《金匮要略》称其为人参汤，用于治疗虚寒性的胸痹证。此时心胸阳气大伤，阳气虚馁，阴霾不散，蕴结心胸。人参汤功能温中祛寒，健脾益气，适用于正阳不足者，其证当有四肢不温、大便稀溏、舌淡苔白、脉象沉迟细缓等表现。唯前方用炙甘草，本方用甘草不炙，两方用药、剂量、煎服法等皆相同。

理中丸为一方二法，既可制成丸剂，亦可煎汤服用。病情缓而需久服者，可用丸剂；病势急或服丸效差者，当用汤剂。

7. 半夏泻心汤、甘草泻心汤

伤寒五六日，呕而发热者，柴胡汤证俱……但满而不痛者，此为痞，柴胡不中与之，宜半夏泻心汤主之。(《伤寒论》第149条)

呕而肠鸣，心下痞者，半夏泻心汤主之。(《金匮要略·呕吐哕下利病脉证治》)

半夏半升（洗），干姜、黄芩、人参、甘草（炙）各三两，黄连一两，大枣十二枚（擘）。

上七味，以水一斗，煮取六升，去滓，再煎，取三升，温服一升，日三服。

伤寒中风，医反下之，其人下利，日数十行，谷不化，腹中雷鸣，心下痞硬而满，干呕，心烦不得安。医见心下痞，谓病不尽，复下之，其痞益甚，此非结热，但以胃中虚，客气上逆，故使硬也，甘草泻心汤主之。（《伤寒论》第158条）

甘草四两（炙）、半夏半升、干姜、黄芩各三两、黄连一两、大枣十二枚（擘）、人参三两。

上七味，以水一斗，煮取六升，去滓，再煎取三升。温服一升，一日三次。但多数医家认为人参脱落，在《金匮要略》同名方剂中有人参，可作佐证。

狐惑之为病，状如伤寒，默默欲眠，目不得闭，卧起不安。蚀于喉为惑，蚀于阴为狐，不欲饮食，恶闻食臭，其面目乍赤、乍黑、乍白、蚀于上部则声喝（一作嘎），甘草泻心汤主之。（《金匮要略·百合狐惑阴阳毒病脉证治第三》）

甘草四两（炙），黄芩、人参、干姜各三两，黄连一两，大枣十二枚（擘），半夏半升。

上七味，以水一斗，煮取六升，去滓，再煎，温服一升，一日三次。

两方均用于误下后脾胃损伤而生寒，外邪内陷而为热，致使寒热错杂于中，肠胃升降功能紊乱，气机痞塞。

《伤寒论》及《金匮要略》均出现半夏泻心汤，其主治寒热互结、胃失和降的痞证，是由寒热之邪痞塞中焦、脾胃升降失和导致恶心、呕吐等胃气不降证，及肠鸣、下利等脾气不升之证。

《金匮要略》"呕而肠鸣，心下痞者，半夏泻心汤主之"是对本条痞证的补充，也是将半夏泻心汤证列为呕利痞的主要依据。甘草泻心汤在半夏泻心汤的基础上，加大炙甘草用量，由原来的三两增至四两，突出补虚之功，主治再度误下、胃气重虚之虚痞证，痞、利俱甚，完谷不化，心烦不安。狐惑病是湿热化虫所致，其症状类似伤寒，有是证用是药。

8. 生姜半夏汤与小半夏汤

病人胸中似喘不喘，似呕不呕，似哕不哕，彻心中愦愦无奈者，生姜半

夏汤主之。(《金匮要略·呕吐哕下利病脉证治第十七》)

生姜汁一升，半夏半升。

上二味，以水三升，先煮半夏，取二升，纳生姜汁，煮取一升，去滓，小冷，分四服，日三，夜一，呕止，停后服。

呕家本渴，渴者为欲解，今反不欲渴，心下有支饮故也，小半夏汤主之。(《金匮要略·痰饮咳嗽病脉证并治第十二》)

诸呕吐，谷不得下，小半夏汤主之。(《金匮要略·呕吐哕下利病脉证治第十七》)

生姜半斤，半夏一升。以水七升，煮取一升半，分温再服。

生姜半夏汤：因寒饮内结，阳气被遏，正气与寒邪搏结，导致胃中虚寒，病在中上焦。其主治似喘不喘、似呕不呕、似哕不哕、彻心中愦愦无奈之证，具有辛散水饮、舒展阳气之功。重用生姜，取其化饮降逆之功，以姜汁为君，生姜用汁，其性甚烈，不在降逆，而在散结，半夏为佐，取其行于经络。

小半夏汤证为饮停于胃，胃失和降，上逆而呕，胃无虚寒之象，病在胃，以呕吐为主，并有谷不得下、口不渴、心下痞等症状，具有和胃止呕、散饮降逆之功。方中重用半夏，取其降逆止呕之意，半夏为君，生姜为佐。小半夏汤之姜用生者而切片入煎剂，其性辛温，走而不守，降逆止呕；生姜半夏汤之姜用生者而取汁入煎重在散结。

9. 半夏散与半夏汤

少阴病，咽中痛，半夏散及汤主之。(《伤寒论》第 313 条)

半夏（洗）、桂枝（去皮）、甘草（炙）各等分。

上三味，等分，分别捣筛，合治之，白饮和服方寸匕，日三服。若不能散者，以水一升煎七沸，内散两方匕，更煮三沸，下火令小冷，少少咽之。半夏有毒，不当散服。

两者只是散、汤剂型不同而已，主治病证没有发生改变，"汤者荡也"，缓则用散剂，急则用汤剂，体现病情缓急之不同。

10. 抵当汤与抵当丸

少腹当硬满，小便自利者，下血乃愈，所以然者，以太阳随经，瘀热在里故也，抵当汤主之。(《伤寒论》第 124 条)

水蛭（熬）三十个，虻虫（去翅足，熬）三十个，桃仁（去皮尖）二十个，大黄（酒洗）三两。

上四味，以水五升，煮取三升，去滓温服一升，不下更服。

伤寒有热，少腹满，应小便不利，今反利者，为有血也，当下之，不可余药，宜抵当丸。（《伤寒论》第126条）

大黄三两，水蛭二十个（熬），虻虫二十个（去翅足，熬），桃仁二十五个（去皮尖）。

上四味，捣分四丸，以水一升，煮一丸，取七合服之。晬时当下血，若不下者，更服。

抵当汤与抵当丸均由水蛭、虻虫、桃仁、大黄组成，但抵当汤治疗蓄血证病情急而蓄血时间短者，一般认为抵当汤证为血热初结，蓄血与表证共存，属表里同病，但因蓄血重，见其人发狂，少腹硬满，病势急，故用下血重剂破血逐瘀；抵当丸治疗蓄血证病情缓而蓄血时间较长者，药量较抵当汤减轻，取其丸药性缓，用于瘀热较轻，血已结实，少腹满而未见硬、不发狂、病情较缓之证。"汤者荡也"，"丸者缓也"，根据发病的新久、病势的缓急，分别采用汤剂与丸剂，以达到一方多用的目的。

《伤寒杂病论》是我国第一部融理法方药于一体的专书，因证立法，因法设方，因方用药，因药效用剂量，严遵法度，配伍严谨，运用出神入化。从方剂组成来看，尽管有相同的药物组成，但其中某些药物配伍比例发生变化，方剂名称发生改变，功效随之迥异，其中两组（半夏散、半夏汤；抵当丸、抵当汤）只是剂型不同，功效不变，但有缓急之别。

通过学习仲景之经方，掌握其宗旨，经方要明确君药，重视必要的配伍比例，如桂枝汤中桂枝、白芍基本比例为1∶1，比例失衡，可能就是桂枝加桂汤或桂枝加芍药汤了；生姜、半夏比例不同，或是生姜半夏汤或是小半夏汤。窥探仲景用药组方之严格，从而提示后学，在临床组方遣药之时，不但需要记住方剂的药物组成，而且应该重视其药物用量及其量效配伍的比例，有人说中医之秘，不在药而在量，斯言不假。

八、黄芪桂枝五物汤去甘草加黄芪的思考

《金匮要略·血痹虚劳病脉证并治》云："血痹阴阳俱微，寸口关上微，尺中小紧，外证身体不仁，如风痹状，黄芪桂枝五物汤主之。"本病主要是由于患者体内营卫气血不足，又受到风寒病邪侵袭，致使邪气滞留在血脉，血行涩滞，运行不畅，肌肤失于濡养，从而出现麻木不仁、微恶风寒等临床表现。

　　治疗所用的黄芪桂枝五物汤，由桂枝汤去甘草加黄芪组成，且生姜用量加倍。关于为何去甘草，笔者思索良久不得其解。黄元御《四圣心源》认为去甘草是去其甘缓以求速效，但此观点存疑，因为大枣之甘并不亚于甘草，却未被去掉。

　　后来读黄煌教授的《黄煌经方医话》，其中引用莫牧士对黄芪桂枝五物汤的论述，深受启发。莫牧士《经方例释》记载："此桂枝汤去甘草，倍生姜加黄芪也。为芪姜并用之法，盖发散之力大矣。脉左右俱微而身不仁，其风留着于络，遏其营气，莫此为甚，自非桂枝汤所能治。"

　　黄芪桂枝五物汤，不只是简单的桂枝汤去甘草加黄芪，还加倍了生姜用量。桂枝汤治疗太阳表证时能调和营卫，发表解肌；用于内科杂症时可调和阴阳，温阳补阴。桂枝辛温助阳，白芍酸寒敛阴，一阴一阳，使营卫调和，助阴阳平衡。桂枝配生姜辛温助阳，为外药以走表；芍药、大枣、甘草相配酸甘化阴，为内药而走里，且甘草有"国老"之称，具调和药性之功。

　　桂枝汤去甘草，则走里作用减弱，重用生姜使原方更趋向于走表。黄芪补气，培补后天之本，且善走表，与生姜为伍，正如莫氏所言"盖发散之力大矣"，治疗方向更侧重于肌肤之间，所主病症比桂枝汤证更为浅表。近代经方大家曹颖甫也有相似论述："此为阴血不充，阳气郁塞，而导致的气血不通，身体麻木不仁，如风痹，甚则两足萎弱，麻木不知疼处。所以解肌之桂枝汤，去甘草而用黄芪，以补里之虚而达表。"

　　至于为何不去白芍，《神农本草经》称芍药"除血痹"，且其与桂枝相配，才能达到调和营卫、阴阳之目的。仲景桂枝汤去芍的方剂中，均是为防白芍阴寒抑阳，而凸显桂枝、甘草辛温助阳之性。为何不去大枣？甘草、大枣同为甘温补虚，引药于内，但甘草偏于补气，大枣更偏于补血，黄芪桂枝五物汤方证为血虚寒凝所致，故同为甘温补虚之品，去甘草而留大枣。

　　同样，仲景在桂枝加芍药生姜各一两人参三两新加汤中，以"发汗后，身疼痛，脉沉迟"为主症，乃发汗过多，造成营阴不足、濡润不及所致身疼痛、脉沉迟。本方证既有营阴不足，又有风邪所痹，故重在散络中之邪，将生姜用量由原来的三两加至四两，同理有引药走表之意，而黄芪桂枝五物汤中生姜更是加倍至六两。

　　对比当归四逆汤，《伤寒论》第351条说："手足厥寒，脉细欲绝者，当归四逆汤主之。"其为血虚寒凝经脉所致厥证所设，同为血虚寒凝，黄芪桂枝五物汤证病位在络，因其"外证身体不仁"，如《金匮要略·中风历节病脉证并治》所云："邪在于络，肌肤不仁。"病位比较轻浅；而后者病位在经，相对较深。此方证手足寒多至掌腕踝之际，脉细为血虚，但未见怕冷、下利清谷、腹痛腰冷等里阳虚证，所以本方证更趋于表阳虚，里寒不重，病位在营血，故在桂枝汤加减中，去生姜而留甘草，且大枣由原来十二枚加倍至二十五枚，并加当归、通草、细辛养血散寒，温通经脉。

因寒在营血、在经脉，较黄芪桂枝五物汤证病位偏里，忌惮生姜辛温发汗之性，故去生姜，而倍大枣，同样是因血虚较前者更重，故加量以重温补营血。而《伤寒论》第 352 条云："若其人内有久寒者，宜当归四逆加吴茱萸生姜汤。"如李荫岚所言"久寒不但滞在经络，而更滞在脏腑，故用吴萸、生姜，直走厥阴经脏，以散其久滞之陈寒也。"

既然生姜引药走表，此处里寒证为何又重用生姜？后来研读王子接的《绛雪园古方选注》，才恍然大悟。书中记载："若久有内寒者……只加吴茱萸从上达下，生姜从内发表，更以清酒和之，何患阴阳不和，四逆不温也耶？"此处重用生姜半斤，其主要作用在于和胃。生姜并非单独就能引药达表，在此处更有引邪由里达表之意。

黄芪桂枝五物汤与桂枝加黄芪汤同中有异，黄芪桂枝五物汤中无甘草，生姜用量加倍，黄芪为三两，其功效意在益气和营、通阳行痹，用于治疗血痹；后者有甘草，生姜用量不加倍，黄芪为二两，意在调和营卫、宣阳祛湿，主要治疗黄汗。

由上所述，经与仲景先师之方证相比，黄芪桂枝五物汤去甘草，并非黄元御所言去其甘缓而求其速也之意，如上所述，应该更趋合理。

九、经方治疗呕吐

在临床上，呕吐是一种常见病症，治疗方法多样。仲景在《伤寒论》及《金匮要略》中论述呕吐的条文众多。重温经典可发现，其对呕吐的寒热虚实均有涉及，深入钻研，对临床治疗大有裨益。

1. 小半夏汤

"呕家本渴，渴者为欲解，今反不渴，心下有支饮故也，小半夏汤主之。"（《金匮要略·痰饮咳嗽病脉证并治第十二》）；"诸呕吐谷不得下者，小半夏汤主之。"（《金匮要略·呕吐哕下利病脉证治第十七》）

病机：饮邪停胃导致的呕吐，区别于一般呕吐的证治。

症状：主要表现为呕吐。

治法：和胃止呕，散饮降逆。

方药：半夏一升，生姜半斤。

2. 甘草干姜汤

"肺痿吐涎沫而不咳者，其人不渴，必遗尿，小便数，所以然者，以上虚不能制下故也。此为肺中冷，必眩，多涎唾，甘草干姜汤以温之。"（《金匮要略·肺痿肺痈咳嗽上气病脉证治第七》）

病机：上焦虚寒。

症状：吐涎沫，头眩，小便数。

治法：温肺复气。

方药：甘草四两，干姜二两。

3. 大黄甘草汤

"食已即吐者，大黄甘草汤主之。"（《金匮要略·呕吐哕下利病脉证治第十七》）

病机：胃肠实热所致的呕吐证治。

症状：进食后即吐，苔黄腻，腹胀，口臭，便秘。

治法：泄热去实。

方药：大黄四两，甘草一两。

4. 五苓散

"假令瘦人脐下有悸，吐涎沫而癫眩，此水也，五苓散主之。"（《金匮要略·痰饮咳嗽病脉证并治第十二》）

"渴欲饮水，水入即吐者，名曰水逆，五苓散主之。"（《金匮要略·消渴小便不利淋病脉证并治第十三》）

病机：下焦水逆的证治。

症状：以吐清水为主，一次性吐出且量多，伴有口渴与小便不利。

治法：化气利水。

方药：泽泻一两一分，猪苓三分，茯苓三分，白术三分，桂枝二分。

5. 小柴胡汤

"呕而发热者，小柴胡汤主之。"（《金匮要略·呕吐哕下利病脉证治第十七》）

病机：少阳邪热迫胃导致的呕吐证治。

症状：伴有发热，不欲饮食、口苦、头痛、胸闷等。

治法：疏肝解热，和胃降逆。

方药：柴胡半斤，黄芩三两，人参三两，甘草三两，半夏半升，生姜三两，大枣十二枚。

6. 大柴胡汤

"太阳病，过经十余日，反二三下之，后四五日，柴胡证仍在者，先与小柴胡。呕不止，心下急，郁郁微烦者，为未解也，与大柴胡汤，下之则愈。"（《伤寒论》）

"伤寒发热，汗出不解，心中痞硬，呕吐而下利者，大柴胡汤主之。"（《伤寒论》）

病机：邪犯少阳，枢机不利，气机阻滞兼阳明里实的证治。

症状：呕吐剧烈，心下满痛。

治法：和解少阳，通下里实。

方药：柴胡八两，黄芩三两，芍药三两，半夏半升，生姜五两，枳实四枚，大枣十二枚。

7. 半夏泻心汤

"呕而肠鸣，心下痞者，半夏泻心汤主之。"（《金匮要略·呕吐哕下利病脉证治第十七》）

病机：呕吐属于寒热错杂的证治。

症状：心下痞，肠鸣，呕吐并非主症。

治法：开结散痞，和胃降逆。

方药：半夏半升，黄芩三两，干姜三两，人参三两，黄连一两，大枣十二枚，甘草三两。

8. 吴茱萸汤

"少阴病，吐利，手足逆冷，烦躁欲死者，吴茱萸汤主之。"（《伤寒论》）

"干呕吐涎沫，头痛者，吴茱萸汤主之。"（《伤寒论》）

病机：阴盛阳虚、正邪剧争、肝寒犯胃、浊阴上逆的证治。

症状：呕吐伴有头痛、吐涎、烦躁，脉沉细迟。

治法：温降肝胃，泄浊通阳。

方药：吴茱萸一升（洗），人参三两，生姜六两，大枣十二枚。

9. 小半夏加茯苓汤

"卒呕吐，心下痞，膈间有水，眩悸者，小半夏加茯苓汤主之。"（《金匮要略·痰饮咳嗽病脉证并治第十二》）

病机：痰饮呕吐兼眩悸的证治。

症状：呕吐，心下痞满，头晕目眩。

治法：和胃止呕，引水下行。

方药：半夏一斤，生姜半斤，茯苓三两。

实际上，还有诸多方剂可治疗呕吐。例如桂枝汤，适用于外感引发的恶心呕吐，伴有恶寒、汗出、头痛、鼻塞、流涕等症状，治疗以解表和胃为主；栀子生姜豉汤，适用于胃有内热但尚未结实，胃气失降所致的呕吐，伴有心烦、胸闷等症状，治疗以清宣郁热、和胃止呕为主；真武汤证，少阴属肾，内寄命火，火衰阴盛不能暖土，导致脾胃纳运水谷失职而引发呕吐，属于虚寒呕吐，治疗以温阳利水、降逆止呕为法；干姜黄芩黄连人参汤证，既有伤寒外感，又有虚寒下利，下焦寒阻格拒中焦导致上热下寒，胃气上逆引发呕吐，常伴有腹痛等症状；同为上热下寒之呕吐的黄连汤证，胃中有热，肠中有寒，治疗以清上温下、和胃止呕为法；胃虚痰阻指使呕吐的旋覆代赭汤证，痰浊内生，肝气横逆；少阴水热互结之呕吐的猪苓汤证；阳虚阴盛之呕吐的四逆汤证；瘥后余热未尽之呕吐的竹叶石膏汤证等。有人统计，《伤寒论》398 条原文中，涉及呕吐的条文多达 87 条，治疗呕吐的方剂有 31 首，极具临床借鉴价值。

十、六经辨治头痛

头痛是中医内科临床常见病症之一，通常是指因感受外邪或内生疾病，导致头部经脉血络拘急或失于濡养、清窍不利、以自觉头痛为主要临床症状的一种常见病。张仲景在《伤寒论》中，以六经作为头痛的分型依据，系统阐述了太阳、少阳、阳明、厥阴头痛的部位、特点及论治方法，为后世诊治头痛指明了方向、提供了准则。

头痛的论述最早见于《内经》。头为诸阳之会，太阳、阳明、少阳等手足经脉皆上会于头，五脏精血、六腑清阳濡养清窍。头痛病因有外感、内伤之分，外感常见风寒、风热；内伤则寒热、虚实、痰浊瘀阻、经络失养等相互交错。以六经辨之，外感常见于太阳、少阳、阳明；内伤常见于太阴、厥阴，以六经定位识证更为贴切。

1. 太阳头痛

足太阳膀胱经脉，起于目内眦，上额交颠，络脑下项，夹脊抵腰，络肾属膀胱，统摄一身之表。头为诸阳之会，是三阳经之专位。头项部为太阳经脉所过，故项为太阳之专位。太阳经脉受邪，气血涩滞，经脉拘急，经输不利，头痛主要见于前额、颠顶，枕部疼痛连及项、背，或由项连肩。

（1）风寒头痛

《伤寒论》原文第 1 条说："太阳之为病，脉浮，头项强痛而恶寒。"

太阳中风证原文第 13 条说："太阳病，头痛发热，汗出恶风者，桂枝汤主之。"证属太阳中风表虚证。

太阳伤寒证原文第 35 条说："太阳病，头痛发热，身疼腰痛，骨节疼痛，恶风无汗而喘者，麻黄汤主之。"证属太阳伤寒表实证。

太阳伤寒兼里热证原文 38 条说："太阳中风，脉浮紧，发热恶寒，身疼痛，不汗出而烦躁者，大青龙汤主之。"为太阳表寒兼里实热证。

（2）风湿头痛

服桂枝汤，或下之，仍头项强痛，翕翕发热，无汗，心下满微痛，小便不利者，桂枝去桂加茯苓白术汤证（28）。此条患者已服用桂枝汤发汗，而仍存在"头项强痛，翕翕发热"，后世部分医家认为此处当去白芍，而实际此症状是由于"风已去，湿独存"造成的。湿邪留于人体，困阻头部，会导致头痛。方用桂枝去桂加茯苓白术汤。方中茯苓、白术健脾利水，芍药苦泄利水，《神农本草经》有芍药可利小便的记载；生姜辛温散水；大枣、甘草和中健脾。药后水湿从小便出，小便利则病愈。

2. 少阳头痛

足少阳经脉起于目锐眦，入耳中，走耳前，至目外眦后方，循行于人身之侧。少阳为三阳之枢，少阳枢机不利，胆火内郁，循经上扰清空，可见两侧头痛，常伴有往来寒热、胸胁苦满、心烦喜呕、脉弦等。

仲景《伤寒论》第 265 条云："伤寒，脉弦细，头痛发热者，属少阳。"尤在泾注曰："少阳之至，其脉弦，故头痛发热者，三阳表证所同，而脉弦细，则少阳所独也。"治当清泄少阳，和解祛邪，小柴胡汤主之。

少阳乃半表半里，邪居其位，正邪交争，故见往来寒热。少阳为胆与肝，其相为表里，又为转枢之经，如受病当宜和解，方用小柴胡汤加川芎、天麻等，增强和解止痛之功。小柴胡汤不仅可和解少阳，且对外感寒热、病在卫表见有高热者，酌以加减即可起到显著疗效。

若头胀痛，痛在两颞，时作时止，舌淡红，苔薄白，脉弦或弦细，可选柴胡桂枝汤。

若头痛胀痛，心烦口苦，大便不畅，舌红，苔薄黄，脉弦数，可选大柴胡汤。

3. 阳明头痛

足阳明胃之脉，起于鼻旁，夹口环唇上耳前，循发际，至额颅，下行腹部至足。阳明为多气多血之经，其腑属胃、属肠，以通降为顺，阳明为病，多以邪实内阻为主，如邪热内郁，闭阻阳明经脉，则可见阳明头痛。

《伤寒论》第 56 条说："伤寒，不大便六七日，头痛有热者，与承气汤。"此为阳明腑实，燥屎内结，腑气不通。治当荡涤肠胃，故选择承气汤。

原文第 197 条说："阳明病，反无汗，小便不利，二三日呕而咳，手足厥者，必苦头痛……"病机为寒邪侵袭阳明，胃中浊气不通而上逆于头，清阳失展。当温阳救寒，通经达气，以理中汤或桂枝加人参汤加白芷。

若阳明湿热，头痛身重，胸脘痞闷，口中黏腻，脘部痞满，可用半夏泻心汤；大便不爽可用葛根芩连汤加味。

阳明头痛，多由太阳邪气传化而来，也可由邪气直中而发。阳明头痛与太阳头痛不同在于，阳明头痛发热明显，且多为实热。

4. 太阴头痛

太阴经头痛，在《伤寒论》条文中无明确关于头痛的条文，太阴头痛多由本虚所致。《兰室秘藏·头痛门》云："太阴经虽不上头，然痰与气逆壅于膈，头上气不得畅，亦可见头痛。"因脾为生痰之源，一旦痰湿阻滞于中，则清阳不升，浊阴不降，清窍被阻，并发头痛昏重，或兼眩晕，或兼恶心、呕吐等胃气上逆之状，治宜化湿祛痰和胃降逆。仲景虽未明确方证，依理可选方半夏白术天麻汤。方中半夏、天麻对头痛头眩有较强针对性，白术与茯苓相合，尤能治生痰之本。若用本方加煨葛根、姜竹茹、泽泻等，则疗效更佳。

5. 少阴头痛

少阴头痛未在《伤寒论》中明确记载，但按照六经传变的规律可知，其部位在里，病证以虚寒、虚热表现为主。《伤寒论》第 92 条："病发热头痛，脉反沉，若不瘥，身体疼痛，当救其里，四逆汤方。"病发热头痛，反脉沉，沉为少阴之脉，脉证合参，当属太阳与少阴两感为病，宜麻黄附子细辛汤或麻黄附子甘草汤温经散寒，阳气得复，头痛得缓。

肾阳不足，头空痛，手足不温，腰膝酸软，精神疲惫，舌淡，苔薄白，脉细无力，治宜温补肾阳，可选肾气丸加味。

6. 厥阴头痛

厥阴为三阴之尽，为六经传变之顺序的最后一环，其病位在里，病证以寒为主。足厥阴经脉起于足，上行夹胃属肝络胆，贯膈布胁肋，循咽喉之后，上行连目系，上额与督脉交会于颠顶，厥阴头痛部位多在颠顶。

《伤寒论》第 378 条云："干呕，吐涎沫，头痛者，吴茱萸汤主之。"吴茱萸辛开苦降，通过温振肝阳来发挥作用，其温肝降浊之力非姜附可代，生姜温胃化饮，人参、大枣益气补脾以扶正。

若火热之邪盛于上，气逆于中，阳气衰于下，为厥阴头痛之病机，表现为头痛、便溏、呕吐、发热等症状，临床上可用乌梅丸加减治疗，达到清上温下、平调寒热之目的。根据肝体阴用阳、主司疏泄而善条达的生理特性，在头痛早期，多因气郁不达而见实象，治以疏肝解郁，选方四逆散。

张仲景的六经理论为药物归经的形成及临床实践的应用奠定了基础，朱丹溪明确提出了六经头痛引经药，如太阳经头痛加川芎、羌活、蔓荆子；阳明经头痛加葛根、白芷、知母；少阳经头痛加柴胡、黄芩、川芎；厥阴经头痛加吴茱萸、藁本；太阴经头痛加苍术；少阴经头痛加细辛。川芎为头痛要药，李东垣更强调"头痛必用川芎"。

小结：头痛为临床常见症状，病因众多，疼痛的时间、部位、性质、程度各不相同，诊治颇为复杂。从六经论治头痛，需遵循"观其脉证，知犯何逆，随证治之"，将头痛视为一个动态过程，以动态思维进行研究。掌握这一核心，采用六经辨治，可使理、法、方、药更趋完善。

十一、柴胡桂枝干姜汤证病机的探讨

《伤寒论》第 147 条云："伤寒五六日，已发汗而复下之，胸胁满微结，小便不利，渴而不呕，但头汗出，往来寒热，心烦者，此为未解也，柴胡桂枝干姜汤主之。"

本方为仲景柴胡剂六大名方之一，少阳属于半表半里之间，为三阳病传入三阴病之枢纽，故称少阳为枢机，即是表里传变之枢，故临床上多见寒热往来，因阴阳进退、邪正相争，导致发热恶寒现象交替出现。

少阳病多寒热错杂，虚实兼并，故临床辨证论治时，须详细审察方证。柴胡桂枝干姜汤证，在《伤寒论》六经辨证中有着特殊地位，它属于六经病中哪一经的方证？方证含意是什么？历来注家观点不一，现总结如下：

1. 少阳表里未解

成无己《注解伤寒论》分析本证称："伤寒五六日，经过汗下之后，邪气应当解除……往来寒热心烦，表明邪气仍在半表半里之间，尚未解除……如今仅头部出汗，其他部位无汗，是津液不足且阳虚于上。"

吴谦《医宗金鉴》指出："此为半表半里之证，所以主用柴胡桂枝干姜汤，专门解除半表之邪，兼散半里之结。邪气陷入阳明会出现结胸痞满、下利；邪气陷入少阳则胸胁满微结。小便不利、口渴但不呕吐，并非停水所致，而是汗下损伤了津液……仅头部出汗、往来寒热、心烦，若无阳明证，可知是少阳表热，郁而不和，向上熏蒸导致的头汗。"吴谦提出本方是柴胡、桂枝合剂，适用于半表半里证，但认为散结的关键不在干姜而在牡蛎，还提及将干姜轻易换成生姜的做法不妥。

成无己与吴谦皆指出病在少阳，表邪未解，且兼津液已伤。

尤在泾《伤寒贯珠集》称："汗下之后，胸胁满微结，是邪气聚集于上……柴胡、桂枝用以解除外邪，干姜、牡蛎用来消散胸中之结，瓜蒌根、黄芩能除心烦并解热渴，炙甘草协助柴胡、桂枝发散，与黄芩、瓜蒌、干姜、牡蛎共同调和表里，是三表七里之法。"

方有执《伤寒论条辨》认为："小便不利，是太阳膀胱之气不清；渴而不呕，是阳明胃热但气不逆；头汗出，是三阳邪热甚于上而气不下行；往来寒热心烦，是少阳半表半里之邪出入无常。柴胡、黄芩主除往来寒热，桂枝、甘草和解未罢之表邪；牡蛎、干姜，咸能软坚散结，辛能散满；瓜蒌根，苦能滋渴，凉能散热。此亦为三阳平解之一法。"

由此可知，上述医家也明确提出本方证为少阳半表半里。

2. 少阳病兼水饮内结的证治

本观点实际源于日本人丹波元简的《伤寒论辑义》。唐宗海《伤寒论浅注补正》称："已发汗，阳气外泄，又复下之，阳气下陷，水饮内动，上逆于胸胁，所以胸胁满微结、小便不利；水结则津液不升，故而口渴。这与五苓散证的机理相同。阳气被遏于外，不能四散，只能向上冒，导致头汗出；周身阳气欲出不能，就出现往来寒热。这与小柴胡证的机理也相同。这些都是寒水之气，闭阻胸膈腠理，火不得外发，反而返于心包，所以心烦。"

柯琴《伤寒来苏集》指出："汗下后，若柴胡证仍在，仍用柴胡汤加减。此因增加了微结这一症状，所以改变方名。此微结与阳微结不同。阳微结对纯阴微结而言，指大便硬，病在胃；此微结对大结胸而言，指心下痞，病在胸胁，与心下痞硬、心下支结同义。"柯氏注意到"以干姜易生姜，是为散胸胁之满结"，认识到寒饮在下是满结的主因，不能用生姜之散，而必须用干姜之温，因此干姜易生姜是柴胡桂枝干姜汤区别于小柴胡汤的关键所在。关于未加茯苓的原因，柯氏认为"小便虽不利而心下不悸，故不去黄芩不加茯苓"。小柴胡汤重在和解半表半里之热，而柴胡桂枝干姜汤偏于祛半表半里之寒。

《伤寒学》（李培生主编）认为："胸胁满微结，小便不利，渴而不呕，当是少阳兼水饮内结……少阳枢机不利，胆火内郁，导致三焦决渎失常，所以水饮留结于中，出现胸胁满微结。水道失于通调，阳气不得宣化，因而小便不利、口渴，胃气尚和所以不呕。仅头汗出，是少阳不利，阳郁不达全身，反而上蒸所致。"

3. 厥阴合于少阳

伤寒五六日，正值少阴厥阴主气之期。厥阴不从标本，而从中见少阳之化。少阳与少阴都主司神机枢转。若已发汗又复下之，则神机内郁，不能枢转于外。胸胁满，是少阳之气不能合太阳而外出；微结，是少阴之气不能合太阳而外出。三焦不和，所以小便不利；结在君火之分，所以不渴；不涉及中胃，所以不呕；但头汗出，是心液上蒸；往来寒热，是少阳欲出而不能；心烦，是少阴欲出而不能。所以说，此为未解，宜用柴胡桂枝干姜汤。

4. "肝郁胆热脾湿"论

伤寒五六日，已发汗而复下之，损伤中气，胆胃俱逆，导致胸胁满结；脾湿肝遏，小便不利；胆火刑肺，因而口渴；胃逆未甚，不至于作呕；相火逆升，所以头上汗出；营卫交争，所以往来寒热；君相升泄，所以心烦。此为少阳之经传太阴之脏，表里俱未解。柴胡桂枝干姜汤中，柴胡、黄芩疏泄甲木而清相火；桂枝、瓜蒌通达己土而消解燥金；干姜、甘草温中培土；牡蛎除满消结。

5. "少阳病而又兼见阴证机转"——少阳寒化证

如《刘渡舟伤寒临证指要》记载：当年刘渡舟老师向经方名家陈慎吾先生请教本方的运用时，陈老指出，柴胡桂枝干姜汤治疗少阳病而又兼见阴证机转者最为恰当。阴证机转是什么呢？从阳的角度，小柴胡汤加桂枝、干姜后，方药变以温下寒为主；从阴的角度，小柴胡汤加瓜蒌根、石膏，方药变为清里热、上热为主。如张路玉指出："小柴胡汤本是阴阳二停之方，可随证之进退，加桂枝、干姜则进而从阳，若加瓜蒌、石膏，则进而从阴。"柴胡桂枝干姜汤方证由小柴胡汤方证发展而来，因津液伤重，从小柴胡汤方证"阴证机转"而来，这正说明，人们先认识到"半表半里"的"阳证"，后认识到"半表半里"的"阴证"。可知小柴胡汤从阴，适用于治疗半表半里阳证，从阳则适用于治疗半表半里阴证。也可知，阴证机转是指病位在半表半里由阳证转为阴证。伤寒五六日，虽已发汗，病不解则常转入少阳柴胡汤证，医者若不详查，又误用下法，会使邪热内陷，虽胸胁满未去，但呈现微结。汗、下、邪热皆伤津液，津液不下，所以小便不利；津液虚少、热伤津致燥，所以渴而不呕。气冲于上，所以但头汗出。往来寒热，说明邪还在半表半里。心烦，表明上有热。此即由半表半里阳证转为半表半里阴证，呈现上热下寒的柴胡桂枝干姜汤的方证。小柴胡汤用于阳证，而柴胡桂枝干姜汤用于阴证。

（1）论病机：主张胆热脾寒

《伤寒论》中少阳为半表半里，是表里传变的枢机，少阳为枢，不仅是表证传里的枢机，也是三阳病传入三阴的枢机。所以少阳病多有兼见证，如少阳兼表证的柴胡桂枝汤证、少阳兼里实的大柴胡汤证、柴胡加芒硝汤证。而柴胡桂枝干姜汤证正是与大柴胡汤证相对的，是少阳兼里虚寒之证。如此，则兼表兼里，里实里虚俱备，少阳为枢之意义才完整。

"用本方和解少阳兼治脾寒，与大柴胡汤和解少阳兼治胃实相互发明，可见少阳为病影响脾胃时，需分寒热虚实不同而治之。"按胆热脾寒对本方主要证候进行解释，则顺理成章。胸胁满微结、但头汗出、口渴、往来寒热、心烦诸证，均为病在少阳，少阳枢机不利，胆热郁于上所致；小便不利的原因，一是少阳枢机不利，影响气化，二是脾阳不足，津液转输不及；而不呕则是少阳之邪转入太阴，未影响胃腑之故。仲景虽未明言大便情况，但便溏在所难免，之所以未提及，是因为病变虽涉及太阴，未必影响大便，所以说有"阴证机转"。此与太阳病提纲证未言"发热"意义相同。

（2）抓主症：重视口苦便溏

本方治"胆热脾寒、气化不利、津液不滋所致腹胀、大便溏泻、小便不利、口渴、心烦、或胁痛控背、手指发麻、脉弦而缓、舌淡苔白等症"。刘渡舟老应用本方，以口苦便溏为主症。既然是少阳兼太阴之证，当然应该有一个少阳主症，作为病在少阳的证据，又有一个太阴主症，作为病在太阴的证据，方能放心使用本方。

病在少阳，以口苦为准，这也是他临床应用柴胡类方的主要依据。火之味苦，然他经之火甚少口苦，唯肝胆之火，则多见口苦，故口苦反映少阳的邪热有现实意义。所以张仲景把口苦作为《伤寒论》少阳病提纲证的第一症。

便溏之症，是判断太阴病的主要依据。《伤寒论》太阴病篇提纲："太阴之为病，腹满而吐，食不下，自利益甚，时腹自痛，若下之，必胸下结硬。"突出了下利为重。阳明主阖，其大便秘结为实证，太阴主开，其大便作泻而为虚证。在临床上，不论什么病，及其时间多久，凡见到腹胀满而又下利益甚者，应首先考虑太阴虚寒为病，则庶几近之。刘老对于便溏之症，理解得极其灵活，或为腹泻如水、或为溏泻，甚至大便不成形者，也作便溏而使用本方。

6. 属厥阴类（胡希恕）

"阴证机转"，胡希恕老一语道破了其关键，即少阳寒化证。胡老在所著《伤寒约言录》中把柴胡桂枝干姜汤放在少阳病篇讲解。

当讲解柴胡桂枝干姜汤方证时明确指出：伤寒五六日，为表病常传少阳之期，因已发汗而复下之，使津液大伤，使半表半里的阳证变为半表半里的阴证。可知小柴胡汤从阴是适应治疗半表半里阳证，从阳则适应治疗半表半里阴证。也可知，阴证机转是指病位在半表半里由阳证转为阴证。

伤寒五六日，虽已发汗，病不解则常转入少阳柴胡汤证，医者若不详察，而又误用下法，因使邪热内陷，虽胸胁满未去，但呈现微结。汗、下、邪热皆伤津液，津液不下，故小便不利；津液虚少、热伤津致燥，故渴而不呕。气冲于上，故但头汗出。往来寒热，为邪还在半表半里。心烦，为上有热。这里的微结，是针对大陷胸汤证说的，即是说此结轻微，与大陷胸汤证结如石硬为阳明证者明显不同。

胡老对本证的认识的改变：20世纪60年代为与结胸的区别，70年代改为本证，少阳为半表半里，80年代属厥阴病，"微结"本条即第147条与第148条"阳微结"，当相同，即大便干燥。

六经来自八纲，即人体病位表、里、半表半里的病性分阴阳。表之阳为太阳经，表之阴为少阴经；里之阳为阳明经，里之阴为太阴经；半表半里之阳为少阳经，半表半里之阴为厥阴经。

此即由半表半里阳证转为半表半里阴证，呈上热下寒的柴胡桂枝干姜汤的方证。小柴胡汤用于阳证，而柴胡桂枝干姜汤用于阴证。

胡希恕按：本证有柴胡证，故以小柴胡汤为底方；因胃不虚，故不用人参、大枣；因不呕，故不用半夏、生姜；口渴，故用瓜蒌根、牡蛎，二药相配有润下通便作用。瓜蒌根即天花粉，临床祛痰宽胸用全瓜蒌，祛热解渴则用瓜蒌根。桂枝甘草汤合干姜解未尽之表邪，降上冲之逆气。

本方临床应用注意两点：其一，大便微结者，可用本方，大便正常服本方可致微溏；其二，本方用于治疗无名低热，如肝炎发热，可解之。

那么用厥阴病提纲来衡量该方，是不是相符的呢？

厥阴病的提纲为：消渴，气上撞心，心中疼热，饥而不欲食，食则吐蛔，下之利不止。其主要病机特点是：半表半里虚寒，上热下寒，冲逆明显。柴胡桂枝干姜汤的适应证已如上述，治疟多寒，微有热，或但寒不热、往来寒热、心烦等，更值得注意的是该方有桂枝可降冲逆，有天花粉、生牡蛎可滋津、敛津止消渴，干姜温下寒、黄芩清上热，是治疗厥阴病典型的方药，而临床用其治疗厥阴病常能取效。

7. 本方证非少阳病兼水饮

柴胡桂枝干姜汤证为少阳病兼水饮的依据是本证的小便不利，如唐容川云"小便不利，水结则津不升，故渴，此为五苓散证同一意也"。裴永清教授认为，但观《伤寒论》《金匮要略》，凡水饮内停之小便不利皆用茯苓，如五苓散、猪苓汤、真武汤等。再如小青龙汤方加减中，小便不利加茯苓，四逆散方后注小便不利加茯苓，小柴胡汤"心下悸，小便不利，去黄芩，加茯苓四两等"。本方中无茯苓，足以说明本证小便不利非水饮内停。

张仲景治水饮内停之小便不利，从不用黄芩，小柴胡汤加减中去黄芩加茯苓，所有治水饮、水气、治湿诸方中均无黄芩，这是其经验规律。张仲景治水饮内停之口渴，不治渴而治饮，饮去则渴自止，热伤津之渴，则以瓜蒌根治之，据此也是一佐证。

本证渴而不呕，排在小便不利之后，不呕不是病，是有针对性，《金匮要略》云"先渴而后呕，为水停心下，此属饮家"。五苓散证"渴欲饮水，水入即吐，名曰水逆"，显而易见，"渴而呕"即是有水饮。

句尾"此为未解也"是针对"伤寒"而言，虽经发汗，仍未全解，遵小柴胡汤加减中"外有微热，去人参、加桂枝，微汗愈"。本方证当为外有表邪未尽，所以位在太阳少阳合病的柴胡桂枝汤之后，又在太阳与阳明阳微结证之前，体现了太阳少阳病"实则阳明，虚则太阴"的机转。

综上所述，对本方的认识，可谓仁者见仁，智者见智，莫衷一是，临床应用，似乎无所适从。尽管历代医家对柴胡桂枝干姜汤证病机的认识有不同见解，但对该方能治疗邪陷少阳、气机不畅之证，则无任何异议。从药物组成来看，本证属于半表半里的寒热错杂证，从病位讲属于上寒下热证无疑。

胡希恕老注重的是理论层面的研究，燕京刘氏一派，更注重通俗易懂及临床实用。

8. 体会

以方测证也好，临床验证也罢，临床应用才会有体会，反复应用，自然会有一点心得，现将自己的一点体会汇报如下：

以方测证，该方之义，主要以柴胡、黄芩清利肝胆，和解少阳，祛除半表半里之热邪；以干姜、炙甘草温补脾阳，桂枝辛温走表，温通经脉；黄芩苦寒入里，两者相合有交通寒热阴阳的作用。故临床应用之时，便溏重者，重用干姜温补中土，而减轻苦寒黄芩用量，防其伤脾碍胃；口苦重者，加重黄芩用量以清胆热，而减少辛温干姜用量，防助阳升火。瓜蒌根、牡蛎清热生津、软坚散结，口渴而饮甚者，加大瓜蒌根用量，反之则减少。若不能掌握药量调整之法，则徒用无益而反受其害，不可不慎。所以说本方用于少阳胆热兼有太阴脾虚寒证，精准用药，疗效显著。

临床验证：依据前贤教诲，经过反复临床揣摩与不断验证，我体会到，只要临床上出现口干口苦等胆热症状，下有怕吃凉食、食后易腹泻或胃脘痛等脾虚寒症状，无论便秘或泄泻，均可大胆应用，效果显著。现将部分临诊医案记录如下：

医案一

孙某，男，47 岁，就诊日期为 2016 年 3 月 29 日。

主诉：少寐 3 年。

现病史：少寐 3 年，近日加重。当下症状为少寐，入睡尚可，但醒后难以再入睡，心烦，口干渴，口苦，双侧胁下隐痛，右侧更为明显，从肋下缘似有冷水珠下流，宽度约 10 厘米，大便偏干，食欲不佳。舌红，苔薄白，脉弦细。

中医诊断：少寐（胆热肝寒脾虚）。

治法：温肝清胆，和解少阳。

处方：柴胡桂枝干姜汤加味。

用药：

柴胡 15g	龙骨先煎25g	牡蛎先煎25g	磁石先煎25g
吴茱萸 10g	当归 10g	肉苁蓉 20g	干姜 15g
桂枝 15g	天花粉 10g	清半夏 12g	党参 15g
炙甘草 7g	生姜 10g	大枣 15g	

7剂，水煎至400mL，每日1剂，分2次服用。

二诊：2016年4月9日。诸症缓解，继续采用原法原方。7剂，每日1剂。

医案二

史某，女，34岁，就诊日期为2016年5月24日。

主诉：眩晕1年。

现病史：头昏头沉1年，起身时症状明显。当下症状为头昏头沉，起身时尤为明显，口干口苦，喜欢喝温饮，平素容易腹泻，时而又便秘，月经周期3周，经量、颜色、质地尚可，舌红，苔白厚，脉弦细。

中医诊断：眩晕证（胆热脾虚）。

治法：清胆温中，潜镇安神。

处方：柴胡桂枝干姜汤加减。

用药：

柴胡 15g	肉桂 6g	干姜 12g	牡蛎_{先煎}30g
黄芩 12g	天花粉 15g	天麻 15g	白芍 15g
白术 15g	黄芪 20g	远志 15g	酸枣仁 30g
炙甘草 10g			

7剂，水煎至400mL，每日1剂，分2次服用。

二诊：2016年6月3日。眩晕较前明显好转，但仍口苦，有一次腹泻，少寐多梦，舌红，苔薄白，脉弦细。中药在上方基础上去掉干姜，加党参12g、山药30g以益气健脾，加龙骨（先煎）30g重镇安神。7剂，每日1剂。

医案三

徐某，女，78岁，就诊日期为2016年3月25日。

主诉：右胁隐痛5年。

现病史：患者有乙肝病史数十年，右胁痛5年。当下症状为右胁隐痛，口苦咽干，脘腹冷痛，不敢吃凉食，易腹泻，少寐，食欲不佳，气短乏力。舌红，苔白黄腻，脉弦细。

中医诊断：少阳寒化证（胆热脾寒证）。

治法：清利肝胆，温中散寒。

处方：柴胡桂枝干姜汤加减。

用药：

柴胡 15g	桂枝 12g	干姜 15g	牡蛎_{先煎}25g
黄芩 12g	天花粉 12g	茵陈 10g	栀子 10g

山药 30g　　　虎杖 15g　　　　郁金 10g　　　　　延胡索 20g

炙甘草 10g　　大枣 15g

7 剂，水煎至 400mL，每日 1 剂，分 2 次服用。

二诊：2016 年 4 月 10 日。诸症改善，继续采用原法原方。7 剂，每日 1 剂。

通过反复应用本方，对药物加减体会如下：

六经药物配伍：通过上述病例，可发现证候为上有少阳郁热，即口苦咽干，下有脾虚寒证候，如纳差、怕吃凉东西、舌边齿痕等。加用附子，适合下焦虚寒，应用范围会更加广泛。桂枝入太阳经、瓜蒌根入阳明经、柴胡配合黄芩入少阳经、干姜和甘草入太阴经、牡蛎入厥阴经，若加附子，则入少阴经，可谓六经药物齐全，适应证会更广泛。

便溏与便干的处理：便溏与便干并非决定应用此方的关键，完全可以通过调整个别药物用量，或配合其他药物加减来解决。病例中既有便溏者，也有便干者，足以证明这一点。

桂枝的应用：本方证是太阳余邪未罢，而入少阳，所以应用桂枝。有人认为在内科杂症中，若无太阳之邪，便去掉桂枝。但分析前面药物时已经指出，桂枝配黄芩可交合寒热阴阳，使用并无妨碍。

水饮相关：有无合并水饮，目前为止，未有相关病例验证，无法提供经验参考。

十二、论《伤寒论》寒热并用、攻补兼施的组方要义及临床应用

东汉张仲景勤求古训，博采众方，创立了六经辨证论治体系，开创了中医辨证论治的先河。其《伤寒论》记载 113 方，用药 83 味，组方严谨，配伍精当，主次分明，用法巧妙，被后世称为"方书之祖"。

仲景在整体观和阴阳学说的指导下，运用性能相反的药物组成方剂，如寒热并用、攻补兼施、升降结合、敛散并投、刚柔相济、动静相伍等，其中寒热并用、攻补兼施方剂有 22 首，所占比重可见一斑。现对《伤寒论》中部分寒热并用、攻补兼施方证部分条文进行分析归纳，以探究其精微之处。

1.《伤寒论》寒热并用攻补兼施的应用

（1）里实热表虚寒

如《伤寒论》第155条"心下痞而复恶寒汗出者，附子泻心汤主之"。本证为邪热阻于心下、气机壅滞所致，其性属热，又兼卫阳虚弱。仲景取大黄、黄连、黄芩苦寒清其里热，佐以辛热之附子扶阳固表，寒热并用，攻补兼施，表里同治，共治热痞兼阳虚之证。

（2）上实热下虚寒

如《伤寒论》第80条"伤寒，医以丸药大下之，身热不去，微烦者，栀子干姜汤主之"。本证乃伤寒误下，中阳受损，热邪壅聚于胸。仲景取擅清胸膈之热的栀子清热除烦，干姜温中焦之虚寒，清中有温，寒热并用。用栀子而非黄芩、黄连，是为避免后者苦寒直折脾阳；选干姜而非附子，是因为干姜守而不走，擅补中土。

如《伤寒论》第173条"伤寒胸中热，胃中有邪气，腹中痛，欲呕吐者，黄连汤主之"。此乃胃热肠寒之证，属上热下寒、虚实夹杂证。黄连苦寒，清胃热；桂枝、干姜、半夏温中；人参、甘草、大枣甘温益胃和中，寒热并用，攻补兼施，辛开苦降，清上温中。

如《伤寒论》第338条"伤寒脉微而厥，至七八日，肤冷，其人躁无暂安时者，此为脏厥，非蛔厥也。蛔厥者，其人当吐蛔，今病者静，而复时烦者，此为脏寒，蛔上入其膈，故烦，须臾复止，得食而呕，又烦者，蛔闻食臭出，其人常自吐蛔，蛔厥者，乌梅丸主之，又主久利"。本证上焦有热，下焦虚寒。本方重用乌梅、苦酒之酸，为安蛔止痛之要药；附子、桂枝、细辛、干姜、川椒温中散寒，辛开气机；黄连、黄柏清热；人参、当归、米粉、白蜜益气养血，润燥生津，寒温并用，攻补兼施，辛开苦降，调和阴阳。

如《伤寒论》第357条"伤寒六七日，大下后，寸脉沉而迟，手足厥逆，下部脉不至，喉咽不利，唾脓血，泄利不止者，为难治，麻黄升麻汤主之"。此为上焦热郁、中焦虚寒之寒热错杂证。该方用药特点是药味多而药量轻，重用麻黄、升麻，突出了以宣发为主的特点。石膏、知母、黄芩泻火解毒，清肺热；桂枝、干姜温运脾阳，祛除下寒；天冬、玉竹、当归、芍药润肺；白术、茯苓、炙甘草培补中气。

如《伤寒论》第359条"伤寒本自寒下，医复吐下之，寒格，更逆吐下；若食入口即吐，干姜黄芩黄连人参汤主之"。本证为胃热脾寒、寒热格拒。《长沙方歌括》解释为"芩连苦降借姜开，济以人参绝妙哉，四物平行各三两，诸凡拒格此方该"。

（3）中焦寒热虚实错杂

如《伤寒论》第149条"伤寒五六日，呕而发热者，柴胡汤证具，而以他药下之，柴胡证仍在者，复与柴胡汤……但满而不痛者，此为痞，柴胡不中与之，宜半夏泻心汤"。

如《伤寒论》第157条"胁下有水气，腹中雷鸣下利者，生姜泻心汤主之"，此为承接上条。水饮内停中焦下利重症，则治以生姜泻心汤，即半夏泻心汤减干姜用量，重用生姜辛散水饮之邪。

如《伤寒论》第158条"其人下利日数十行，谷不化，腹中雷鸣，心下痞硬而满，干呕心烦不得安……甘草泻心汤主之"，为多次误下而致中虚严重，客气上逆，痞、呕、利均较重，治以甘草泻心汤，即半夏泻心汤加重甘草用量。

以上三方，半夏泻心汤治寒热交结之痞，生姜泻心汤治疗水与热结之痞，即心下痞满夹水气之邪，重用生姜以散水气；甘草泻心汤治胃虚脾结之证，下后胃更虚，痞利俱甚，重用甘草以补中气。半夏泻心汤为三泻心之基础方，以干姜、半夏辛散脾寒，以黄芩、黄连苦寒泻胃热，使脾胃升降功能恢复则气结除，同时以甘味之参、枣、草调补中焦之气，寒温并用而治寒热错杂之痞。

（4）少阳热郁，夹虚夹寒

《伤寒论》第96条云："伤寒五六日中风，往来寒热，胸胁苦满，默默不欲饮食，心烦喜呕……小柴胡汤主之。"太阳表邪传入少阳，少阳居半表半里，枢机不利，正邪分争，故发热与恶寒交替出现，为寒热往来，用小柴胡汤和解少阳。方用柴胡解少阳之表邪，黄芩清少阳之里热，二药配合，清泄少阳之郁火。生姜、半夏辛温之品能开能降，疏通气郁，和胃降逆，人参、甘草、大枣扶正祛邪，使邪散不得复转入里。全方寒热并用，升降协调，攻补兼施，起到疏利三焦，调达上下，通里达外，和畅气机，和解表里的作用。

《伤寒论》第147条云："伤寒五六日，已发汗而复下之，胸胁满微结，小便不利，渴而不呕，但头汗出，往来寒热，心烦者，此为未解也。柴胡桂枝干姜汤主之。"少阳枢机不利，三焦决渎失职，水饮停留。和解少阳的同时，还要温化水饮，故以小柴胡汤和解少阳，桂枝、干姜温化水饮，寒温并用，各收其功。上述二方中黄芩配伍半夏，一寒一温，辛开苦降，清化湿热，散结消痞。

2.《伤寒论》寒热并用攻补兼施方证特点

（1）注重调护中气

上述方用多为伤寒误汗吐下之法，损伤脾胃。应强调胃气强弱对六经病发生发展预后的主导作用，注意调补脾胃，人参、甘草、大枣为用药首选。从配伍运用看，人参、甘草、大枣并用甘缓补中，扶正祛邪，健脾和胃，补中益气，随证治之，灵活多变。在复杂病证中，用药寒则伤胃阳，热则伤胃津，攻则伤胃气，补则恐胃滞，寒热并用、攻补兼施应用，最终目的在于保护胃气，胃气的盈亏存亡与疾病的发生、发展、预后密切相关，正如《内经》所云"五脏六腑皆禀气于胃"，体现出人以胃气为本的重要学术思想。

（2）善扶阳益阴

谈补益、祛邪气，仲景主张扶阳气存阴液，十分重视阳气的盛衰和胃液的消长，灵活配伍组方，可达到邪去正安的目的。温阳擅用桂枝、干姜、附子，益阴多用白芍、当归，清热多用黄芩、黄连。其作为寒热配伍药对多次在组方中出现，调和阴阳，使之"阴平阳秘"。

（3）以"和"为贵

仲景寒热并用、攻补兼施，突出体现"和"的学术思想。"和"之本义是中和、调和，当属使用非单一的药物，纠正偏颇，调理失衡，从而使机体恢复健康，这符合中医学的调整阴阳、恢复平衡的治疗原则。《中庸》认为"和，天下之大道"。"和法"体现了这种哲学思想，立法的原则也是立足于机体失调、失衡，强调运用药物中和、调和所偏的阴阳状态，使亏损的或受邪的双方得以纠正偏颇。表里同病、寒热夹杂、虚实并见之证需要用和法治疗。表里双解的治疗药物或在性质上寒热并用，或在功能上攻补兼施，故和法治疗特点体现在寒热并用、攻补兼施。

（4）突显"治未病"思想

攻补兼施方剂中，有些方中伍入补益药物，在于"寓防于治"，如乌梅丸中加入人参、当归，并非单纯因为虚，而是恐厥后气血不免扰乱，故先安其气血；甘草、大枣多有固护中土、先安未受邪之地的作用。小柴胡汤证为少阳邪正相争、枢机不利所设，无明显正虚之象，用人参、炙甘草、大枣甘温益气和中，在于扶正祛邪，以补药之性转为攻邪之用。

3.读经典，临床应用心得

笔者通过精读经典，细心揣摩，将仲景寒热并用、攻补兼施之法，反复应用于临床，常获得很好疗效，现举例眩晕之治疗以示说明，略陈管见。

医案一

关某，男，55 岁，2015 年 3 月 5 日就诊。

主诉：头晕头沉发作 3 个月，近日加重。

现病史：患者于 3 个月前无明显诱因始发头晕头沉，走路不稳，曾在我院做头颅 CT 及 MRI 检查，未见明显异常，诊断为后循环缺血，口服天麻钩藤饮加减治疗一周效果不佳，随后改为半夏白术天麻汤加减治疗，症状稍缓解。

刻下症：头晕头沉，口干口苦，纳食尚可，夜寐欠安，大便时溏，黏滞难下，小便尚可，无视物旋转及耳鸣，无恶心呕吐等症状，舌暗红，苔白略厚，脉弦滑。

中医诊断：眩晕，西医诊断：后循环缺血。

证型：胆火内郁，脾有虚寒。

治法：清热利胆，温中化湿。

处方：柴胡桂枝干姜汤加减。

用药：

柴胡 15g	牡蛎 25g 先煎	黄芩 10g	桂枝 12g
干姜 12g	天花粉 15g	清半夏 15g	生龙骨 先煎 25g
党参 12g	甘草 7g		

7 剂，水煎至 400mL，每日 1 剂，分 2 次服用。

复诊时头晕明显减轻，苔略厚，加石菖蒲 15g、白术 10g 健脾化湿。

医案二

翟某，男，71 岁，于 2014 年 8 月 25 日前来就诊。

主诉：头晕目眩已有 1 周。

现病史：1 周前，患者突然出现头晕目眩、视物旋转、站立不稳的症状，同时伴有恶心欲吐。在住院期间，采用天麻钩藤饮加减治疗了 1 周，但效果欠佳。

刻下症：头晕目眩、视物旋转、站立不稳、恶心欲吐，右侧胸胁胀痛，自觉时有寒热交替之感，夜寐不安，口干口渴，食欲减退，二便正常。舌质红，苔黄，脉弦滑。

中医诊断：眩晕，西医诊断：后循环缺血。

证型：少阳郁热、内扰于心。

治法：和解少阳；清热安神。

处方：小柴胡汤加减。

用药：

柴胡 12g	黄芩 15g	姜半夏 12g	党参 15g
牡丹皮 12g	栀子 10g	夜交藤 12g	茯神 20g
甘草 10g	生姜 3 片	大枣 5 枚	

3 剂，水煎至 400mL，每日 1 剂，分 2 次服用。

复诊时，患者头晕目眩症状消失，但时有右胸胁胀满、口干的情况。舌红，苔薄白黄，脉弦。由于疗效显著，未更改药方，继续服用上方 7 剂，每日 1 剂。此后患者无不适主诉。

从以上病例来看，患者以头晕就诊，很容易让人联想到课本中的眩晕证候分型，尤其是专科医师。在临床上，存在两种情况：一种情况是患者上有口干口苦，下有大便溏泻，正如刘渡舟老在《伤寒契要》中所说："此方与大柴胡汤遥相呼应，彼治少阳兼阳明里实，此治少阳兼太阴脾寒，亦体现了少阳为病影响脾胃而有寒热虚实之不同，余在临床用此方治疗慢性肝炎腹胀、泄泻、带有太阴病阴寒机转，投之往往有效。"病机即胆热脾寒，我据此在临床反复应用，多能取得疗效。

另一种情况是，患者除头晕外，还有右侧胸胁胀痛、时寒时热、口干等症状。《伤寒论》云："伤寒中风，有柴胡证，但见一证便是，不必悉具。"所谓一证，当指少阳主症，如寒热往来、胸胁苦满、胸满胁痛者、胸胁满不去者等，均可用小柴胡汤治疗，这便是例证。这两种情况皆是寒热并存、虚实夹杂之证，遵循仲景寒热并用、攻补兼施之法进行调理，获得了良好的疗效。

体会：寒热是两种性质相对的病机，是机体阴阳偏盛偏衰的体现。当两者交织出现在一个病证中时，情况错综复杂，此时需要寒热并举。在治疗上采取寒热并用之"和"法，其一，是针对寒热错杂之病机，采取"和"法治疗，化解寒热，恢复阴阳平衡；其二，是遣药配伍的"和"法，借药物的寒热制约消除其寒热属性，或借药物的寒热相互制约而保持药物的功效，使其符合病情需要。

攻补是两种相反的治疗方法，攻者，祛其邪；补者，扶其正。当出现虚实夹杂的情况时，需要攻补兼施。疾病的发生，无不是邪正斗争的表现。病邪是客观条件，正虚是发病的根本因素。"正气存内，邪不可干""邪之所凑，其气必虚"，攻补兼施之法，正是基于邪正交争的状态而确立的。

临床上，疾病病程越长、病情越是复杂，往往寒热并存，虚实夹杂。寒之则伤阳，温之则伤阴，攻则伤正，补则留滞。仲景巧妙地运用寒热并用、攻补兼施之法，随证治之。仲景经方，谨守病机，选方用药，法度严谨，并非杂乱无章，而是建立在八纲辨证基础上。先辨表里之部位，察寒热虚实之轻重主次，选择不同药物，使其相反相成、相佐相成，分清主次。如邪正相持，正虚邪恋，则扶正却邪，取间者并行之意。

总之，通过学习《伤寒论》寒热并用、攻补兼施方证，从中审视仲景治疗寒热并存、虚实夹杂证之奥妙，探寻辨证及药物配伍、遣方用药之法则，心领"观其脉证，知犯何逆，随证治之"的精义。作为仲景承前启后的学术观点，在六经辨证中具体应用，对指导后学中医理论和临床实践均具有重要指导意义。

十三、仲景对"少火生气""壮火食气"的应用

《素问·阴阳应象大论》曰："味厚者为阴，薄为阴之阳；气厚者为阳，薄为阳之阴。味厚则泄，薄则通；气薄则发泄，厚则发热。壮火之气衰，少火之气壮；壮火食气，气食少火；壮火散气，少火生气。"文中首先提出"少火""壮火"的概念。

马莳在《黄帝内经素问注证发微》中指出："气味太厚者，火之壮也。用壮火之品，则吾之气不能当之而反衰矣，如乌、附之类，而吾之气不能胜之，故发热。气味之温者，火之少也。用少火之品，则吾人之气渐尔生旺，血亦壮矣，如参、归之类，而气血渐旺者是也。"马莳根据药食气味之厚薄来区分"少火"与"壮火"，认为药食气味纯阳的为"壮火"之品，久服或多服则耗气；药食气味温和的为"少火"之品，食之则"生气"。

张景岳在《类经》中论述道："火，天地之阳气也。天非此火，不能生物，人非此火，不能有生。故万物之生皆由阳气，但阳和之火则生物，亢烈之火反害物。故火太过，气反衰，火和平则气乃壮，壮火散气，故云食气，犹言火食此气也；此虽承气味而言，然造化之道，少则壮，壮则衰，自是如此，不特专言气味者。"张景岳把"少火"与"壮火"阐述得更为明确，认为"少火"为人体生理之火，"壮火"为人体病理之火。

李东垣提出"相火元气之贼也"，其"相火"指壮火。朱丹溪的"气有余便是火"是对《内经》气火关系理论的发挥。

对于《内经》中"壮火"与"少火"的含义，后世医家有所发挥。壮火

食气之"食"，与"蚀"通，作"侵蚀消耗"讲；气食少火之"食"，作"仰求食养"讲。一种解释认为壮火是药食性味厚烈之品的作用，如乌附之类，用之不当会产生火热之邪，损伤正气。少火则指性味温和者的作用，如参归之类，能使气血渐旺，也有学者认为这是本意；另一种解释认为少火为生理之火，指人的阳气温和、温煦作用，壮火为亢烈为害之火邪，也有学者认为这是后世对原意理解的扩大。但总而言之，凡对人体有益之火则为"少火"，反之则为"壮火"。

1. "少火生气"的应用

《伤寒论》第29条曰："伤寒，脉浮，自汗出，小便数，心烦，微恶寒，脚挛急。反与桂枝欲攻其表，此误也。得之便厥，咽中干，烦躁，吐逆者，作甘草干姜汤与之，以复其阳。"

本方证为伤寒误治、阳气受损所致，故用甘草干姜汤恢复阳气。本方由甘草、干姜两味药物组成，其中甘草用量为四两，干姜用量为二两，旨在温补阳气。为何培中补气之甘草用量两倍于温中补阳的干姜呢？

本方证中，伤寒，脉浮，自汗出，微恶寒，属太阳表虚证；而小便数，为里阳虚，不能敛津，心烦、脚挛急，是阴液不足。阴阳两虚之人感受外寒，当以扶阳解表为主，但还有阴液不足的一面。因此，若阳复太过，或用热药过量，会加重阴液的损失，故少用干姜，取"少火生气"之意。

关于白虎加人参汤证，张锡纯在《医学衷中参西录》中云："愚愿世之用白虎者，宜常存一加人参之想也。加人参与白虎汤中，必谓减石膏之凉力，石膏与人参并用，则其凉散之力与人参补益之和互相化合，能旋转于脏腑之间以搜剔深入之邪，使之尽净无遗，故白虎加人参汤清热之力远胜于白虎汤。"这也是少火理论在临床中的应用。

《金匮要略·血痹虚劳病脉证并治》曰："虚劳腰痛，少腹拘急，小便不利者，肾气丸主之。"

肾气丸药物组成：干地黄八两，山药、山茱萸各四两，泽泻、牡丹皮、茯苓各三两，桂枝、附子各一两。

本条论述肾阳不足的虚劳证治。腰为肾之外府，肾阳虚则肾府失于温养，络脉不畅则疼痛；肾气不足，膀胱气化不利，故少腹拘急，小便不利。八味肾气丸助阳之弱以化水，滋阴之虚以生气，使肾气振奋而诸症自愈。

肾气丸在《金匮要略》中出现多达五处，体现了"异病同治"的原则。虽疾病、症状各异，然病机皆为"肾（阳）气不足"。该方是"少火生气"的典型。正如《医宗金鉴》所曰："此肾气丸纳桂附于滋润中十倍之一，意不在补火，而在生微火，即生肾气也。故不曰温肾，而名肾气。"

2. "壮火散气"的预防

《金匮要略·中风历节病脉证并治》云："病例节不可屈伸，疼痛，乌头汤主之。"

麻黄、芍药、黄芪各三两，甘草三两（炙），川乌五枚（咬咀，以蜜二升，煎取一升，即出乌头）。

上五味，咬咀四味，以水三升，煮取一升，去滓，内蜜煎中，更煎之，服七合，不知尽服之。

本方主治寒湿痹阻关节。寒湿留于关节，经脉痹阻不通，气血运行不畅，故关节剧烈疼痛，不能屈伸。乌头为大辛大热之品，且用量为常规用量一枚的五倍，又配以辛温发散之麻黄。仲景为防止乌头、麻黄温燥过汗而伤阴，即"壮火食气"，用芪、芍、草、蜜牵制二物的燥烈之性，使邪气微汗而解。

3. 减少用量达到"少火生气，壮火散气"目的

《金匮要略·痉湿暍病脉证治》云："伤寒八九日，风湿相搏，身体疼烦，不能自转侧，不呕不渴，脉浮虚而涩者，桂枝附子汤主之。若其人大便硬，小便自利者，去桂枝加白术汤主之。"

本方证为风湿兼表阳虚的证治（前者风气偏盛，后者湿气偏盛）。

桂枝附子汤：桂枝四两（去皮），生姜三两（切），附子三枚，甘草二两（炙），大枣十二枚（擘）。

白术附子汤：白术二两，附子一枚半（炮去皮），甘草一两（炙），生姜一两半（切），大枣六枚。

仲景经常通过减少服用量来达到"少火生气"之意。如桂枝附子汤和白术附子汤，白术附子汤证较桂枝附子汤证湿邪为重。湿为阴邪，重浊黏滞难去，非大辛大热之品一除为快，且无表证。白术附子汤中附子、生姜、大枣、甘草的用量较桂枝附子汤减半，取"少火生气"之意，缓而图之。

而在预防"壮火食气"方面，根据体质强弱不同，服用量也有所不同。如大乌头煎，方后注中明确提出"强人服七合""弱人服五合"等。

通过仲景对"少火生气""壮火食气"的具体运用，可见仲景对顾护阳气、扶助阳气的重视。在选药、配伍、用法、用量等方面达到"少火生气"和预防"壮火食气"的目的。学习经典的意义就在于指导临床，提高临床疗效，因此，我们不仅要重视经典的学习，更应该重视其临床的应用。

十四、仲景反治法的应用

《素问·至真要大论》曰："甚者从之。"概括了反治法的定义，并具体指出："热因热用，寒因寒用，塞因塞用，通因通用。"张仲景最早将其应用于临床，为后世树立了典范。

1. 热因热用

《伤寒论》第 82 条曰："太阳病发汗，汗出不解，其人仍发热，心下悸，头眩，身𣋠动，振振欲擗地者，真武汤主之。"

茯苓、芍药、生姜各三两，白术二两，附子一枚。

本证为阳虚水泛证治。本方温阳利水，虽有发热之症，但仍用附子、生姜辛热之品治疗。此之发热，是少阴阳气为邪气所伤、虚阳外越而致，仲景从其假热，辅以化气利水，发热自除。

《伤寒论》第 317 条曰："少阴病，下利清谷，里寒外热，手足厥逆，脉微欲绝，身反不恶寒，其人面赤色，或腹痛，或干呕，或咽痛，或利止，脉不出者，通脉四逆汤主之。"

甘草二两，附子大者一枚，干姜三两。

本方证的身热面赤，也是虚阳外越的表现，实际病证是阴盛，即阴盛格阳，所以用附子、干姜热药以温阳，不能被面色红赤所蒙蔽。

2. 寒因寒用

疾病本质属热，但阳盛于里，逼阴于外，反表现为寒象。《伤寒论》第 350 条曰："伤寒，脉滑而厥者，里有热，白虎汤主之。"仲景以四逆汤治寒厥有多条，而用寒药治疗热厥只此一条。里有热，脉滑属实，热邪伏于里，阳盛格阴，热深厥亦深，故手足逆冷，属于假象，用白虎汤寒因寒用，清泄里热。

3. 塞因塞用

《伤寒论》第 163 条曰："太阳病，外证未除，而数下之，遂协热而利，利下不止，心下痞硬，表里不解者，桂枝人参汤主之。"虽心下痞硬，即滞而不通，但仍然用人参、白术、甘草去益气健脾，即塞因塞用治疗脾虚之心下痞硬，是补其虚也。

4. 通因通用

《伤寒论》第 321 条云："少阴病，自利清水，色纯清，心下必痛，口干燥者，急下之，宜大承气汤。"本条自利清水，色纯清，很像虚寒下利，实为中医所述的热结旁流。邪热与燥屎互结于肠中，可泻出的却是清水，此时选择大承气汤急下存阴，逆其假寒，投以通剂，即所谓的通因通用。

由上可见，仲景对反治法的运用非常灵活。发掘整理仲景的治法，探析其反治法的运用，对提高现代中医治疗的效果具有较高的学术价值。

十五、仲景上热下寒证方证

仲景《伤寒论》中涉及上热下寒证方证有：黄连汤证、乌梅丸证、麻黄升麻汤证、干姜黄芩黄连人参汤证、栀子干姜汤证，这五方证既有区别又有联系。

1. 黄连汤证

《伤寒论》第 173 条云："伤寒胸中有热，胃中有邪气，腹中痛，欲呕吐者，黄连汤主之。"该证属于上热下寒、腹痛欲吐的证治。所谓"胸中有热"即指邪热偏上，"胃中有邪气"即指腹中有寒气，部位偏下。治以清上温下、益气和中为主。方中黄连苦寒，清在上之热；干姜辛热，温在下之寒；桂枝辛温，既可散寒，又能交通上下之阳气；人参、大枣、炙甘草益气和中；半夏降逆止呕。

2. 乌梅丸证

《伤寒论》第 338 条云："伤寒脉微而厥，至七八日肤冷，其人躁无暂安时者，此为脏厥，非蛔厥也。蛔厥者，其人当吐蛔。今病者静，而复时烦者，此为脏寒，蛔上入其膈，故烦，须臾复止，得食而呕，又烦者，蛔闻食臭出，其人常自吐蛔。蛔厥者，乌梅丸主之。又主久利。

此证型属胃热肠寒蛔厥证。因体内素有蛔虫，在未受扰动时处于安静状态，所以患者表现为静而复时烦。

当蛔虫扰动，阴阳之气不相顺接，就会出现手足厥冷的症状。胃热致使胃失和降，胃气上逆，故而得食即呕。蛔虫在进食后会受到刺激而扰动，所以又会出现烦躁。

蛔虫喜热恶寒，在人体肠寒胃热的环境下，蛔虫会从肠道上窜入胃，进而导致呕吐蛔虫；肠寒会使肠道传导功能失常，所以会出现久利之症。

治疗原则以清胃温肠、安蛔为主。方中黄连、黄柏苦寒，可清热；干姜、附子、细辛、桂枝、蜀椒辛热，能温阳散寒；人参、当归可补气养血；乌梅则起到安蛔的作用。

3. 麻黄升麻汤证

《伤寒论》第 357 条记载："伤寒六七日，大下后，寸脉沉而迟，手足厥逆，下部脉不止，咽喉不利，唾脓血，泻利不止者，为难治。麻黄升麻汤主之。"

该证型属肺热脾寒证，同时伴有正虚（脾气虚）阳郁证。阳气陷于里，郁滞不能伸展，所以寸口脉沉迟；阳气郁滞不能通达四肢末端，故而手足逆冷。

由于肺热，导致脉络受损，所以会出现唾脓血的症状；因脾寒，脾气下陷，升清功能失常，所以泄泻下利不止。

治疗应以清肺温脾、扶下养阴、发越郁阳为主。方中选用麻黄、升麻、桂枝辛散，以发越郁阳；选用石膏、知母、黄芩清解肺热；干姜温脾寒；茯苓、甘草、白术补脾益气；天冬、玉竹、芍药、当归养阴生津。

4. 干姜黄芩黄连人参汤证

《伤寒论》第 359 条记载："伤寒本自寒下，医复吐下之，寒格更逆吐下，若食入口即吐，干姜黄芩黄连人参汤主之。"该证型属于胃热脾寒证。因为胃热，胃失和降，胃气上逆，所以食物入口即吐；因脾寒，脾气下陷，所以会出现下利。

治疗原则为清胃温脾。方中黄连、黄芩苦寒，清胃热；干姜温脾散寒；人参补益脾胃，中气健旺则清热祛寒之药能更好地发挥疗效。

5. 栀子干姜汤证

《伤寒论》第 80 条记载："伤寒，医以丸药大下之，身热不去，微烦者，栀子干姜汤主之。"伤寒病应当通过发汗来解表，如果有可下之证，也应当衡量病情轻重而后下，且不能用丸药峻下。

否则，不仅身热不退，热邪扰心还会导致心烦，同时还会出现下利腹满、脘腹冷痛等症状，虽然《伤寒论》没有明确提出，但这是仲景省笔之法。从配伍干姜来看，便可知其中有寒证。此证治疗应以清膈热、温中寒为原则。

栀子干姜汤由苦寒的栀子与辛热的干姜相配伍，寒热并用，属于"辛开苦降"之法，用于治疗寒热并存之证。主症为心烦、发热、失眠、便溏、腹痛、肠鸣、下利。临床上，对于身热心烦、下利腹痛，证属上焦有热、中焦有寒者，即可应用。方中用栀子入心凉膈以除烦热，用干姜暖胃，温散腹满，二者一寒一热，既不相互违背，又相互协同，共同治疗上热中寒之证。

综观上述五方证，辨证均为上热下寒证，存在以下规律：黄连汤、干姜黄芩黄连人参汤、栀子干姜汤所治的上热下寒，寒热界限较为明显；麻黄升麻汤与乌梅丸所治的寒热错杂，则难以区分上下。

麻黄升麻汤治疗正虚阳郁、虚实寒热混杂导致的手足厥冷、咽喉不利、泄利不止等，其功效侧重于清上温下，兼以发散；乌梅丸治疗脏寒蛔厥、阴阳寒热错杂的肢厥腹痛及久利，功效侧重于滋阴清热、温阳通降，兼以收敛；黄连汤主治伤寒邪气传里、上下格拒、上焦胸中有热、中焦肠腑有寒的腹痛、欲吐等症，其功效侧重于清上温中，兼以调和；干姜黄芩黄连人参汤主治因失治误治、邪热内陷、寒热格拒、脾胃气机失常导致的呕吐或食入即吐、下利等症，其功效侧重于苦寒降泄，辛温通阳，兼以下降；甘草泻心汤所治之证的病机为邪热未除又用下法，导致水谷不化而下利不止。

五方均用苦寒类药物清上热，用辛温的干姜温下寒；乌梅丸证的上热证表现为胃热，所以三方共用黄连清胃热；麻黄升麻汤证上热表现为肺热，故用石膏、知母、黄芩清解肺热；五方均有下寒证，但病位不同。黄连汤证、干姜黄芩黄连人参汤证、麻黄升麻汤证、栀子干姜汤证的下寒证均为脾寒，多用干姜、桂枝温补脾阳；乌梅丸证为肠寒，除用干姜、桂枝外，另加附子、细辛、蜀椒温肠散寒；麻黄升麻汤以茯苓、白术为主健脾益气；黄连汤证、干姜黄芩黄连人参汤证、麻黄升麻汤证的下寒证均为脾寒证，但黄连汤仅用黄连清胃热，以干姜一味温脾散寒，人参补益脾胃，所以该方重在清胃热、温脾散寒、补益脾胃的功效相对较弱，适用于上热证重、下寒证轻者；蛔虫得酸则静，所以乌梅丸中选用微酸的乌梅安蛔止痛；麻黄升麻汤证中阳郁证较重，所以方中用味辛的麻黄、升麻、桂枝以发越郁阳。栀子干姜汤以栀子清上焦热，以干姜温脾散寒，寒热药力相当。

以上五者主治疾病的病机虽皆为寒热错杂，但病因、病位、证候各异，各方功效亦各有所侧重，临证应用时，应当详细审辨病机，鉴别差异。

十六、仲景治疗眩晕病方证浅析

眩晕是临床常见病，主要表现为头晕、头沉。《伤寒论》及《金匮要略》条文中，多次以"眩"来表示眩晕。《伤寒论》中出现"眩"的条文共9处，其中有方剂的条文2条；《金匮要略》中含"眩"的条文有14条，其中有方的条文是10条。为探索仲景治疗眩晕的规律，浅析如下：

1. 茯苓桂枝白术甘草汤证

《伤寒论》第 67 条记载:"伤寒若吐若下后,心下逆满,气上冲胸,起则头眩,脉沉紧,发汗则动经,身为振振摇者,茯苓桂枝白术甘草汤主之。"

茯苓四两,桂枝三两(去皮),白术、甘草(炙)各二两。

以上四味,以水六升,煮取三升,去滓,分温三服。

《金匮要略·痰饮咳嗽病脉证并治》中也有记载:"心下有痰饮,胸胁支满,目眩,苓桂术甘汤主之。"

药物组成稍有差异,茯苓四两,桂枝三两,白术三两,甘草(炙)二两。

上四味,以水六升,煮取二升,分温三服,小便当利。

本方适用于脾胃受损,水饮内生,饮停心下,阳气不能升清于上,清窍反而被上冲之水气所蒙蔽而出现眩晕的情况。本方具有健脾利水、温阳蠲饮的功效。方中茯苓淡渗利水,化饮降逆,是治饮的要药;桂枝辛温通阳,振奋阳气以消阴邪,两药合用,温阳化饮;白术健脾燥湿,甘草和中益气,两药相伍,补土制水,是"温药和之"的具体应用。

2. 泽泻汤证

《金匮要略·痰饮咳嗽病脉证并治第十二》记载:"心下有支饮,其人苦冒眩,泽泻汤主之。"

泽泻一两,白术二两。

以上二味,以水二升,煮取一升,分温再服。

本条论述支饮上犯,蒙蔽清阳导致冒眩的证治。水饮停滞于中焦,升降受阻,浊阴不能下行,清阳不能上达,从而出现头晕目眩。病机为脾虚饮犯、蒙蔽清阳。泽泻汤具有健脾化饮、降逆止眩的功效,其中泽泻利水消饮,导浊阴下行;白术健脾制水,培土以绝生饮之源,使水气下行,浊阴不再上扰清阳,则冒眩自然停止。

3. 真武汤证

《伤寒论》第 82 条云:"太阳病发汗,汗出不解,其人仍发热,心下悸,头眩,身瞤动,振振欲擗地者,真武汤主之。"

茯苓、芍药、生姜(切)各三两,白术二两,附子一枚半(炮去皮破八片)。

以上五味,以水八升,煮取三升,去滓,温服七合,日三服。

本条适用于肾阳虚弱、水气上泛所致的眩晕。少阴阳虚,阴寒内盛,格虚阳于外。肾阳一虚,不能制水,清阳不升,清窍反被上逆水气所蒙,所以出现头眩。真武汤具有温阳利水的功效，附子振奋阳气，肾阳恢复，下焦气化启动，蒸腾水邪，使水有所主；白术苦温燥湿，健脾制水，使水有所制；茯苓淡渗利水，佐白术健脾，脾机运转，水湿下渗；生姜宣散水气，助附子布阳；芍药活血脉，利小便，并兼制姜、附的燥烈之性。

4. 小半夏加茯苓汤证

《金匮要略·痰饮咳嗽病脉证并治第十二》记载："卒呕吐，心下痞，膈间有水，眩悸者，小半夏加茯苓汤主之。"

半夏一升，生姜半斤，茯苓三两。

以上三味，以水七升，煮取一升五合，分温再服。

本条论述饮邪致呕兼眩悸的证治，水饮内停，饮阻气滞，水饮上犯，清阳不升，则头晕目眩。该方以小半夏汤温寒散饮消痞、和胃降逆止呕，加茯苓健脾益气，渗利水湿，导水下行，降浊升清。本证与小半夏汤证相比，发病突然，病势急，呕吐剧烈，并伴有痞、眩、悸等症状，蠲饮降逆之功胜于小半夏汤。

5. 五苓散证

《金匮要略·痰饮咳嗽病脉证并治第十二》记载："假令瘦人脐下有悸，吐涎沫而癫眩，此水也，五苓散主之。"

泽泻一两一分，猪苓三分（去皮），茯苓三分，白术三分，桂枝二分（去皮）。

上五味为末，白饮服方寸匕，日三服，多饮暖水，汗出愈。

本法适用于水蓄下焦、气化不行、水饮上逆所致的眩晕。治疗应以温化下焦、通利水道为原则，方中茯苓甘温，助阳益脾，淡渗利窍除湿，下通膀胱；猪苓甘淡，入肺而通膀胱，利湿行水与茯苓相同；泽泻甘淡微咸，入膀胱，利小便，功专祛湿行水。三者皆有利水化饮、导水下行、通行小便之功。白术益土而制水，健脾燥湿以制水；更巧用桂枝助阳化气，使膀胱津液得以通调，外则输津于皮毛，内则通行于上下，气机通畅，小便自利，痰饮消除，水逆得解，眩晕自然停止。

6. 甘草干姜汤证

《金匮要略·肺痿肺痈咳嗽上气病脉并治第七》记载："肺痿吐涎沫而不咳者，其人不渴，必遗尿，小便数，所以然者，以上虚不能制下故也。此为肺冷，必眩，多涎唾，甘草干姜汤以温之。"

甘草四两（炙），干姜二两（炮）。

以水三升，煮取一升五合，去滓，分温再服。

本条为虚寒肺痿证治。上焦虚寒，清阳不升，所以头眩。甘草干姜汤具有补肺复气、温阳散寒的功效，虚寒得祛，清阳上升，眩晕自然消除。

7. 葵子茯苓散证

《金匮要略·妇人妊娠病脉证并治第二十》记载："妊娠有水气，身肿，小便不利，洒淅恶寒，起即头眩，葵子茯苓散主之。"

葵子一斤，茯苓三两。

上二味，杵为散，饮服方寸匕，日三服，小便利则愈。

本条为妊娠水气证治，即后世所说的"子肿"。由于胎气影响，膀胱气化受阻，水湿停聚，清阳不升而发头眩。本方具有利水通阳的功效，使小便通利，水湿下走，阳气宣通，气化复常，其中葵子滑利通窍，茯苓淡渗利水。水湿得祛，清阳上升，眩晕得解。

8. 桂枝芍药知母汤证

《金匮要略·中风历节病脉证并治第五》记载："诸肢节疼痛，身体尪羸，脚肿如脱，头眩短气，温温欲吐，桂枝芍药知母汤主之。"

桂枝四两，芍药三两，甘草二两，麻黄二两，生姜五两，白术五两，知母四两，防风四两，附子二枚（炮）。

本证为风湿历节证治，风夹湿邪上犯清窍，清阳不升，则头眩。方中桂枝配麻黄、防风祛风而温散表湿，白术、附子助阳除湿，风湿得祛，清阳自升，眩晕得止。

9. 术附汤证

《金匮要略·中风历节病脉证并治第五》记载："《近效方》术附子汤，治风虚头重眩，苦极，不知食味，暖肌补中，益精气。"

白术二两，甘草一两（炙），附子一枚（炮去皮）。

上三味锉，服五钱匕，姜五片，枣一枚，水盏半，煎七成，去滓，温服。

本证为风湿痹痛证治，湿邪内阻，清阳不升，而发头眩。方中白术健脾除湿，附子温阳助化湿，甘草补中培土制湿，三药合用，温阳化湿，湿气去，清阳升，头眩除。

10. 茵陈蒿汤证

《金匮要略·黄疸病脉证并治第十五》记载："谷疸之为病，寒热不食，食即头眩，心胸不安，久久发黄为谷疸，茵陈蒿汤主之"。

茵陈蒿六两，栀子十四枚，大黄二两。

上三味，以水一斗，先煮茵陈减六升，内二味，煮取三升，去滓，分温三服。

本方证论述谷疸湿热型证治。湿热内蕴，脾胃清浊升降失常，勉强进食，食入不化，反助湿生热，湿热上冲而发头眩。本方具有清热利湿的功效，湿热从小便而去，头眩缓解。

11. 桂枝加龙骨牡蛎汤证

《金匮要略·血痹虚劳病脉证并治第六》记载："夫失精家，少腹弦急，阴头寒，目眩（一作目眶痛），发落，脉极虚芤迟，为清谷、亡血、失精。脉得诸芤动微紧，男子失精，女子梦交，桂枝加龙骨牡蛎汤主之。"

桂枝、芍药、生姜各三两，甘草二两，大枣十二枚，龙骨、牡蛎各三两。

上七味，以水七升，煮取三升，分温三服。

本条论述虚劳失精梦交的证治。久患失精，阴精损耗难复，精血不能上荣头目则目眩。桂枝加龙骨牡蛎汤具有调和阴阳、潜阳固涩的功效，阳能复固，阴能内守，则眩可止。

综上所述，仲景治疗眩晕内容广泛、丰富，归纳起来不外乎虚实两端。虚证为阳气不足、清阳不展的甘草干姜汤证与精血不足的桂枝加龙骨牡蛎汤证；实证多为痰浊水饮为患，明确提及水饮者为苓桂术甘汤证、泽泻汤证、真武汤证、小半夏加茯苓汤证、五苓散证。与湿相关者为葵子茯苓散证、桂枝芍药知母汤证、茵陈蒿汤证、术附汤证。临证时需细心辨之，实则攻之，虚则补之，万不可偏执一端，延误病情。

第四章

方证辨析与应用

一、柴胡加龙骨牡蛎汤

1. 方证辨析

柴胡加龙骨牡蛎汤证出自《伤寒论》第 107 条，原文记载："伤寒八九日，下之，胸满烦惊，小便不利，谵语，一身尽重，不可转侧者，柴胡加龙骨牡蛎汤主之。"从"伤寒八九日，下之"可知，柴胡加龙骨牡蛎汤证是由误治而得。太阳病误用下法，邪气入里，结聚于少阳，出现"胸满、小便不利、一身尽重不可转侧"等症状。胆经"循胸过季胁"，"胸满"是足少阳胆经之气机郁滞，是少阳病柴胡证的标志性症状之一；由于三焦为人体元气及水液的通道，手少阳三焦气机郁滞，气化失常，所以"小便不利"；少阳为三阳枢机，掌管人体气机出入之运转，邪入少阳，使手、足少阳气机皆郁，气机不得出入运转，故而表现为"一身尽重不可转侧"。由此可知，柴胡加龙骨牡蛎汤证为少阳病证，且是手、足少阳同病。

实际上，少阳病柴胡证出现神志症状，本是少阳病的特点，因为少阳主枢机，胆主决断，例如小柴胡汤证的"心烦""默默"，大柴胡汤证的"郁郁微烦"等。然而，从本方特用龙骨、牡蛎冠名来看，柴胡加龙骨牡蛎汤所治范围应主要为神志病症。所以，本证中"烦惊""谵语"之症，应为本证的主症。本证的不同之处在于，神志症状表现严重，且为主症，这是由邪入少阳血分所致。因为心主血脉、藏神明，血分邪热最易扰动心神，又加上少阳胆参与神志活动，所以少阳血分邪热，更容易导致神志病症的发生。

柴胡加龙骨牡蛎汤，除用小柴胡汤和解少阳，龙骨、牡蛎、铅丹镇惊安神，茯苓淡渗利水、宁心安神外，还特别配伍了桂枝、大黄。本方使用桂枝、大黄，确实是为治疗少阳血分之证而配伍。桂枝辛温，以枝入药，擅长温经通络，以祛瘀血于表；大黄苦寒，性喜沉降，能泄血分之热，而祛瘀血于里。

二者相伍，使机体表里之瘀滞皆畅，外能除一身之尽重，内能平神志烦惊与谵语，用于少阳之血分证，更为适宜。

柴胡加龙骨牡蛎汤是和解少阳、彻表通里、清热镇惊之剂，攻补兼施，以和为主。本方证实为太阳、少阳并病，过经不解，又与阳明合病，胆胃不和，呈现出邪气弥漫、表里俱病、虚实互见的复杂局面。在临床使用时，要以胸满、烦、惊、谵语的小柴胡汤证为主要证候，小便不利、一身尽重不可转侧，可视为次证。

本方的具体适应症状如下：口苦，咽干，目眩，往来寒热，或不发热，胸胁苦满，厌食，心下痞硬，冲气上逆，烦惊不安，失寐多言，时时错语，脐腹动悸，二便不利，身重难以转侧，舌苔黄厚黏腻，脉沉而弦细或动数。

2. 柴胡加龙骨牡蛎汤临床应用

现代临床上，柴胡加龙骨牡蛎汤多用于治疗精神、神经方面的疾病，疗效是显著的，在病初起时用本方数剂即可见效，病久或重者疗效相对较慢。精神神经症状包括癫、狂、痫等疾病，失眠、烦躁、头晕等精神抑郁症状，或过度兴奋表现及抽动、气上冲等症状。

其次少阳病主症胸胁部满闷、纳呆也较为常见。另外还会有痰浊内盛的表现，如麻木、酸重等症状。舌象以红舌多见，可见薄黄、黄厚、厚腻苔；脉象以弦滑、弦数、弦细最多见。

二、大柴胡汤

1. 方证辨析

《伤寒论》第 103 条云："太阳病过经十余日，反二三下之，后四五日，柴胡证仍在者，先与小柴胡汤。呕不止，心下急，郁郁微烦者，为未解也，与大柴胡汤，下之则愈。"第 136 条云："伤寒十余日，热结在里，复往来寒热者，与大柴胡汤。"第 165 条云："伤寒发热，汗出不解，心中痞硬，呕吐而下利者，大柴胡汤主之。"《金匮要略·腹满寒疝宿食病脉证治》云："按之心下满痛者，此为实也，当下之，宜大柴胡汤。"

历代医家对大柴胡汤有不同的认识，成无己《注解伤寒论》提出"若呕不止，郁郁微烦者，里热已甚，结于胃中也，与大柴胡汤下其里热则愈。"危亦林《世医得效方》中用此方治疗"下利口舌黄燥，胸满作渴，身热腹胀，谵语，有燥屎者"。

柯琴在《伤寒来苏集》中提出："此方是治三焦无形之热邪，非治胃腑有形之实邪也。"周扬俊在《温热暑疫全书》中指出："三阳合病，大柴胡汤或双解散。"郝万山教授认为，呕不止，只是小柴胡汤证喜呕程度上加重，郁郁微烦，同属于小柴胡汤的心烦，而里热已甚，并非阳明里热，而是热邪由少阳经转少阳胆腑，因而证属少阳腑证。各朝各代对大柴胡汤应用都有一定发挥，病因病机尚无统一定论。

大柴胡汤，为小柴胡汤去人参、甘草加大黄、白芍、枳实组成，本方和解少阳，兼泄里热。柴胡专入少阳，清解少阳郁热，黄芩苦寒配合柴胡清少阳之郁热，少用大黄泄热通腑，枳实行气破结，芍药缓急止痛，半夏和胃降逆止呕，生姜和胃止吐，大枣和中益气，本方体现了和解及攻下两法的结合。

从病机来说，其为少阳证兼阳明腑实，或少阳阳明并病，所以说必兼少阳证候，少阳病常见七主症为往来寒热、胸胁苦满、默默不欲饮食、喜呕、口苦、咽干、目眩。而阳明病证候所见应为阳明腑实的临床表现，结合经文讨论如下：

其一是"按之心下满痛"，心下即上腹部，这是大柴胡汤主治部位，虽然是腹痛，但与大承气汤、桃核承气汤等证腹部症状是不同的。大柴胡汤证是上腹满痛，大承气汤证是脐周胀满痛，桃核承气汤证是下腹部压痛。

其二是"呕吐"，小柴胡汤方证提到了呕吐，《伤寒论》第103条已明确指出，误治后柴胡证仍在，仍服小柴胡汤，但是现在病情变了，是呕吐不止，较小柴胡汤证的呕吐，显然是加重了，且从生姜用量看，方证中必定有呕吐且剧烈，或伴腹泻，大柴胡汤证比小柴胡汤证呕吐剧烈，是呕不止，因此生姜用量由三两增加到五两。

其三是"郁郁微烦"，是大柴胡汤方证的火郁不得发，郁热扰心导致的微烦，即是热扰心神，也可以表现抑郁、焦虑、失眠等精神心理症状。

其四是"发热"，提示大柴胡汤主治发热性疾病。大柴胡汤中柴胡用至半斤，提示可用于退热。而大柴胡汤的热是指内有积热，是一种郁结在里的热，即仲景所言"热结在里"。

2. 大柴胡汤临床应用

大柴胡汤方证的经典表述，是用方的证据。大柴胡汤的体质当为体格壮实，面宽肩宽，颈部粗短，胸宽厚实，上腹饱满。结合腹诊，可见症状如下：上腹部充实饱满或有压痛，舌苔黄白厚，纳差，嗳气，恶心呕吐，反酸烧心，口苦口臭，便秘等，容易腹胀腹痛，进食后更甚者。

方证相应，即有是证，用是方，该理论源于仲景，《伤寒论》第317条说："病皆与方相应者，乃服之。"后世医家多有发挥，方证相应理论，是经方应用的重要依据。"方"指有明确应用指征的特定药物组合，"证"为证据，方证不是症状，也不是病机，是特异性的临床应用证据和客观指征所组成。

大柴胡汤在临床上以治疗胆囊炎、胆石症和胁痛为主，临床上以便秘、口苦、恶心呕吐、小便黄、纳差、口干、胃脘痛、胸胁不适、心烦易怒、腹胀痛、发热、少寐、舌红、苔黄腻、脉弦或数为主要症状。

三、桂枝芍药知母汤

1. 方证辨析

《金匮要略·中风历节病脉证并治第五》云："诸肢节疼痛，身体尪羸，脚肿如脱，头眩短气，温温欲吐，桂枝芍药知母汤主之。"

本条是论述风湿历节的辨证论治。风寒湿邪侵入机体，邪留关节，痹阻阳气，气血不畅，故肢节肿大疼痛；湿阻中阳，故温温欲吐；流注下焦，故脚肿如脱；若湿热上蒸而耗气伤阴，故头目眩晕、短气。至于身体尪羸，乃为耗气伤阴正虚之候。

从原文分析，此方所治以"诸肢节疼痛""脚肿如脱"为主症，肢节即肢体与关节，因风湿相搏，氤氲于肌腠，流注于骨节筋脉，气血不畅所致；《说文解字》云："脚者，胫也。"湿邪下注，流注于小腿，出现肿胀麻木伴变形。"头眩短气、温温欲吐"是副症，是一组虚中夹实症状，风湿上犯，干扰清阳而头眩，肺失肃降而气短，饮停于胃失于和降而欲吐。"身体尪羸"，是风湿侵袭肌肉关节，壅于经络脉道，气血阻滞不通，病久不瘥，正气渐衰，耗伤气血，筋骨失养而出现羸瘦。虚者，阳气虚为主；实者，风寒湿瘀滞，血脉不通。但由于病邪瘀滞日久，有伤阴化热之虞，故治疗用药不唯祛风、除湿、散寒、温阳，还需加滋阴药以润之。

治以桂枝芍药知母汤，温阳行痹，祛除风、寒、湿三邪。方中以桂枝汤加桂枝一两、炮附子二枚治疗肢节疼痛。麻黄、知母、白术三者利水祛湿，麻黄与白术相配可除表里之湿；附子散寒；防风散风；生姜、甘草和中止吐；芍药、知母滋阴清热，以御燥药伤阴之偏。桂枝芍药知母汤的组成含有桂枝附子汤（桂枝、附子、生姜、大枣、甘草）、白术附子汤（附子、白术、生姜、甘草、大枣）、甘草附子汤（甘草、附子、白术、桂枝）三方的主要成分。

而这三个方子均以"风湿相搏，身体疼烦"为主症，桂枝附子汤证与白术附子汤证均属风湿在表，表阳不足，病位尚浅，仅在肌表，未达骨节，甘草附子汤证病情加重，为风湿在表，风湿俱盛，表里阳气俱虚，病位深达骨节，其进一步发展，不但骨节疼痛，而且肿大变形，身体羸瘦，形成桂枝芍药知母汤证，因而加入了麻黄、防风、芍药、知母，增强了祛风、通络、滋阴消肿的作用。

首先从全方位药物组成来看，本方以温热药为主，即比较峻烈的附子、桂枝、麻黄，生姜、甘草、白术、防风均为温性药物。附子主要入肾，大辛大热之品，其性善走，为通行十二经纯阳之要药。外达皮毛可除表寒，里达下元，能够温肾阳。

肉桂辛甘大热，不仅能引虚浮上扬之火归肾，还能调达肝木，温补心脾，同时散寒止痛活血。肉桂守而不走，补火助阳又固本，是保元阳的上品，适用于久病体虚、气血不足、阳气虚损等证。

麻黄，性辛温发散，能够发汗、温通，发表散寒，使湿邪自汗而出，即"开鬼门，洁净府"之意。麻黄配伍桂枝发汗力增强，在出汗的过程中，邪气也跟随着出去了。寒邪随汗而消失，但湿邪会停留在经络里，导致经络不通，另一方面，很多关节肿大其实就是湿邪停聚造成的。湿浊流注，关节就会肿大。

仲景加白术，意在除表里湿邪，主治在里之水，实脾化湿利浊。生姜、甘草是入脾胃的。生姜性温，和中暖胃，甘草味甘，甘味入脾，能够补益脾气，两者相配，温补中土，强健脾胃。

本方是桂枝汤增加桂枝、生姜用量，去大枣，加麻黄、防风、白术、附子、知母组成，增加桂枝、生姜量并加入麻黄、防风旨在发汗解表，加白术、附子功在利湿祛寒除痹。加芍药和知母，芍药无论是赤芍还是白芍，均为"微寒"，而寒性药只有知母。芍药具有行血的功能，配伍甘草，缓急止痛。芍药能够入血分，起到活血的效果，而活血就能止痛，所以芍药在本方中可以减轻疼痛。

知母可以养阴，附子、桂枝、麻黄，这些药都是辛温发散的药，长时间用热药，会造成伤阴，所以提前在方子里加入一点知母，可以防止出现不良反应。知母还能够除烦，同时祛除人体下面的水分。

2. 桂枝芍药知母汤临床应用

桂枝芍药知母汤应用指征：黄煌教授《经方使用手册》说，本方有散寒止痛的功效，适用于以关节肿大为特征的关节病。冯世纶先生《经方传真》认为本方辨证要点为关节肿痛，表虚寒明显。刘方柏先生认为本方只要掌握两大要点就可以遣用，其一是病程迁延，经年累月，其二是全身多处关节疼痛。

为了提高把握度，准确使用，记住三个特征：关节变形、下肢浮肿、身体虚弱伴消瘦。桂枝芍药知母汤虽含知母，有比较轻的清热作用，但与治疗热痹还有一定距离，也就是说本方是针对风寒湿痹的经典方。而风湿热痹兼见一点热象，不等于痹证的性质就是风湿热痹。

四、苓桂术甘汤

1. 方证辨析

苓桂术甘汤是临床上常用方，出自仲景《伤寒论》及《金匮要略》，《伤寒论》中第 67 条记载："若吐若下后，心下逆满，气上冲胸，起别头眩，脉沉紧，发汗则动经，身为振振摇者，茯苓桂枝白术甘草汤主之。"《金匮要略·痰饮咳嗽病脉证并治》第 16、17 条分别记载："心下有痰饮，胸胁支满，目眩，苓桂术甘主之。""夫短气有微饮，当从小便去之，苓桂术甘汤主之。肾气丸亦主之。"

根据上述条所述及以方测证，本病证候当属"脾虚兼水饮"，如《方剂学》把本列入祛湿剂之温化水饮类，其功效为温化水饮、健脾利湿。

《伤寒论讲义》论本方所治之证为脾阳虚兼水气上冲，治当温阳健脾、利水降冲。《金匮要略讲义》把本方作为治疗痰饮"温药和之"的代表方剂。而在《中医内科学》中本方治疗痰饮之脾阳虚型和呕吐之痰饮犯胃型。

尤在泾在《金匮要略心典》论及本方："痰饮，阴邪也，为有形，以形碍虚则满，以阴冒阳则眩。苓桂术甘温中祛湿，治痰饮之良剂，是即所谓温药也。盖痰饮为结邪，温则易散，内属脾胃，温则能运耳。"

周衡教授认为治疗心悸时，重用茯苓是取效的关键，原方中用量为四两，而今临床一般用量为 30g 以上；而治疗眩晕时，白术用量宜大，《名医别录》云："白术为治疗眩晕之要药。"成人用量一般在 25g 以上，且需用生白术，而不是炒白术；治疗心阳虚衰、下焦水寒上犯、水气上冲之心悸、胸闷、不寐等，桂枝用量宜大，一般用量在 15g 以上，且桂枝与茯苓必须同时应用，无桂枝则不能通心阳、平冲逆，而无茯苓则不能化水饮；炙甘草助桂以通阳。苓桂配伍，相辅相成，实为通阳降冲、化饮利水之主药，本方实为苓桂剂的代表。

2.苓桂术甘汤临床应用

临床应用本方可参考以下症状：其一，动则心悸，或动则眩晕，或气上冲胸。其二，胸胁部胀满、胃内有振水声。其三，小便不利，或兼水肿。其四，舌体胖大、苔白、脉滑。

根据临床不同情况，本方加减变化如下：

其一，苓桂术甘汤去掉桂枝再加人参，本方就是四君子汤。去掉了桂枝，苓桂术甘汤的大方向就从温阳利水偏向健脾利湿了。从温中上焦之阳变成补中焦之气了。

其二，苓桂术甘汤去白术加五味子，也就是茯苓桂枝五味子甘草汤，这个方的方证是肺有寒饮，同时心阳不振，其中去白术是因为中焦无水饮，所以加大茯苓剂量（四两变六两）来弥补缺少白术后的利水效果减弱问题，加五味子为了止咳。

其三，苓桂术汤去桂枝加干姜、细辛，就是著名的苓甘五味姜辛汤。前方心阳不振的问题解决后，只剩下肺有寒饮，由本方解决。

其四，苓桂术甘汤去茯苓和白术，就是桂枝甘草汤，是治疗心阳虚衰的，这才是苓桂术甘汤的源头，也是苓桂术甘汤最重要的对药。实际上看苓桂术甘汤，应该看三个部分，一个部分是苓术搭配，一个部分是苓桂搭配，而最重要又同时是最容易让人忽略的其实是桂甘组合。

五、麻黄附子细辛汤

1.方证辨析

《伤寒论》第301条云："少阴病，始得之，反发热，脉沉者，麻黄细辛附子汤主之。"少阴病，始得之，提示疾病的突发性，少阴病位在里，病邪传变入里，需要传变过程，但其发热症状在初起即出现了。

脉沉，重取方得，提示里阳虚。反发热，是与脉沉比较而言。发热本应脉浮，此处不见浮脉反而是沉脉，提示里阳虚，即为少阴病，当有精神萎靡不振、嗜睡等相关症状。

本方是为素体肾阳虚衰、机体抗邪能力减退、复感风寒、直中少阴、形成太少两感之证而设。阳虚之体，应不发热，今反发热，并见恶寒甚剧，虽厚衣重被，其寒不解，是外受风寒、邪正相争所致。表证脉当浮，今脉反沉微，兼见神疲欲寐，可知阳气已虚。此阳虚外感、表里俱寒之证，若纯以辛温发散，则因阳虚而无力作汗，或虽得汗必致阳随液脱。治当解表和温阳相结合，祛邪不伤正，扶正不助邪，助阳与解表并行。

方中麻黄辛温，开泄皮毛，透表，宣肺开窍散寒，解太阳之表邪，促使脏腑、经脉邪毒浊气从表而出，开上焦能利水道，为君药。麻黄在此方中功效有两方面：一是振奋心阳，心阳充足可使心火下蛰于肾；其二是破阴寒凝滞，为阳气入阴打开通路。方中附子大辛大热而有毒，有纯阳之性，走而不守，通行十二经脉，能温经祛寒，振奋肾中阳气，祛邪外出，并助心阳，温脾肾，回阳救逆，为臣药。麻黄行表以开泄皮毛，逐邪于外；附子温里以振奋阳气，鼓邪达外。二药配合，相辅相成，为助阳解表的常用组合。细辛辛温，芳香气浓，归少阴肾经，性善走窜，通彻表里，可搜少阴之寒，外可助麻黄解表，内可助附子散内之寒，为佐药，善于通关利窍、温肺化饮治咳喘，温经散寒通络止痛。三药并用，补散兼施，能够宣上温下、通彻表里，有发汗解表、利水消肿、化饮止咳、温经止痛、通阳复脉、开窍利咽等多种功能作用。既可以使外感风寒之邪得以表散，又可使肾阳得以固护，为治表里俱寒、解表助阳、祛邪扶正的代表方剂。

本方传统上既是主治少阴阳虚，外感风寒的代表方、基础方，又是治疗大寒客犯肺肾所致咽痛声哑的常用方。临床应用以恶寒重，发热轻，神疲欲寐，脉沉为辨证要点。

2. 麻黄附子细辛汤临床应用

有人统计黄煌教授应用本方加减治疗 12 类疾病、60 个病种。精神神经系统包括失眠、帕金森病、抑郁症、嗜睡、头痛头晕、三叉神经痛等；妇科包括闭经、月经不调、更年期综合征、不孕、卵巢功能早衰；运动系统包括抽动 - 秽语综合征、腰椎间盘突出症、半身不遂、关节炎等；五官科包括鼻炎、耳聋耳鸣等；泌尿生殖系统包括前列腺炎、肾结石、附睾炎等；风湿免疫系统包括类风湿关节炎、强直性脊柱炎等；其他系统如皮肤科的荨麻疹、循环系统的窦性心动过缓、消化系统的慢性结肠炎等。

服用本方注意事项包括四方面：一是麻黄是否需要先煎去沫，现代药理研究认为，麻黄有效成分"麻黄碱"等成分均在沫中，故不主张去沫，麻黄发散风寒宜生用，病久老年人需炙用，麻黄非"发汗峻剂"，而是配伍桂枝后的麻黄汤、小青龙汤才是。麻黄煎煮时间越长，透煮出味，药力尽出，其发汗之力越强，更好地发挥其发汗能力。二是细辛不过钱，细辛有毒，麻黄、附子也带毒性，以入煎为宜，入散剂不宜过钱，入煎剂不受此限制，但需久煎。三是本方不宜长期大量使用，一般在显效后减量或停用。四是本方最好餐后服用，减少空腹可能出现的不良反应。

若少阴阳虚而见下利清谷、四肢厥逆、脉微欲绝等症，则应遵仲景"先温其里，乃攻其表"的原则，否则误发其汗，必致亡阳危候。

六、麻黄杏仁甘草石膏汤

1. 方证辨析

《伤寒论》第63条云："发汗后，不可更行桂枝汤，汗出而喘，无大热者，可与麻黄杏仁甘草石膏汤。"第162条云："下后，不可更行桂枝汤，若汗出而喘，无大热者，可与麻黄杏子甘草石膏汤。"本证是由风热袭肺，或风寒郁而化热、壅遏于肺所致。邪热壅肺，肺失宣降，是本证的病机；发热口渴、苔黄脉数，是肺热的辨证依据。肺中热盛，气逆伤津，所以有汗而身热不解，喘逆气急，甚则鼻翼扇动，口渴喜饮，脉滑而数。此时急当清泄肺热，热清气平而喘渴亦愈。

所以方用麻黄为君，取其疏泄表邪以除病因，宣降肺气以助恢复呼吸之功能，气机宣畅，水津得布，气降则三焦水道通畅，津行则肺无所滞。面对肺热，辛温的麻黄与病性不符，配伍辛甘大寒之石膏为臣药，而且用量倍于麻黄，使宣肺而不助热，清肺而不留邪，肺气肃降有权，喘急可平，是相制为用。杏仁降肺气，用为佐药，助麻黄、石膏清肺平喘。炙甘草既能益气和中，又与石膏合而生津止渴，更能调和于寒温宣降之间，所以是佐使药。

综观药虽四味，配伍严谨，用量亦经斟酌，尤其治肺热而用麻黄配石膏，是深得配伍变通灵活之妙，所以清泄肺热，疗效可靠。

配伍特点：麻黄开宣肺气以平喘、开腠解表以散邪；石膏清泄肺热以生津、辛散解肌以透邪。二药一辛温、一辛寒；一以宣肺为主，一以清肺为主，且都能透邪于外，合用相反之中寓有相辅之意。四药合用，解表与清肺并用，以清为主；宣肺与降气结合，以宣为主。

2. 麻黄杏仁甘草石膏汤临床应用

本方用于治疗表邪未解、邪热壅肺之喘咳的基础方。临床应用以身热不解、咳逆气急、鼻扇、口渴、有汗或无汗、舌苔薄白或黄、脉滑而数为辨证要点。

加减化裁：因肺中热甚，津液大伤，汗少或无汗者，加重石膏用量，或加炙桑白皮、芦根、知母；若表邪偏重，无汗而见恶寒，当酌加解表之品，如荆芥、薄荷、淡豆豉、牛蒡子之类，在以清泄肺热为主的同时，开其皮毛，使肺热得泄而愈；若痰黏稠、胸闷者，加瓜蒌、贝母、黄芩以清热化痰，宽胸利膈。现代本方可应用于支气管哮喘、喘息性支气管炎、大叶肺炎、咳嗽、病毒感冒、化脓性鼻炎、荨麻疹、痔疮、遗尿等。

3. 麻黄杏仁甘草石膏汤证有关问题的讨论

下面就本方应用过程中相关问题，从以下几个方面进行讨论：

（1）有汗无汗均用麻黄

麻杏石甘汤的目的主要是清泄肺热，并不在发汗，麻黄一味不等于麻黄汤，没有桂枝与之相伍，发汗力并不强。且与石膏相配伍，石膏所用之量远大于麻黄，重在清肺热，而麻黄发挥止咳平喘之功效。故只要肺有热者，不论有汗无汗均可用麻黄。

（2）身无大热用石膏

仲景在原文述"汗出而喘，无大热者"，主要是指邪在于肺，即肺有热，无大热者，是表无大热，并非无热，而是热在里。重用石膏，即泄其肺热，配伍麻黄，针对大热而喘，故只要肺有热，无论表是否有热，即可应用石膏。

（3）麻黄与石膏配伍比例

麻黄与石膏同用，一是要充分发挥麻黄的宣肺降逆之功效，然而又无须发汗，故配石膏以抑制麻黄发汗之功能，如本方证与越婢汤证都有汗出症状，而麻黄、石膏同用，石膏发挥清肺热和抑制麻黄发汗的双重作用。

既要用麻黄发表，又需石膏清热，则减少石膏用量，使其不受石膏制约，如大青龙汤、桂枝二越婢一汤即是此意。麻黄与石膏配伍用量比例，临床可根据热与咳喘病势调整，不必拘于原方比例，即 1∶2，就目前临床用药习惯来讲，石膏用量往往会更大一些。

（4）有无表证

关于麻杏甘石汤证有无表证的问题，历代医家各有己见。成无己认为本证为表证未罢，现代也有人认为本方无表证，也有人认为本方有解表之功用，能否兼治表证，关键取决于麻黄与石膏的用量比例，比例不同则功效有清宣肺热和清肺兼解表之不同，所以简单将麻杏石甘汤归属辛凉解剂欠妥，同样将其归属于单一的清宣肺热剂也是欠妥的。

（5）石膏煎煮过程注意事项

石膏在方剂中用量大，由于石膏在水中溶解度小，因此需多次煎煮，在搅拌均匀后饮下悬浊液，以增强其药力。

（6）麻黄汤与白虎汤应用鉴别

无汗而喘、身恶寒，主要用麻黄汤，以辛温散之；有汗而喘、身大热，主要用白虎汤，辛寒来清之；若有汗或无汗、身无大热而喘，则宜用麻杏甘石汤两解。

现代研究表明，该方具有镇咳、祛痰、平喘、解热、抗炎、抗病毒、改善血液循环等多种药理作用，广泛应用于感冒、荨麻疹、扁桃体炎、上呼吸道感染、急慢性气管炎、支气管炎、肺源性心脏病及结肠炎等多种疾病。

七、小柴胡汤

小柴胡汤出自《伤寒论》，是一首著名方剂，是治疗少阳病的主方，但并非小柴胡汤证全貌。《伤寒论》涉及小柴胡汤证的条文多达19条，而其中只有两条在少阳病篇，其他都散见在其他诸篇中，太阳病篇中可见12条，阳明病篇3条，厥阴病篇1条，阴阳瘥后劳复病篇1篇。为了更好理解掌握小柴胡汤治疗少阳证及其以外的方证，以《伤寒论》原文为依据，对小柴胡汤之证加以再认识。

1.方证辨析

（1）小柴胡汤本证

《伤寒论》第96条云："伤寒五六日，中风，往来寒热，胸胁苦满，默默不欲饮食，心烦喜呕，或胸中烦而不呕，或渴，或腹中痛，或胁下痞硬，或心下悸、小便不利，或不渴、身有微热，或咳者，小柴胡汤主之。"

伤寒或中风，经过五六日，出现寒热往来，病邪已入少阳，少阳为半表半里，枢机不利，正邪相争，正胜则热，邪胜则寒。

少阳经循胁布肋，枢机不利则胸胁苦满，胆火内扰，胃失受纳则默默不欲饮食，扰心则烦，胃气上逆则呕，治当和解。

柴胡气质轻清，疏少阳之郁，黄芩苦寒，能清胸腹之热，两者相伍，和解少阳；半夏、生姜调和脾胃，降逆止呕，人参、大枣、炙甘草益气和中，扶正祛邪。

本方寒温并用，升降协调，疏利三焦，调达上下，宣通内外，和畅气机。

本方方证特点：其一是胸胁苦满、胁肋疼痛；其二是发热或寒热往来；其三是心烦喜呕、口苦、不欲饮食；其四是脉弦，或弦细、沉弦；其五则是苔黄或黄白相兼，或黄腻。

（2）小柴胡汤治疗外感发热病

《伤寒论》第 101 条云："伤寒，中风，有柴胡证，但见一证便是，不必悉具。凡柴胡汤病证而下之，若柴胡证不罢者，复与柴胡汤，必蒸蒸而振，却发热汗出而解。"仲景先言伤寒，最后又论汗出而解，仲景是在说一个外感风寒或感风邪的患者，如果有口苦、胸胁胀满、往来寒热等，就可以用小柴胡汤来治疗。因此小柴胡汤治疗外感发热病，是仲景对小柴胡汤的活用。小柴胡汤主要是针对少阳病发热，即往来寒热，且会伴有胸胁苦满、心烦喜呕、头晕目眩，或头痛、口苦、咽干、苔白、耳聋、尿赤、脉浮弦而细等。

如果患者既有外感的恶寒、发热的太阳表证，又有呕吐、心下痞满不适等少阳病症状，可以直接应用柴胡桂枝汤来治疗。临床上面对发热的患者，柴胡用量应当偏大，大家都认为在 30g 左右。

（3）小柴胡汤治疗热入血室

《伤寒论》第 144 条云："妇人中风，七八日，续得寒热，发作有时，经水适断者，此为热入血室，其血必结，故使如疟状，发作有时，小柴胡汤主之。"此为外感处于月经期，血门大开，邪气易入，正邪交争于血室，故见往来寒热，与结于胁下不同，此乃结于血室，机制相同，不得在表，又不能入于里，正邪交争不解，故使用小柴胡汤。

少阳病的往来寒热，是邪侵少阳而欲入内，正气拒邪而驱之于外，邪下相争，产生往来寒热，而本证"续得寒热，发作有时"之经水适断和其血必结，其病在血分，明显区别于少阳之往来寒热。

热入血室，是外邪内侵血室，与血相结，使月经中断，甚至出现精神症状，临床上妇女正处月经期，因情志不遂或受惊吓，或外感邪气，而出现热入血室症状，皆可用小柴胡汤治疗。

（4）小柴胡汤治头痛

《伤寒论》第 265 条云："伤寒，脉弦细，头痛发热者，属少阳，少阳不可发汗，发汗则谵语。此属胃，胃和则愈；胃不和，烦而悸。"仲景在本条未言小柴胡汤治疗，是省文笔法。从六经辨证角度分析，少阳经循行于身体两侧，少阳头痛当以偏头痛多见，或偏头痛，或两侧疼痛，少阳头痛多伴有口苦、咽干、目眩，每遂情志改变而加重。少阳主枢的功能，少阳病即枢机不利，因此少阳病头痛应以调畅少阳枢机为主。

（5）小柴胡汤治便秘

《伤寒论》第 230 条云："阳明病，胁下硬满，不大便而呕，舌上白胎者，可与小柴胡汤。上焦得通，津液得下，胃气因和，身濈然汗出而解。"开头虽然称阳明病，但表现的是白苔而非黄苔，推测里热腑实未成，即无典型的痞、满、燥、实，仅是"不大便而呕"，这是肝胆气机郁滞，而影响腑气通降，临床出现不大便而呕。小柴胡汤，能够通达气机，下利津液，调和胃气，腑气通降正常，则津液得下，肠道得润，大便得行，上逆之气缓解，则呕自止。

《伤寒论》第148条云："伤寒五六日，头汗出，微恶寒，手足冷，心下满，口不欲食，大便硬，脉细者，此为阳微结，必有表，复有里也，脉沉，亦在里也。汗出为阳微，假令纯阴结，不得复有外证，悉入在里，此为半在里半在外也。脉虽沉紧，不得为少阴病，所以然者，阴不得有汗，今头汗出，故知非少阴也，可与小柴胡汤。设不了了者，得屎而解。"本条论辨阳微结的脉证治法及与阴微结的鉴别。所以称"阳微结"，热虽结于里，但病热势轻浅，所以既不发汗，也不可以攻下，更不能表里同治，只能用小柴胡汤和解少阳枢机，宣通内外，既能透表邪，又能清解里之郁热，尚可调和胃气，以通大便。

《金匮要略·妇人产后病脉证治第二十一》记载："产妇郁冒，其脉微弱，不能食，大便反坚，但头汗出。所以然者，血虚而厥，厥而必冒，冒家欲解，必大汗出。以血虚下厥，孤阳上出，故头汗出。产妇喜汗出者，亡阴血虚，阳气独盛，故当汗出，阴阳乃复。大便坚，呕不能食，小柴胡汤主之。"此条中"大便坚"，乃产后血虚、津液不足所致，即产后妇人大便坚的病机，常为血弱气尽，邪入少阳。

2. 小柴胡汤临床应用

小柴胡汤临床应用广泛，只要病理机制符合胆热内郁、枢机不利者，运用多能获效。常用于以下病症：

消化系统疾病：急慢性胃炎、肝炎、胆石症、胰腺炎等。

呼吸系统疾病：支气管炎、肺炎、哮喘等。

循环系统疾病：心肌炎、冠心病、肺源性心脏病、风湿性心脏病等。

神经系统疾病：脑血管病、眩晕、癫痫、坐骨神经痛。

泌尿系统疾病：肾盂肾炎、肾病综合征、尿路感染。

还可应用于内分泌、血液、免疫等多系统疾病。

小柴胡汤是著名和解方，临床报道治疗的病种繁多，结合仲景原文，上至头目，中至胸胁，下至血室。黄煌教授认为，小柴胡汤应用可分为两大类，即发热性疾病和无热性疾病，前者占主导地位。在发热性疾病中，以发热、呕吐、不欲饮食最为突出。

可将小柴胡汤证理解为外感热病，其热由表涉入胃肠。与大柴胡汤证相比，胃肠道没有充实状态；与理中汤证、四逆汤证相比，胃肠及全身为热证。小柴胡汤以其独特的和解少阳、舒畅枢机、通畅三焦之功能，深受广大医生的青睐。随着临床的不断探索与研究，相信小柴胡汤会发挥更加广泛的治疗作用。

八、小建中汤

1. 方证辨析

《伤寒论》第100条云："伤寒，阳脉涩，阴脉弦，法当腹中急痛，先与小建中汤，不瘥者，小柴胡汤主之。"

伤寒，阳脉涩，即脉浮取而涩，为本虚，提示气血不足。阴脉弦，是脉沉取而弦，主病在少阳，又主痛证。此为营卫不足，无力滋养脾胃内脏则见里虚，本虚标实，肝木乘脾而见腹中急痛，先予小建中汤，意在调补营卫，建中止痛，同时扶正祛邪。若服小建中汤后仍脉弦不解，即外邪未除，再予小柴胡汤以和解之，此为泄木保中。若先服小柴胡汤，必使中气更虚，而引邪深入。

《伤寒论》第102条云："伤寒二三日，心中悸而烦者，小建中汤主之。"

伤寒二三日，即太阳伤寒之初，未经误治，却见心中悸而烦，必是里气先虚。脾胃为后天之本，营卫生化之源，脾胃虚弱，营卫化生不足，气血双亏，又被邪扰所致，心失所养故见悸而烦。且营卫不足，虚则内怯，抗邪无力，外证亦难速解。本证属表里同病，且以里虚为主，治疗宜扶正祛邪，调补营卫，方用小建中汤内调中焦，补益气血，外和营卫，祛除邪气。

《金匮要略·血痹虚劳病脉证并治第六》云："虚劳里急，悸，衄，腹中痛，梦失精，四肢酸疼，手足烦热，咽干口燥，小建中汤主之。"

虚劳是由不同原因导致的，以脏腑气血阴阳亏损为主要临床表现的多种慢性虚衰性疾病的总称。本证为脾阳虚损，阳损及阴，致阴阳俱损，营卫不足，阴阳失和。脾阳虚损，寒自内生，故大腹里急，绵绵作痛；气血虚衰，不能营养四肢，故四肢酸痛；脾虚及肾，精关不固，故梦遗失精；脾阳虚损致心营亏耗，故心悸；阴亏生热，损伤脉络，故衄血，手足烦热。阴阳两虚所致的寒热错杂证，以甘酸辛药来调和，使阳就于阴而寒以温，阴就于阳而热以和，小建中汤调和营卫，并补阴阳。

《金匮要略·黄疸病脉证并治第十五》云："男子黄，小便自利，当与虚劳小建中汤。"

黄疸多由湿热内蕴引起，常伴有小便不利。今小便自利而发黄，并非湿热所致，而是脾胃虚弱，营卫不足，使气血失和，内不能濡养脏腑，外不能滋养皮肤，导致萎黄。本证不仅男子可出现，女子也会发生，小建中汤即桂枝汤倍芍药再加饴糖，诸药协同，建中补脾，调补营卫气血，增强脾的健运功能，从而达到治疗虚劳发黄的目的。

《金匮要略·妇人杂病脉证并治第二十三》云："妇人腹中痛，小建中汤主之。"

本条论述妇人脾胃阳虚里急腹痛的证治。妇人腹痛，多与气血失和有关，由于脾胃虚寒，阴阳营卫失调，气血凝滞不畅，肝气乘脾，症见腹痛喜按、心悸虚烦、面色无华、纳少便溏、舌质淡红、脉细涩等，用小建中汤益气，使气旺而津血自生，脏腑经络得以温煦充养，气血流畅，则腹痛等症自愈。

方有执《伤寒论条辨》云："小建中者，桂枝汤倍芍药而加饴糖也。桂枝汤扶阳而固卫，卫固则荣和。倍芍药者，酸以收阴，阴收则阳归附也。加胶饴者，甘以润土，土润则万物生也。建，定法也，定法唯中，不偏不党，王道荡荡，其斯之谓乎。"

柯韵伯《伤寒来苏集》云："厥阴为阖，外伤于寒，肝气不舒，热郁于下，致伤中气，故制此方以主之……此方安内攘外，泻中兼补，故名曰建。外症未除，尚资姜桂以散表，不全主中，故称曰小。所谓中者有二，一日心中，一日腹中。"

从上述条文可知，营卫不足是其病机关键。营卫不足，脾胃虚弱，达表抗邪无力致外感，不能养脾胃、心阴而致腹痛，心悸而烦；营卫不足，阴阳失和可致虚劳，不能濡养肌肤内脏而发萎黄。

小建中汤重在补虚而非温阳，所以用药以酸甘化阴为主，补充中焦营血的亏虚。小建中汤重用酸味的芍药与甘味的饴糖，结合仲景先师"夫肝之病，补用酸，助用焦苦，益用甘味之药调之"的教诲，便能明白为何小建中汤能柔肝，缓解治疗腹痛。

组成用法：

桂枝三两（去皮），甘草二两（炙），大枣十二枚（擘），芍药六两，生姜三两（切），胶饴一升。

将五味药水煎，滤出药汁，加饴糖，再放火上使之消融，温服。每日三次。

主治：中焦虚寒，肝脾不和证。

腹中拘急疼痛，喜温喜按，神疲乏力，虚怯少气，或心中悸动，虚烦不宁，面色无华，或伴四肢酸楚，手足烦热，咽干口燥，舌淡苔白，脉细弦。

配伍意义：小建中汤甘温建中，扶阳益阴，和里缓急以止痛。方中重用甘温质润之饴糖，一者温中补虚，一者缓急止痛，一药两擅其功而为君。

臣以桂枝，温能通阳气，辛能祛寒邪。更臣以酸苦之芍药，其用有三，一者益血敛阴、滋养营阴，二者缓肝急、止腹痛，三者与桂枝相配，调和营卫。佐以生姜辛温，助桂枝解肌泄邪；大枣味甘，助饴糖补脾益气，可佐芍药和营益阴。姜枣合用，非专于发散，可助桂枝、白芍调营卫，和阴阳。

佐使以炙甘草，一则益气补虚，二则缓急止腹痛，三则调和诸药。合方饴糖配桂枝，辛甘化阳，温中焦而补脾虚；饴糖配芍药，酸甘化阴以滋营柔肝。

本方特点为重用甘温，兼用阴柔，温中补虚，柔肝理脾，且辛甘与酸甘并用，滋阴和阳，营卫并调。故本方侧重甘温建中，扶阳而益阴，使阴阳协调，气血调和，建立中气为旨，故名"建中"。

2. 小建中汤临床应用

用于消化系统疾病：可治疗慢性萎缩性胃炎、慢性浅表性胃炎、上消化道溃疡、急性胃肠炎等病。胃及十二指肠溃疡病的疼痛多为久痛，发作在空腹，得食则减，并有久按则舒等特点，这属于里虚疼痛，其喜温喜按，是脾胃虚弱，营卫不足，气血失和，不能温养、营润脏腑而致。还可治疗自主神经功能紊乱所致的腹痛、小儿夜半肠痛及妇科的妊娠腹痛、行经腹痛等。

用于生殖系统疾病：可用于治疗遗精、阳痿、痛经、疝气、更年期综合征等。

用于心血管系统：可用于治疗高血压、冠心病等。

综上所述，小建中汤具有补益营卫、除烦止悸、缓急止痛的功效，其方证特点是营卫不足、气血失和所致的虚性病证，现代临床扩大了其应用范围，但仍以虚性腹痛、虚劳及心悸为主要方证特点。

本方在调理阴阳方面，突出甘温扶阳，而非酸甘养阴。所谓甘温扶阳，是指用甘温润养、温和而不呆滞之药，既非大辛大热，又非甘腻滋润之品。甘温以扶脾阳，酸甘以滋胃阴，故调理脾胃、调理阴阳是其组方主旨。小建中汤也是后世四君子汤、补中益气汤的祖方，但后二者是补脾益气的代表方，非调理脾胃阴阳方，应注意区别应用。

第五章

方证鉴别

一、大柴胡汤与承气汤

1.方证释义

（1）大柴胡汤证

《伤寒论》第103条云："伤寒太阳病，过经十余日，反二三下之，后四五日，柴胡证仍在者，先与小柴胡汤。呕不止，心下急，郁郁微烦者，为未解也，与大柴胡汤，下之则愈。"

《伤寒论》第165条云："伤寒发热、汗出不解，心中痞硬、呕吐而下利者，大柴胡汤主之。"

提要：病邪入阳明，化燥成实。

治法：和解少阳，通下里实。

方药：柴胡半斤，黄芩三两，芍药三两，半夏半升（洗），生姜五两（切），枳实四枚（炙），大枣十二枚。

本方是小柴胡汤去人参、甘草加芍药、枳实、大黄而成。少阳病未解，固用小柴胡汤和解少阳，兼见阳明里实，故去人参、甘草，以免助邪，加芍药和营，缓腹中急痛，加枳实、大黄利气消痞，通下热结，合为少阳阳明两解之剂。

（2）承气汤类证

《伤寒论》第220条云："二阳并病，太阳证罢，但发潮热，手足漐漐汗出，大便难而谵语者，下之则愈，宜大承气汤。"

提要：太阳证罢，热入阳明，形成阳腑实。

治法：攻下实热，荡涤燥结。

方药：大黄四两（酒洗），厚朴半斤，枳实五枚（炙），芒硝三合。

大黄苦寒泄热去实，推陈致新，芒硝咸寒软坚润燥，通利大便，枳实辛微寒，理气行痞，厚朴苦辛温，利气消满，四药合用，攻下实热，荡涤燥结。

《伤寒论》第 213 条云："阳明病，其人多汗，以津液外出，胃中燥，大便必硬，硬则谵语，小承气主之。"

提要：阳明多汗津伤致胃燥内实。

治法：泄热通便，消滞除满。

方药：大黄四两（酒洗），厚朴二两（炙，去皮），枳实三枚（大者，炙）。

阳明病，出汗过多，津液外泄，肠胃干燥，大便必硬，腑气不通，浊热上扰，心神不安，则发谵语。大黄苦寒泄热，厚朴苦辛行气除烦，枳实苦微寒理气消痞，共奏消积除满之功。

《伤寒论》第 248 条云："太阳病三日，发汗不解，蒸蒸发热者，属胃也，调胃承气汤主之。"

提要：太阳汗后转属阳明胃实。

治法：泄热和胃，润燥软坚。

方药：甘草二两（炙），芒硝半升，大黄四两（清酒洗）。

病邪入里，里热亢盛，故蒸蒸发热，属胃也，为燥热结实。大黄苦寒泄热祛实，芒硝咸寒软坚，通利大便，甘草和中，三药共奏泻下阳明燥实热结之功。

2. 大柴胡汤证与承气汤类证的区别

首先从病因病机方面，大柴胡汤证为邪阻心下，气机郁结在先，从而导致阳明腑气不畅，积热成实。承气汤类证则以阳明热盛津伤为先，导致阳明里实之候。

其次从病变部位看，大柴胡汤证之邪结部位以心下或上腹部为主，而承气汤证之邪结部位重在于肠。

第三，从临床表现讲，大柴胡汤证表现为"心下急""心下痞硬""按之心下满痛"等，且常伴有"呕不止"及热扰胸膈的"郁郁微烦"及"往来寒热""发热汗出不解"等，伴便秘、苔黄。

调胃承气汤证病位比大、小承气汤病位偏上，属阳明腑实初起，以胃中燥热为主，表现为谵语、心烦、潮热等，但不具备呕不止、心下疼痛拒按等，其功为和中调胃，下不伤正，主治以燥实为主的阳明热结证；小承气汤其功轻下，主治以腹部痞、满、实为主的阳明腑实轻证；大承气汤更是以泻下与行气并重，其功峻下，主治痞、满、燥、实、坚具备的阳明腑实重证。

二、方同药异的甘草泻心汤

甘草泻心汤始载于张仲景《伤寒论》与《金匮要略》，是辛开苦降治法的代表方。但两部经典著作所记载的甘草泻心汤不完全相同：《伤寒论》所载甘草泻心汤中的甘草为炙甘草，是否载有人参尚不明确；《金匮要略》所载甘草泻心汤中的甘草为生甘草，方中明确载有人参。《方剂学》教材仅在附方中收录了《伤寒论》的甘草泻心汤，需通过学习经典，从原文着手，追溯根源，明辨二者并正确应用。

1. 方证释义

（1）《伤寒论》甘草泻心汤

《伤寒论》第158条载："伤寒中风，医反下之，其人下利日数十行，谷不化，腹中雷鸣，心下痞硬而满，干呕心烦不得安，医见心下痞，谓病不尽，复下之，其痞益甚，此非结热，但以胃中虚，客气上逆，故使硬也，甘草泻心汤主之。"

提要：脾胃气虚，邪气内陷，气机痞塞，气虚上逆证治。

治法：和胃补中，消痞止利。

方药：甘草四两（炙），黄芩三两，半夏半升，大枣十二枚，黄连一两，干姜三两。

临床使用《伤寒论》之甘草泻心汤时，应注意患者素体多脾胃虚弱、失于健运，加之感受或误用寒凉以致脾胃升降失和，脾胃虚弱，腐熟运化失职，饮食水谷不得消化而下注，故其人下利数十行，谷不化，肠鸣辘辘，腹中雷鸣等，其具有痞利俱盛的特点，故《伤寒论》之甘草泻心汤具有辛开苦降甘调之功，重用炙甘草以补中和胃，至于方中是否有人参，由此可知，当有人参。

（2）《金匮要略》甘草泻心汤

甘草泻心汤被载于《金匮要略·百合狐惑阴阳毒病脉证》："狐惑之为病，状如伤寒，默默欲眠，目不得闭，卧起不安，蚀于喉为惑，蚀于阴为狐，不欲饮食，恶闻食臭，其面目乍赤、乍黑、乍白。蚀于上部则声喝（一作嘎），甘草泻心汤主之。"

提要：狐惑病证治。

治法：清热解毒，化湿和中。

方药：甘草四两，黄芩三两，人参三两，干姜三两，黄连一两，大枣十二枚，半夏半升。

本条论述狐惑病的证治。本病由湿热虫毒引发，在病变进程中可能出现发热症状。虫毒既能上蚀咽喉，又能下蚀二阴，并形成溃疡。

临床应用本书记载的甘草泻心汤时，应把握中焦湿热内蕴成毒的特点，重用生甘草以泄热解毒，确保在热毒消解的同时不损伤中焦。

2. 两个甘草泻心汤的区别

在《伤寒论》与《金匮要略》中，甘草均被用作甘草泻心汤的君药，其具有补中益气、祛痰止咳、缓急止痛、解毒以及缓和药性的功效。不过，《伤寒论》中用的是炙甘草，侧重于甘温补益，能够调和药性、解百药之毒；《金匮要略》中用的是生甘草，重点在于清热解毒，其性凉且偏泻。临床应用中，使用炙甘草的甘草泻心汤多用于治疗消化道疾病，而用生甘草的甘草泻心汤则多用于治疗狐惑病。这种针对不同病证分别论治的方式，既契合中医学的治病理念，更彰显了中医学辨证论治、用药精当的特点。

两部经典著作所记载的甘草泻心汤并非完全一致：《伤寒论》所载甘草泻心汤中的甘草为炙甘草，原方中无人参。但《备急千金要方》《外台秘要》记录本方有人参，半夏泻心汤、生姜泻心汤与本方均用于治疗脾胃气虚、寒热错杂之痞证，且都含有人参。本方主治下后胃气更虚、痞利俱甚之证，由此推测原方应该有人参。而《金匮要略》所载甘草泻心汤中的甘草为生甘草，方中明确载有人参。

甘草泻心汤方在《伤寒论》《金匮要略》中虽存在差异，但方药相通，均可用于治疗中焦虚实寒热错杂、升降失调的多种病证。偏虚者适宜用炙甘草，偏热者适宜用生甘草，若虚与热程度相当，难以区分，则可兼用。

在仲景经方中，还有许多类似的情况，某一方中，一味药的更换或用量比例的改变，其功效便会截然不同。例如真武汤去生姜加人参，更名为附子汤；小承气汤因厚朴、枳实用量改变，演变为厚朴三物汤、厚朴大黄汤，这三方皆由大黄、枳实、厚朴三味药组成，然而功效却各不相同。

三、桂枝甘草龙骨牡蛎汤与桂枝加龙骨牡蛎汤

1. 方证释义

（1）桂枝甘草龙骨牡蛎汤

《伤寒论》第118条记载："火逆下之，因烧针烦躁者，桂枝甘草龙骨牡

蛎汤主之。"

提要：心阳虚烦躁证治。

治法：温补心阳，镇惊安神。

方药：桂枝一两（去皮），甘草二两（炙），牡蛎二两（熬），龙骨二两。

本条论述心阳虚烦躁证的证治。火逆之后又行攻下，损伤里阳，再用烧针发汗，又损伤表阳，致使神气离根，心阳虚损。汗出导致阳气泄出，阳虚不能温养心神，使心神浮越而神情不安。此烦躁不安属于亡阳虚烦，本质为阳虚证，与阳明燥热等实证之烦躁有别。治疗宜用桂枝甘草龙骨牡蛎汤温振心阳、重镇安神。

心阳虚也会引发烦躁，《素问·生气通天论》提到"阳气者，精则养神"，离宫火衰，不能潜养心神，神气浮越，故而出现心悸、神不安的症状。本证的烦躁是由心阳不足、心神浮越所致。

中医学虽有"无热不烦"之说，但并非所有烦躁都属于热证，本条即为虚寒烦躁。在桂枝甘草龙骨牡蛎汤中，桂枝与甘草的比例为1∶2，旨在温养心阳虚之证，重在"少火生气"。因为"壮火"会使心神浮越而神志不安，神不能内守，所以重在甘温养阳，而非辛温通阳。

桂枝性味辛甘，归心经，具有温通心阳、和畅心气的功效；炙甘草性味甘平，归心脾经，具有补中益气、补养心气的作用。桂枝与甘草配合，能够温补心阳，共为主药。龙骨性味甘平，归心肾经，具有潜镇浮阳、安神定志的作用；牡蛎味咸微寒，归肝肾经，有镇静安神之功。龙骨与牡蛎相伍，潜镇安神、收敛浮阳的功效倍增，可治疗心阳不足、心气虚、心神不敛而出现的心悸怔忡、惊惕、烦躁、失眠等症状，从而达到调节阴阳平衡的目的。

（2）桂枝加龙骨牡蛎汤

《金匮要略·血痹虚劳病脉证并治第六》记载："夫失精家，少腹弦急，阴头寒，目眩（一作目眶痛），发落，脉极虚芤迟，为清谷，亡血失精。脉得诸芤动微紧，男子失精，女子梦交。桂枝加龙骨牡蛎汤主之。"

提要：梦遗失精，阴损及阳，阴阳两虚。

治法：调和营卫，滋阴和阳，镇纳固摄。

方药：桂枝三两，芍药三两，生姜三两，甘草二两，大枣十二枚，龙骨三两，牡蛎三两。

此为调和阴阳、潜阳固脱之方。临床使用以失精、梦交、汗出、阴冷、少腹弦急、脉虚芤迟为辨证要点。

本证的失精、梦交是由于精气内夺、阴损及阳、阳失固秘所致，所以还会出现心动悸、气上冲、头晕、耳鸣、脱发、失眠、多梦、自汗、盗汗、少腹弦急、阴头寒、舌红嫩少苔、脉象芤迟等阴阳失调、寒热错杂的症状。治疗时应当调和营卫，潜阳入阴，阳气固密，阴气内守，如此则热者自热，寒者自寒，梦交、失精等诸症可愈。阴阳失和、精关不固，不仅见于失精、梦交，也可见于自汗、盗汗、遗尿、乳泣、早泄、睾丸疼痛、带下、小儿夜啼等病症。

桂枝加龙骨牡蛎汤由桂枝汤加龙骨、牡蛎组成。桂枝汤中，桂枝温补心肾之阳，白芍与甘草酸甘益阴，桂枝与白芍相合，既能温阳以益阴，又能敛阴以涵阳，还可调和营卫，使阳固阴守；少佐生姜、大枣，协助桂枝、白芍增强调和营卫之力；以甘草为使药，调药和中。诸药合用，和中有补，补中有温，可使阴阳平衡协调，用于外证可调和营卫以固表，用于内证则能交通阴阳而守中。加入龙骨、牡蛎后，具有潜镇固涩之力。阳气能够固涩，阴气能够内守，诸症便可痊愈。

本方虽有调和阴阳、摄敛浮阳、使心肾相交的功效，但临床上桂枝、白芍调补阴阳之力明显不足。因此，对于阴阳两虚较重者，应用时需加补肾温阳、滋肾养阴之品，并根据临床兼症加相关药物。例如，见汗多者，加黄芪、浮小麦；遗尿者，加益智仁、桑螵蛸、覆盆子；心悸易惊、神不安舍者，加磁石、酸枣仁、茯神；失精者，加芡实、莲肉、菟丝子。

临床应用时，对阴虚阳亢、呕家、湿家需注意禁忌。两个方剂的组成中，都有桂枝、炙甘草、龙骨和牡蛎这四味药，而桂枝加龙骨牡蛎汤还有白芍、生姜、大枣三味。在用药量上，桂枝加龙骨牡蛎汤的用量更重。

2. 桂枝甘草龙骨牡蛎汤与桂枝加龙骨牡蛎汤的区别

桂枝甘草龙骨牡蛎汤可看作强心阳的桂枝甘草汤加味，主要作用在于养心收敛。

桂枝加龙骨牡蛎汤是桂枝汤的加味。桂枝汤是治疗感冒的常用方剂，对外可解肌祛邪，对内能调和营卫。在此方中，取其调和营卫的作用并重用，同时加以固涩之品。两方虽有相似之处，但作用方向完全不同，不可混淆。

四、四逆汤、干姜附子汤

1. 方证释义

（1）四逆汤

四逆汤出自《伤寒论》，第323条记载："少阴病，脉沉者，急温之，宜四逆汤。"

提要：少阴脉沉，治宜急温。

治法：回阳救逆。

方药：甘草二两（炙），干姜一两半，附子一枚（生用，去皮，破八片）。

其辨证要点为脉沉细、但欲寐、精神萎靡、四肢逆冷、下利清谷、呕吐、无热恶寒，或大汗出，可伴有身有微热，但热势不剧，小便清长，苔白。证属亡阳欲脱、阴寒弥漫及真寒假热证。四逆汤由附子、干姜、甘草三味药组成，是回阳救逆的代表方剂。

（2）干姜附子汤

《伤寒论》中还有一首急救回阳的方剂，名为干姜附子汤。第61条记载："下之后，复发汗，昼日烦躁不得眠，夜而安静，不呕，不渴，无表证，脉沉微，身无大热者，干姜附子汤主之。"

提要：肾阳虚烦证治。

治法：急救回阳。

方药：干姜一两，附子一枚（生用，去皮，切八片）。

此方证是为少阴阳微、虚阳外扰、病情较为急迫者而设，用于治疗"阳气大虚，阴寒内盛之证"。辨证要点是昼日烦躁不得眠，夜而安静，不呕不渴无表证，脉沉微，舌质淡，苔白，证属阳虚阴盛、虚阳浮越。本条病情急且重，所以用辛热的姜附，附子生用，破阴回阳之力更强，去掉甘草的甘缓守中作用，使回阳救急的药力能够迅速发挥作用，药效比四逆汤更为峻猛。

2. 四逆汤与干姜附子汤的区别

首先，从回阳救逆的功效来讲，四逆汤强于干姜附子汤。正如柯韵伯在《伤寒来苏集》中所说："姜附者，阳中之阳也，用生附而去甘草，则势力更猛，比四逆为骏，回阳当急也。"《伤寒论》中仅用干姜附子汤治疗太阳病误治所致的少阴阳虚烦躁证，而在少阴病篇少阴寒化本证的生死关头，却是用加甘草的四逆汤治疗，这也表明，没有甘草的干姜附子汤破阴之力虽峻，但回阳之力不如四逆汤。

其二，四逆汤证与干姜附子汤证病机不同，干姜附子汤并非四逆汤的类方或加减方。因寒在阴分与寒在阳之经腑部位不同，病证各异，从而用药思路也不同。四逆汤中炙甘草能够补益五脏之气，使三阴之经气增强，阴气外出顺接阳气，且炙甘草兼有君、使两功，通经祛寒。用生附子时，有甘草为内应，则阳气可入里，阴厥可除。因此，寒邪入阴分用甘草，入阳之经腑则不用。若出现四逆、下利、呕等症状，可确定为阴厥，使用四逆汤。

其三，从两方的药物组成来看，干姜附子汤用干姜一两，生附子一枚，煎取后顿服。而四逆汤用炙甘草二两，干姜两半，生附子一枚，虽然分温再服，但指出身体强壮者须用大附子一枚，干姜三两，其用量也比干姜附子汤为重。

干姜附子汤由干姜和附子两味药组成，主要功效也是回阳救逆，与四逆汤相比仅相差甘草一味药。那么甘草起到什么作用呢？有人认为，甘草在方剂配伍中并非单纯起甘缓作用，即缓和姜附的雄烈之性，而是挽救四逆的主药，甘草能够通利经脉血气。由此观之，干姜附子汤证与四逆汤证相比下的轻、重、缓、急，不言而喻。一味甘草，在四逆汤中既能补益正气、缓和药性，又能清热解毒、调和诸药，还能使药力持久，确实发挥了不可替代的作用。

两方中都使用了附子和干姜，附子大辛大热，其性"走而不守"，通行十二经脉，补肾祛寒以回阳救逆；干姜辛热，温中散寒补脾阳，"守而不走"，且助附子回阳散寒。二药配伍应用，纯用辛热走窜之性，药力峻猛，可用于急救，但不宜久用，现在临床已不多用。现代治疗急性胃肠炎吐泻过多、手足厥冷、舌苔白滑、脉沉微者或急性病大汗出四肢厥冷虚脱者常使用四逆汤，而一般不使用干姜附子汤。

五、小建中汤与理中汤

小建中汤与理中汤均出自仲景的《伤寒论》，为后世温补派系、补土派等的创立提供了重要的立法依据。历代医家对这两个方剂的证治应用均有阐述与发挥，下面就二者的区别与联系进行讨论。

1. 方证释义

（1）小建中汤证

《伤寒论》第100条记载："伤寒，阳脉涩，阴脉弦，法当腹中急痛，先与小建中汤，不瘥者，小柴胡汤主之。"第102条记载："伤寒二三日，心中悸而烦者，小建中汤主之。"

《金匮要略·血痹虚劳病脉证治第六》记载："虚劳里急，悸，衄，腹中痛，梦失精，四肢酸疼，手足烦热，咽干口燥，小建中汤主之。"

提要：里虚心悸而烦及阴阳两虚的虚劳证治。

治法：补脾建中，调和气血。

方药：桂枝三两，甘草二两，大枣十二枚，芍药六两，生姜三两，胶饴一升。

伤寒未经误治，即出现心悸而烦的症状，必然是里气先虚，气血两亏。虚劳之病，往往阴虚及阳或阳虚及阴，导致阴阳两虚。阴虚会出现烦热、衄血、咽干口燥、遗精等症状，阳虚会出现里急、腹中痛、心悸等症状。而治疗必须从调理中气入手，即建中。

小建中汤由桂枝汤变化而来，桂枝汤发表解肌，调和营卫，芍药味酸，能柔肝缓急止痛，加饴糖味甘，大补中土，合甘草、大枣之甘以缓中补虚，桂枝、生姜之辛以辛甘化阳，合芍药之酸以酸甘化阴，从而达到阴阳双补的目的。

（2）理中汤证

《伤寒论》第396条记载："大病瘥后，喜唾，久不了了，胸上有寒，当以丸药温之，宜理中丸。"

提要：瘥后虚寒喜唾的证治。

治法：温中散寒。

方药：人参、干姜、甘草（炙）、白术各三两。

大病已愈，咳吐痰涎，多属痰浊不清，肺气不利。若久久不愈，则属肺脾虚寒，津不固摄。治疗应以温运脾肺、敛津摄液为法。人参、干姜不仅能温补太阴，亦可温补手太阴肺。

《金匮要略·胸痹心痛短气病脉证治第九》记载："胸痹心中痞，留气结在胸，胸满，胁下逆抢心，枳实薤白桂枝汤主之；人参汤亦主之。"人参汤即理中汤。

提要：胸痹虚证的证治。

治法：温中散寒。

方药：人参、干姜、甘草（炙）、白术各三两。

胸痹本为阳气虚、阴寒盛的虚实夹杂证，临床有偏虚偏实的不同。偏于虚的，病情进展缓慢，为中气衰微，应当从缓救其本虚，补中助阳。方中人参、白术、甘草补益中气，干姜温中助阳，阳气振奋，阴寒自消。理中汤被认为是仲景温中祛寒、补益脾胃的代表方剂，以干姜、白术温化寒湿，人参、甘草补益中土，全方皆为纯甘之味。

2. 小建中汤与理中汤的区别

小建中汤扶助正气以治其本，只要中气一旺，荣卫就能发挥拒邪作用，正所谓"虚人伤寒建其中"是矣。方中重用饴糖为君药，配芍药酸甘化阴，补虚养血，缓解急迫。

理中汤中人参、甘草补脾气之虚，干姜、白术温脾寒而化湿，诸药配伍，辛甘化阳，有助阳益气之功，是治疗脾阳虚的代表方剂。

从方剂名称来看，建者，复也；理者，治也；中者，中土、脾胃、中焦也。郑钦安在《医理真传》中指出："用药机关，即在这后天脾土上，仲景故立建中、理中二法。因外邪闭其营卫，伤及中气者，建中为最；因内寒湿气，伤及中气者，理中汤如神。"

从组方来看，理中汤重用温阳药，偏于温燥；小建中汤重用甘味药，偏于甘润。理中汤温中祛寒，健脾化湿，用于脾胃虚寒，自利不渴，形寒肢冷，脘腹冷痛，呕吐泄泻，腹满不食，胸痹虚证，胸痛彻背，倦怠少气，手足不温，舌淡苔白，脉沉迟。小建中汤乃温补药物，配以调理肝脾之品，重在温中补虚，缓急止痛。

小建中汤与理中汤均可用于脾胃虚弱之证。小建中汤适用于脾胃虚弱，伴胃脘疼痛、心悸、遗精、四肢酸痛、手足烦热、咽干口燥，舌象表现为舌淡苔白，脉象呈现弦细者；理中汤多用于脾胃虚弱导致的下利。理中汤纯用温补药物，以温中祛寒、益气健脾为主要功效，因此理中汤证的下利程度相较于小建中汤证更为严重。

在治疗脾胃虚弱所致腹痛方面，小建中汤主治病机重点在于气血亏虚，致使脘腹脉络失于濡养，其病理变化以气血虚为主，所以理中汤证的腹痛程度不及小建中汤证严重。

两方在治疗心系病症方面也有不同。小建中汤主要针对气血失于濡养所导致的病症，症状以心悸且心烦为主；而理中汤所主治的是阳虚寒凝所引发的胸痛、胸闷。

六、真武汤与附子汤

真武汤与附子汤为姊妹方，在药物组成上仅相差一味药。两方均含有附子、白术、茯苓和芍药，真武汤额外加用生姜，而附子汤则加用人参。它们主治之证均为肾阳虚衰，水邪或寒湿停滞引发的病症，都具备温阳利水的作用。二者的区别在于，附子汤温阳利水、散寒湿，真武汤温阳利水的同时更偏于祛水饮及解表。

1. 方证释义

（1）真武汤证

真武汤出自《伤寒论》，相关条文如下：

《伤寒论》第82条云："太阳病发汗，汗出不解，其人仍发热，心下悸，头眩，身瞤动，振振欲擗地者，真武汤主之。"

《伤寒论》第316条云："少阴病，二三日不已，至四五日，腹痛，小便不利，四肢沉重疼痛，自下利者，此为有水气。其人或咳，或小便利，或下利，或呕者，真武汤主之。"

提要：阳虚水泛证治。

治法：温阳利水。

方药：茯苓、芍药、生姜各三两，白术二两，附子一枚。

真武汤证以少阴阳气不足、在里之水邪泛滥为主，重在温散，一则驱散风寒邪气，二则温化痰饮利水气，利水祛湿，不使风水合邪。从病位讲，真武汤注重温补脾胃，盖脾胃为后天之本，司水谷之运化、清浊之升降、精微之转输，阳气不足，水气内停，而见头眩，心下悸，身瞤动，振振欲擗地，四肢沉重疼痛，下利或呕，或咳，小便不利或小便清长为主要临床表现，其君药是茯苓，茯苓主要是利水，白芍同样有利尿排水作用，两药相配加强排水力度，白术可健脾祛湿，通过健脾加强运化水湿力量，生姜味辛走窜，祛水气，生姜配附子温阳宣散水邪，利掉阳虚而泛滥的水，并且真武汤证一定有表证，其实很多水肿都有表证，如五苓散、越婢加术汤等。还有从《伤寒论》第82条来看，"头眩，身瞤动，振振欲擗地者"，符合风动的表现，有人认为风水相激而为病，真武汤中白芍敛肝息风，所以说真武汤不仅散寒温阳，同时也针对木郁风动。

（2）附子汤证

《伤寒论》中关于附子汤证的条文如下：

《伤寒论》第 305 条云："少阴病，身体痛，手足寒，骨节痛，脉沉者，附子汤主之。"

《伤寒论》第 304 条云："少阴病，得之一二日，口中和，其背恶寒者，当灸之，附子汤主之。"

提要：少阴阳虚寒湿身痛的证治。

治法：温经祛寒除湿。

方药：附子二枚，茯苓三两，人参二两，白术四两，芍药三两。

附子汤证主要是少阴阳气不足较为严重，外在寒湿之邪凝滞于肌肤骨节。其主要临床表现为身体疼痛、骨节疼痛、手足寒冷、背恶寒，关键在于"痛"与"寒"。方中附子为君药，温阳力量强大，能益火助阳，温经散寒，驱散全身寒湿；茯苓引水下行；人参大补元气，生化气血，补充上焦津液与气；白术益气健脾；白芍养营和血，固表护阳，同时抑制附子的燥热之性。诸药合用，重在补元阳、益元气，祛除外在寒湿，止身痛。

2. 真武汤与附子汤的区别

两方证相同的症状有身体疼痛。不同点在于，真武汤证病机为"有水气"，表现为口中不和、呕吐、心下悸、头晕、身体瞤动、振振欲擗地、小便不利或利、下利、咳嗽；附子汤证病机为少阴阳气亏虚，寒湿之邪凝滞于骨节之间，可见背恶寒、手足寒。

两方皆有茯苓、芍药、附子、白术。不同之处在于，真武汤有生姜，附子汤用人参而无生姜。茯苓、芍药用量不变，附子、白术在附子汤中的用量较真武汤加倍，其补元阳元气，兼祛湿浊之旨，显然而见。真武汤中生姜辛散走行，善于开滞降逆，意在散邪于外，重在温化水饮；附子汤重用附子，易生姜为人参，关键在于健脾养血，扶正荣经，重在温通，在祛风寒的同时扶助正气。

附子汤中附子是君药，主要起到温暖少阴的作用。在真武汤中，茯苓通利三焦，可以让人体的水液在身体内流动起来，并加强多余水分的排泄。但是在附子汤中只是辅助作用。附子汤里没有生姜。生姜发散趋表，将药性引向、趋于体表，治疗老年人畏寒背冷，背部没有力气挺直腰背，身体虚弱者经常手脚冰凉，或者感到骨头里发冷。

以上观之，每味药皆有用武之地，证变则药变，用量也变，如《伤寒论》第 16 条所云"观其脉证，知犯何逆，随证治之"。

七、真武汤与苓桂术甘汤

真武汤和苓桂术甘汤都有利水功效，但真武汤属于祛寒剂，温阳利水；苓桂术甘汤属于祛湿剂，温化水湿。真武汤重在温阳，苓桂术甘汤重在通阳，临床应用有区别。

1. 方证释义

（1）真武汤证

真武汤出自《伤寒论》第82条："太阳病发汗，汗出不解，其人仍发热，心下悸，头眩，身𥆧动，振振欲擗地者，真武汤主之。"

提要：阳虚水泛证治。

治法：温阳利水。

方药：茯苓、芍药、生姜各三两，白术二两，附子一枚。

《伤寒论》第316条云："少阴病，二三日不已，至四五日，腹痛，小便不利，四肢沉重疼痛，自下利者，此为有水气。其人或咳，或小便利，或下利，或呕者，真武汤主之。"

提要：少阴阳虚水泛证是由于肾阳虚导致脾阳虚，水湿不运内聚而生，肾阳虚是本，脾阳虚水湿内停是标。

第82条本证是脾肾阳虚、水气内停，水的内行，需要肺通调水道、脾的运化水湿、肾的气化作用相互配合来完成，而阳虚失于气化，与脾肾关系最为密切，水制在脾，水主在肾，脾阳不运，湿聚成水；肾阳不足，聚水从其类。终于水寒之邪由下而上，由外至内，或上凌于心而发悸，或上射于肺而为喘咳，或上攻于胃而发呕吐，或上犯于头而发眩，或溢于肌肤而为肿，或蓄于膀胱而为蓄水。

第316条本证为肾阳衰，阳虚阴盛，水气不化，泛溢为患，浸润肢体而沉重疼痛。水气停于内，膀胱气化不利则小便不利。水饮内停则可致咳、小便不利、下利、呕等。

真武汤温阳利水，其中附子辛热下温肾阳，化气行水，使水有所主，白术健脾燥湿，使水有所制，生姜辛温走表，发散水气，佐附子以助阳，茯苓淡渗利湿，佐白术健脾，利水渗湿，使水邪从小便去，白芍敛阴和营，舒筋止痉，缓急止痛，可限制附子之刚燥，《神农本草经》记载其利小便，而有行阴利水之功。如此组方，温补肾阳，利小便祛水邪。

真武汤是温阳利水之基础方，临床应用以小便不利、肢体沉重或浮肿、舌质淡胖、苔白、脉沉为辨证要点。现代常用于慢性肾小球肾炎、心源性水肿、甲状腺功能减退、慢性支气管炎、慢性肠炎属于脾肾阳虚、水湿内停者。

（2）苓桂术甘汤证

苓桂术甘汤在《伤寒论》及《金匮要略》均有记载。

《伤寒论》第67条云："伤寒若吐、若下后，心下逆满，气上冲胸，起则头眩，脉沉紧，发汗则动经，身为振振摇者，茯苓桂枝白术甘草汤主之。"

《金匮要略·痰饮咳嗽病脉证并治》云："心下有痰饮，胸胁支满，目眩，苓桂术甘汤主之。"

提要：心下痰饮、脾胃气虚、水气上冲的证治。

治法：温阳化饮，健脾利湿；温阳健脾，利水降冲。

方药：茯苓四两，桂枝三两，白术三两，甘草二两。

伤寒误治，损伤脾胃之阳，中阳虚衰不能制水，导致水饮上冲，出现"心下逆满，气上冲胸"；阳虚不能上升，清窍被水饮蒙蔽，故而"起则头眩"。脾阳不足，健运失职，湿滞为饮，痰饮随气升降，停于胸胁则胸胁支满，阻滞中焦，清阳不升则眩晕，上凌于心肺则心悸、短气而咳。

方中茯苓甘淡，健脾燥湿，利水化饮，为君药；桂枝通阳输水走皮，从汗而解，温阳化气、平冲降逆为臣药；白术健脾燥湿，辅助茯苓健脾燥湿，治理生痰之源；甘草补中，辅助桂枝辛甘化阳，温补中土，与白术合用益气健脾，培土制水，还可调和诸药。四药合用，温阳健脾以助化饮，淡渗利湿以平冲降逆，全方温而不燥，利而不峻，标本兼顾，是治疗痰饮的和剂。

2. 真武汤与苓桂苓甘汤的区别

刘渡舟教授认为，苓桂术甘汤证发病关键是"水气上冲"，容易引发心悸、胸闷、短气。真武汤温阳下气，治疗心悸、胸满，利小便以消除水阴，治疗痰饮咳逆。

两方均治心悸，但苓桂术甘汤功在温化痰饮、健脾利湿，适用于中阳不足、饮停心下之心悸，以胸胁支满、目眩头晕或短气而咳、苔白、脉弦滑为辨证要点；真武汤功具温阳利水，适用于脾肾阳虚、水气凌心之心悸，以小便不利、四肢沉重疼痛、恶寒腹痛下利或浮肿、身瞤动、振振欲擗地、苔白不渴、脉沉为辨证要点。

同理，两方均治眩晕，苓桂术甘汤证之眩晕，是中焦升降失常、浊饮不降、清阳不升所致；而真武汤证之眩晕，是肾阳不足，不能温化水饮，水气上犯清空所致。两者皆表现为阳虚，苓桂术甘汤证重在脾阳不足，而真武汤证重在肾阳不足，因此真武汤证的寒症（怕冷）表现比苓桂术甘汤证更为明显。

八、白通加猪胆汁汤证和茯苓四逆汤证中的烦躁有何不同

1. 茯苓四逆汤证

《伤寒论》第 69 条云："发汗，若下之，病仍不解，烦躁者，茯苓四逆汤主之。"

本证是下后阴阳两虚导致的烦躁。伤寒发汗本为正治之法，但过度发汗则会损伤表阳；病不解又用下法，会损伤里阳，从而导致表里阳气俱伤，出现手足逆冷、畏寒蜷卧、汗出湿冷、面白神疲、脉象沉微等症状。

方中加人参，可益气生津，与附子配伍成参附汤，能回阳复脉；配茯苓，可养心安神，益阴除烦，避免单纯使用燥热药物加重烦躁、劫伤阴液。

本方由四逆汤加人参、茯苓组成，原方用于治疗汗下之后病仍不解且又出现烦躁的情况。伤寒发汗、下之，病象本应趋向痊愈，如今不但不解，又增添烦躁，是因汗下伤阳，水气凌心所致。仲景在方中加人参，以补心气、除虚烦、安心神，烦除神安，自然表里和谐。

2. 白通加猪胆汁汤证

《伤寒论》第 315 条云："少阴病，下利脉微者，与白通汤。利不止，厥逆无脉，干呕烦者，白通加猪胆汁汤主之。服汤脉暴出者死，微续者生。"

本证为阴盛戴阳、阴阳格拒。辨证要点是脉微、下利、滑脱不禁、厥逆无脉、面赤。服用白通汤后，本应阳复利止，却反而出现厥逆、无脉，这表明白通汤不仅无效，病情反而加重。

究其原因，辨证的要点在于"干呕，烦"，服药前并无此症状，服药后出现，则并非药不对证，而是因为阴寒太盛，机体对大热之药拒而不纳，所以药入则呕，并由此导致病情加重。此时，应遵循《素问·至真要大论》"甚者从之"的治疗原则，在白通汤中反佐寒药，从阴引阳，消除格拒，因此使用白通加猪胆汁汤。

白通加猪胆汁汤证的烦躁症状，是因为白通汤加猪胆汁、人尿后出现的格阳、戴阳，属于里真寒外假热、物极必反的虚假表象，是阴盛格阳、逼阳

于上的戴阳证，里阳已虚，虚阳扰心，心气不足，心神不宁。治疗时应以反佐之法，从阴引阳，从阳引阴，祛虚烦，挽虚阳，以达到平衡为度。

两者的烦躁均非里热躁扰之大青龙汤证、阳明燥热之实热烦躁，临床应注意鉴别区分。

九、结胸证与阳明腑实证的区别

张仲景在《伤寒论》中以 398 条论脉症，设方 113 个，为后世中医临床创立了辨证论治的基本原则。张仲景辨证论治的基本内涵是根据病因、病症，把握病机发展趋势，针对病机而因势利导，配以最恰当的治方，即方证相应，其中有些相近，临床上容易混淆，临床上需要鉴别，掌握不同特点，现将结胸证与阳明腑实证区分如下：

1. 结胸证与阳明腑实证方证

结胸证和阳明腑实证分别是《伤寒论》太阳病和阳明病中的重要证型。结胸证出自《伤寒论·辨太阳病脉证并治》，该篇连续阐述结胸证的各种情况，并附以施治的原则、方法和方药；阳明腑实证出自《伤寒论·辨阳明病脉证并治》，该篇第一条就论及"胃家实"证，随后逐条阐述阳明病的诊治，至第 208 条详细论述了阳明腑实证的病症、病机和治方。结胸证和阳明腑实证的典型方证是大陷胸汤证和大承气汤证。相关条文如下：

《伤寒论》第 134 条云："太阳病，脉浮而动数，浮则为风，数则为热，动则为痛，数则为虚，头痛，发热，微盗汗出，而反恶寒者，表未解也；医反下之，动数变迟，膈内拒痛，胃中空虚，客气动膈，短气，躁烦，心中懊恼，阳气内陷，心下因硬，则为结胸，大陷胸汤主之。"

《伤寒论》第 137 条云："太阳病，重发汗而复下之，不大便五六日，舌上燥而渴，日晡所小有潮热，从心下至少腹硬满痛不可触近，大陷胸汤主之。"

其本意为太阳病表证未解，因误下致邪气内陷，热邪与水饮结于胸膈，症见心下硬满而痛，按之硬，短气，便结，此为结胸之证，有大陷胸汤。

《伤寒论》第 208 条云："阳明病……有潮热者，此外欲解，可攻里也。手足濈然汗出者，此大便已硬也，大承气汤主之。"

其本意是，邪气入于阳明之腑，邪入化热，热与糟粕相结成燥屎，出现胃肠气滞，腑气不通，故用大承气汤。

2. 结胸证与阳明腑实证的联系与区别

根据张仲景在《伤寒论》中的描述，结胸证和阳明腑实证均有多种表现，仲景在阳明病篇中着重阐述了大承气汤证。历代医家也十分重视这两证，如清代尤在泾非常重视两证的关系与区别，指出："大陷胸与大承气，其用有心下与胃中之分。以此观之，仲景所云心下者，正胃之谓，所云胃中者，正大小肠之谓也，胃为都会，水谷并居，清浊未分，邪气入之，夹痰杂食，相结不解，则成结胸；大小肠者，精华已去，糟粕独居，邪气入之，但与秽物结成燥屎而已，大承气者至肠中燥粪，大陷胸并主心下水食；燥屎在肠中必借驱逐之力，故须枳、朴；水在胃，必食在胃，必兼破饮之长，故用甘遂。且大承气先煮枳、朴，而后内大黄；大陷胸先煮大黄而后内诸药。夫治上者制宜缓，治下制宜急，而大黄生则行速，熟则行迟，盖即一物，而其用又有不同如此。"

大陷胸汤证与大承气汤证的区别主要体现在以下几个方面。

病机不同：大陷胸汤证是热邪与未腐熟的水谷相互搏结；而大承气汤证是热邪与已形成的糟粕相结。

病位不同：大陷胸汤证中热与水谷结于胸膈及胃脘部；大承气汤证是热与宿食结于中、下焦肠道。

病因不同：大陷胸汤证多因太阳表证误下，邪气内陷，与水饮相结而成结胸；大承气汤证是热邪入阳明之腑，与宿食相结。

用药不同：大陷胸汤以甘遂辅佐大黄攻下，主要攻逐未化之水谷；大承气汤用枳实、厚朴辅佐大黄，攻逐结于胃肠的燥屎。

煎药方法不同：大陷胸汤中大黄先下，且煎煮时间相对较长，以遵循治上焦宜缓的原则；大承气汤后下大黄，取其生用，以发挥急下存阴的功效。

综上所述，二者在症状上的鉴别要点如下：

主症方面：大承气汤证一般表现为腹胀满痛，但腹部不硬，按之疼痛程度相对较轻；大陷胸汤证腹部按之疼痛剧烈，甚者手不可近腹。

伴症方面：大承气汤证因燥与热结，故舌苔黄燥或焦黑起刺，口渴引饮，全身汗出或手足濈然汗出；大陷胸汤证为热与水结，舌苔黄腻或兼滑，口不渴或渴而饮少，饮入不适，热为水遏而上蒸，仅出现但头汗出或汗出齐腰。

此外，大陷胸汤证常出现小便少而短的症状；大承气汤证一般无此症状，只有当燥结严重伤阴时，才会出现小便短少，此时多伴有脉细、舌质干甚至剥苔，可与大陷胸汤证相鉴别。

同理，大陷胸汤证脉涩是因为水结易阻滞气机；阳明燥结脉多滑，若重证出现脉涩，是因为兼有阴枯，也可通过上述脉舌表现进行鉴别。

3. 大陷胸汤和大承气汤的临床应用

明确诊断：类似结胸证和阳明腑实证的疾病，其胸腹硬痛、拒按的症状容易与西医急腹症混淆。因此，遇到此类病证，应借助现代临床辅助检查仪器，排查是否存在胃穿孔、阑尾炎、胆结石等疾病。

详辨病机：明确外感发热处于太阳表证阶段还是阳明入里阶段，判断是热与水谷相结于中上焦，还是与糟粕结于中下焦。

精准用药：以大黄为君药，合理选用臣使药物。大陷胸汤证以泻水为关键，可选用葶苈子、瓜蒌等，不用甘遂；大承气汤证以泻腹中之实为要，当用枳实、厚朴或其他除满药物。用药需中病即止，避免过度攻伐。

顾护胃气：二者病情来势往往较为凶猛，容易损伤胃气，在攻伐的同时，必须注重顾护胃气。

第六章

伤寒类方研究

一、白虎汤及类方

1. 方证特点

（1）白虎汤证

白虎汤为清热剂，具有清气分热、清热生津之功效，主治阳明气分热盛证。气分有热，故而可见壮热面赤、烦渴引饮、大汗出、脉洪大有力等症状。因无大便秘结，不属于腑实证；无头痛恶寒，也不属于经表证，因此将其称为阳明病热证更为适宜。临床常用于治疗感染性疾病，如大叶性肺炎、流行性乙型脑炎、流行性出血热、牙龈炎以及小儿夏季热等属气分热盛者。相关原文如下：

《伤寒论》第176条云："伤寒，脉浮滑，以表有热，里有寒，白虎汤主之。"

《伤寒论》第219条云："三阳合病，腹满身重，难以转侧，口不仁，面垢，谵语遗尿。发汗则谵语。下之则额上生汗，手足逆冷。若自汗出者，白虎汤主之。"

《伤寒论》第350条云："伤寒脉滑而厥者，里有热，白虎汤主之。"

药物组成：石膏一斤（碎），知母六两，炙甘草二两，粳米六合。

煎服方法：上四味，以水一斗，煮米熟汤成，去滓，温服一升，日三服。

方义分析：本方原为阳明经证的主方，后成为治疗气分热盛的代表方。本证由伤寒化热内传阳明经所致。里热炽盛，所以壮热不恶寒；胃热津伤，故而烦渴引饮；里热蒸腾、逼津外泄，则汗出；脉洪大有力是热盛于经的表现。气分热盛，但未形成阳明腑实，所以不宜攻下；热盛津伤，又不能单纯用苦寒直折之法。

方中石膏辛甘大寒，入肺、胃二经，能清阳明气分之热，透热出表，用量大且药力专，以清除阳明气分之热，为君药；知母苦寒质润，可滋肺肾之阴而生津液润燥，还能协助石膏清肺胃热。炙甘草补中益气，粳米养胃以滋化源，益胃生津，同时制约石膏、知母的峻猛之性，保护胃气。

临床应用：本方用于治疗热邪充斥表里所致的身大热、大汗出、胸中烦热、面红而垢、气粗身重、口鼻气热、尿短赤、不恶寒但恶热，病重时鼻鼾、语言难出、神志昏沉、颈项强掩、或谵语遗尿、心烦，或身发热而四肢厥冷，舌面干，苔少或黄燥，或白糙，或干黑有芒刺，脉洪大或滑数有力等症状。

（2）白虎加人参汤证

相关原文：

《伤寒论》第168条云："伤寒若吐若下后，七八日不解，热结在里，表里俱热，时时恶风，大渴，舌上干燥而烦，欲饮水数升者，白虎加人参汤主之。"

《伤寒论》第169条云："伤寒无大热，口燥渴，心烦，背微恶寒者，白虎加人参汤主之。"

《伤寒论》第170条云："伤寒脉浮，发热无汗，其表不解，不可与白虎汤。渴欲饮水，无表证者，白虎加人参汤主之。"

《伤寒论》第222条云："若渴欲饮水，口干舌燥者，白虎加人参汤主之。"

本方适宜阳明热盛津伤证治。

药物组成：石膏一斤（碎），知母六两，炙甘草二两，粳米六合，人参三两。

煎服方法：以上五味，加水一斗，煮米熟汤成，去滓，温服一升，日三服。

功效主治：本方具有清热、益气、生津之功，主治气分热盛、气阴两伤证。人参既能补脏阴，又能益脾肺之气，气足则津生，所以加人参可止渴生津，又能益气保元。

（3）竹叶石膏汤证

相关原文：《伤寒论》第397条云："伤寒解后，虚羸少气，气逆欲吐，竹叶石膏汤主之。"

药物组成：竹叶两把，石膏一斤，半夏半升（洗），麦门冬一升（去心），人参二两，甘草二两，粳米半升。

煎服方法：上七味，以水一斗，煮取六升，去滓，内粳米，煮米熟汤成，去米，温服一升，日三服。

功效主治：本方适用于热病后期，出现气阴两伤，表现为形体消瘦、身热无汗、口渴喜饮、虚烦少气、不欲饮食、恶心欲吐等症状，舌红，或干瘦少苔，脉虚无力或兼数。

方中竹叶甘淡而寒，能使水津上奉，虚热下行；石膏辛寒，清热生津；人参益气生津；炙甘草补中扶虚；麦冬甘寒，滋补胃液；半夏降逆止呕；粳米平补而滋胃气，全方清热而不伤胃，补虚而不滞邪。

2.方证区别与联系

白虎汤证、白虎加人参汤证、竹叶石膏汤证的发生发展过程，是一个由实至虚、由盛转衰的过程，本质都是里热亢盛导致气随津脱、阳随液散。其区别在于病机中里热、津液与阳气的盛衰情况。白虎汤证病机为里热亢盛、津气略损；白虎加人参汤证是热盛津亏，津伤较重，白虎汤证原本无大汗出，但进一步发展，里热持续灼伤津液，导致津亏严重；竹叶石膏汤证病机为余热未清，气津两伤，胃气上逆，其中气津两伤与胃气虚弱是主要矛盾。

在药物组成与功效侧重上，白虎汤中石膏为君药，与知母配伍，以苦寒直折之法清肺胃之热，粳米、甘草固护脾胃，以寒凉清热为主导；白虎加人参汤在白虎汤基础上加人参，在清热泻火的同时补气生津；竹叶石膏汤虽用石膏清热并与粳米配伍，但用竹叶代替知母，清热之力减弱，且粳米用量比前两方更大，以健脾为主，清热为辅，同时加入麦冬，与人参相伍，健脾生津，加入半夏平逆止呕，和胃降气。

二、半夏厚朴汤及类方

《金匮要略·妇人杂病脉证并治第二十二》云："妇人咽中如有炙脔，半夏厚朴汤主之。"所谓"炙脔"，即炒肉，形容其症状如同有炒肉黏附于咽，吐之不出，吞之不下，形似梅核，故又称梅核气。

1.方证特点

（1）半夏厚朴汤方证

因精神刺激引发的咽喉异物感，表现为咽中如有物阻，咳吐不出，吞咽不下，伴有胸闷气塞感，还可能出现咳嗽气喘、痰多胸闷，或腹胀、呕吐恶心、食欲不振等症状。舌苔多厚腻、白腻，口内黏腻，脉弦缓或弦滑。

药物组成：半夏一升，厚朴三两，茯苓四两，生姜五两，干苏叶二两。

煎服方法：上五味，以水七升，煮取四升，分温四服，日三夜一服。

方义分析：半夏厚朴汤为理气剂，具有行气散结、降逆化痰之功。本方证多因痰气郁结于咽喉所致。情志不遂，肝气郁结，肺胃失于宣降，津液不布，聚而为痰，痰气相搏，结于咽喉，所以出现咽中如有物阻、咳吐不出、吞咽不下的症状；肺胃失于宣降，还会导致胸中气机不畅，出现胸胁满闷或咳嗽喘急或恶心呕吐等症状。

气不行则郁不解，痰不化则结难散，故采用行气散结、化痰降逆之法。方中半夏辛温入肺胃，化痰散结，降逆和胃，为君药；厚朴苦辛性温，下气除满，协助半夏散结降逆，为臣药；茯苓甘淡渗湿健脾，以助半夏化痰；生姜辛温散结，和胃止呕，且能制约半夏之毒；苏叶芳香行气，理肺疏肝，助厚朴行气宽胸、宣通郁结之气，共为佐药。

全方辛苦合用，辛以行气散结，苦以燥湿降逆，使郁气得疏，痰涎得化，痰气郁结之梅核气自除。《医宗金鉴》认为此病由七情郁气凝涎而生，所以用半夏、厚朴、生姜辛以散结，苦以降逆，茯苓佐半夏以利饮行涎，紫苏芳香以宣通郁气，气舒涎去，病自然痊愈。

（2）小半夏加茯苓汤

相关原文：

《金匮要略·痰饮咳嗽病脉证并治第十二》云："卒呕吐，心下痞，膈间有水，眩悸者，小半夏加茯苓汤主之。"

《金匮要略·痰饮咳嗽病脉证并治第十二》云："先渴后呕，为水停心下，此属饮家，小半夏加茯苓汤主之。"

药物组成：半夏一升，生姜半斤，茯苓三两（一法四两）。

煎服方法：上三味，以水七升，煮取一升五合，分温再服。

方证分析：小半夏加茯苓汤与半夏厚朴汤相比，少了治疗气滞的厚朴及紫苏，增加了生姜的用量至半斤，同时配合善于治疗眩悸、又能逐饮的茯苓，以增强化饮的力量，渗湿利水，给饮邪以出路，从而使悸眩止而痞消。本方证属太阴病证。

（3）小半夏汤

相关原文：

《金匮要略·痰饮咳嗽病脉证并治第十二》云："呕家本渴，渴者为欲解，今反不渴，心下有支饮故也，小半夏汤主之。"

《金匮要略·黄疸病脉证并治第十五》云："黄疸病，小便色不变，欲自利，腹满而喘，不可除热，热除必哕，哕者，小半夏汤主之。"

《金匮要略·呕吐哕下利病脉证治第十七》云："诸呕吐，谷不得下者，小半夏汤主之。"

药物组成：半夏一升，生姜半斤。

煎服方法：上二味，以水七升，煮取一升半，分温再服。

方证分析：此方由小半夏加茯苓汤去茯苓组成，生姜仍用半斤，与善于降逆止呕的半夏配伍，所以本方善于止呕。《金匮要略方义》称本方为"治疗痰饮及胃气上逆所致呕吐的基础方"。本方还可治疗咳逆倚息、短气不得卧、其形如肿的支饮。本方证属太阴病证。

（4）大半夏汤

相关原文：《金匮要略·呕吐哕下利病脉证治第十七》云："胃反呕吐者，大半夏汤主之。"《备急千金要方》云：治胃反不受食，食入即吐。《外台秘要》云：治呕心下痞硬者。

药物组成：半夏二升（洗完用），人参三两，白蜜一升。

煎服方法：上三味，以水一斗二升，和蜜扬之二百四十遍，煮取二升半，温服一升，余分再服。

方证分析：此方由小半夏汤去生姜，加健胃补虚的人参及白蜜组成，半夏用量在《伤寒论》所有方剂中最大，达到二升，用以增强降逆、化痰、止呕之功，另加人参健胃补虚，白蜜甘润缓中。用于治疗胃反呕吐、朝食暮吐、暮食朝吐且心下痞硬者。此方证中"呕"的症状比较严重。本方证属太阴病证。

2. 方证区别与联系

半夏厚朴汤证病机为痰凝气滞，以咽部异物感为主症，多由情志郁结、气机不畅、痰浊凝聚、阻于咽喉所致；小半夏汤证与小半夏加茯苓汤证，两证同属膈间或心下支饮，均以胃气上逆而致的呕吐为主症，但小半夏汤证临床可见不渴，病机属寒多饮少；大半夏汤证病机为中焦虚寒，以胃反呕吐为主症，脾胃失职，食谷不下，反而上逆为呕吐。

小半夏汤与小半夏加茯苓汤同用半夏、生姜散寒化饮降逆止呕，小半夏汤证寒饮较轻，故不用茯苓利水化饮；小半夏加茯苓汤证临床可见心下痞、眩晕、心悸，提示寒饮俱重，故加茯苓利水宁心镇悸。大半夏汤中半夏用量是其他三方的两倍，由此推测其呕吐症状最重，且方中有人参、白蜜，虚证表现最为突出。半夏厚朴汤可看成小半夏加茯苓汤加厚朴、干苏叶组成，重在理气散结。

三、半夏泻心汤及类方

泻心汤类方主要治疗以心下痞为基本特征的病证。在《伤寒论》中有 5 个泻心汤，包括半夏泻心汤、生姜泻心汤、甘草泻心汤、大黄黄连泻心汤、附子泻心汤，以及 4 个类方，分别是旋覆代赭汤、黄连汤、干姜黄连黄芩人参汤、厚朴生姜半夏甘草人参汤。泻心汤集中体现了中医学寒热并用、消补兼施、升降相因的思想。

半夏泻心汤出自《伤寒论》与《金匮要略》，是治疗痞证的基础方剂。《伤寒论》第 149 条记载："但满而不痛者，此为痞。"精准概括了痞证的基本症状特征。痞证又被称作"痞满""心下痞"，主要表现为上（胸）腹胃脘部满闷不适，通常触之无明显包块，按之柔软，按压时无疼痛感。

1.方证特点

（1）半夏泻心汤

《伤寒论》第 149 条提到："伤寒五六日，呕而发热者，柴胡汤证具，而以它药下之，柴胡汤证仍在者，复与柴胡汤。此虽已下之，不为逆，必蒸蒸而振，却发热汗出而解……但满而不痛者，此为痞，柴胡不中与之，宜半夏泻心汤。"《金匮要略·呕吐哕下利病脉证治第十七》指出："呕而肠鸣，心下痞者，半夏泻心汤主之。"

其药物组成及用法为：半夏半升（洗），黄芩三两，干姜三两，人参三两，黄连一两，大枣十二枚，甘草（炙）三两。上七味，以水一斗，煮取六升，去滓，再煮取三升，温服一升，日三服。

小柴胡汤证，因误下导致邪气内陷，寒热水火相互交结于中焦，致使气机升降失常，进而形成心下痞满、呕吐、肠鸣下利等诸多症状。其临床症状主要有三个表现，即呕逆、下利、痞满；主治病机要素为脾寒、胃热、中气虚。

针对该证候采取的治法依次为辛开、苦降、补益脾胃；依据治法确立的方剂药物配对，依次为半夏与干姜，黄芩与黄连，人参、炙甘草及大枣。方中半夏和胃消痞、降逆止呕，为主药；黄连、黄芩苦降泄热；干姜配半夏辛温开结散寒；人参、大枣、炙甘草甘温益气调中，以恢复中焦气机的升降功能。诸药配伍，辛开苦降，寒温并用，畅达气机，化湿泄热，散结消痞。

（2）生姜泻心汤

《伤寒论》第157条记载："伤寒汗出，解之后，胃中不和，心下痞硬，干噫食臭，胁下有水气，腹中雷鸣下利者，生姜泻心汤主之。"

生姜泻心汤是在半夏泻心汤的基础上，另加生姜四两，同时将干姜的用量减为一两而成。其煎服法与半夏泻心汤相同。

本方证的成因是伤寒虽经汗出而解，但汗出损伤了中气，导致脾胃运化失常，食物不能消化，水饮食湿在体内结聚，呈现寒热错杂之象，气机失调，水湿聚集后下注肠间，从而引发心下痞硬、干呕食臭、肠鸣下利等症状。"心下痞硬"是因为邪结阻滞较为严重，且兼有水饮食滞。

脾胃虚弱，消化能力减弱，升降功能失职，使得水谷无法正常运化，清浊相互干扰，气逆向上则出现干噫食臭，迫于下则导致肠鸣下利，正如《内经》所说："清气在下，则生飧泄，浊气在上，则生䐜胀。"

脾胃是后天之本，也是气机升降的枢纽，气机升降失常，阻滞于心下就形成了痞证，所以治疗痞证的关键在于恢复气机的升降。在脾寒、胃热、中气虚的证候要素基础上，又增加了水饮食滞的证候要素；针对这些证候要素，治法为辛开、苦降、补益脾胃以及散水消食；方剂中重用生姜作为君药，生姜性辛温，能开胃气、辟秽浊、散水气，是散水消食的方剂要素，与水饮食滞的证候要素相对应。

生姜泻心汤是半夏泻心汤另加生姜四两，而减干姜量为一两而成。重用生姜以温胃止呕、宣散水饮，为主药；与半夏配伍，可降逆化饮和胃；半夏、干姜与黄芩、黄连配伍，辛开苦降以散结消痞。人参、大枣、甘草健脾益胃，以恢复中焦升降之职。诸药合用，可达到调和寒热、宣散水饮、和胃消痞的功效。

（3）甘草泻心汤

《伤寒论》第158条记载："伤寒中风，医反下之，其人下利日数十行，谷不化，腹中雷鸣，心下痞硬而满，干呕，心烦不得安。医见心下痞，谓病不尽，复下之，其痞益甚，此非结热，但以胃中虚，客气上逆，故使硬也，甘草泻心汤主之。"《金匮要略·百合狐惑阴阳毒病脉证治第三》记载："狐惑为病，状如伤寒……蚀于喉为惑，蚀于阴为狐……蚀于上部则声喝，甘草泻心汤主之。"

甘草泻心汤是半夏泻心汤重用炙甘草至四两而成。煎服法与半夏泻心汤相同。

原本为生姜泻心汤证，因反复误下，导致痞满程度加重。反复误下致使脾胃俱虚，外邪内陷，寒热在中焦内结，气机升降失常，清阳不升，脾胃不能腐熟运化水谷，水谷不化，清浊相混，下注肠道，所以出现肠鸣下利；浊阴不降，中焦气机不畅，则导致心下痞满。

本证见"干呕心烦不得安"，属于上热表现；下见"其人下利日数十行""谷不化""腹中雷鸣"，属于下寒表现，且此证的下利比生姜泻心汤证更为严重，反映出脾胃虚弱的程度进一步加重，这是本证的主要特征。甘草泻心汤重用炙甘草至四两，意在缓急。方中重用炙甘草以泻心除烦、健胃安中、缓和逆气，为主药；人参、大枣补中缓急；半夏降逆止呕，又协助炙甘草和胃散结。诸药合用，辛开苦降，共同起到缓中降逆、泻痞除烦的作用。

（4）大黄黄连泻心汤

《伤寒论》第154条记载："心下痞，按之濡，其脉关上浮者，大黄黄连泻心汤主之。"第164条记载："伤寒大下后，复发汗，心下痞，恶寒者，表未解也。不可攻痞，当先解表，表解乃可攻痞。解表宜桂枝汤，攻痞宜大黄黄连泻心汤。"

大黄黄连泻心汤的药物组成是大黄二两、黄连一两。

上二味，以麻沸汤二升渍之，须臾，绞去滓。分温再服。

大黄黄连泻心汤是治疗热痞证的主方。《伤寒论》中提到此证"关上浮"，关脉候脾胃，浮为阳脉，关部出现阳热之脉，说明中焦有热而痞塞不通，形成气痞之证，无实邪阻滞，病在气分，治疗应当采用苦寒直折之法。

方由大黄、黄连两味药组成，据林亿所注及《千金翼方》记载，方中应有黄芩以增强泄热之力。

本证的证候要素为热邪痞塞心下，对应的治法为泄热消痞。大黄苦寒，能泄热和胃开结；黄连苦寒，可清心胃之火，二药相辅相成，善于消除心下无形的热痞气结；若再配伍黄芩苦寒之性，泄热力更强，使中焦邪热消除则痞证自消。用麻沸汤浸泡药物片刻，取其轻扬之性以泻心消痞而不伤胃。

（5）附子泻心汤

《伤寒论》第155条记载："心下痞，而复恶寒汗出者，附子泻心汤主之。"

大黄二两，黄连一两，黄芩一两，附子一枚。

上四味，切三味，以麻沸汤二升渍之，须臾，绞去滓，内附子汁。分温再服。

附子泻心汤是为治疗热痞兼卫阳不足而设，热邪痞结于上，阳虚于下，卫气不能固护肌表，所以出现恶寒汗出。此方是在大黄黄连泻心汤的基础上加附子而成。此方的证候要素为热邪痞结心下与卫阳不足，对应的治法为泄热消痞及扶阳固表。

方中以大黄黄连泻心汤，即大黄、黄连、黄芩三味苦寒之药，清中焦郁结之邪热，消痞除满，是泄热消痞的方剂要素，与热邪痞结心下的证候要素相对应；附子辛热，温经扶阳固表，是扶阳固表的方剂要素，与卫阳不足的证候要素相对应。

泄热消痞方剂要素与扶阳固表方剂要素叠加配伍，既能全面兼顾病情，又能使各药发挥其独特功效。三黄用开水泡取药味，轻扬清热，附子煎浓汁厚味扶阳，寒热并用，补泻各显其功。

（6）旋覆代赭汤

《伤寒论》第161条记载："伤寒发汗，若吐若下，解后心下痞硬，噫气不除者，旋覆代赭汤主之。"

旋覆花三两，人参二两，生姜五两，代赭石一两，半夏半升，大枣十二枚。

以上七味药，用水一斗，煮取六升，去滓，再煎取三升。温服一升，一日三次。

旋覆代赭汤主治痰饮痞结、胃虚气逆之类的痞证。此为误下后表邪已解，痰饮痞塞心下，胃气因虚上逆，导致心下痞硬、噫气不除之证。

汪琥认为："此噫气，较前生姜泻心汤之干噫不同，是虽噫而不至食臭，故知其为中气虚也。"

本方是在生姜泻心汤中，去掉干姜、芩、连三味，加入旋覆花、代赭石二味而成。其证候要素为痰阻、气逆、中气虚，对应的治法为化痰散结、降逆下气、补益脾胃。针对气逆，旋覆花温能散结、咸能软坚，其气下行以降气逆、除胁下胀满，配合少量代赭石镇肝降逆，以平土虚肝木之乘，与旋覆花共同发挥降逆下气之效；针对痰阻，以小半夏汤中的半夏、生姜辛开温通散结，使痰祛饮化，气机通畅则痞证消除；针对中气虚，以人参、大枣、炙甘草补益脾胃。由此可见，方中旋覆花与代赭石为降逆下气的要素，半夏、生姜为化痰散结的要素，人参、大枣、炙甘草为补益脾胃的要素。

（7）黄连汤

《伤寒论》第173条记载："伤寒胸中有热，胃中有邪气，腹中痛，欲呕者，黄连汤主之。"

黄连三两，甘草三两，干姜三两，桂枝三两，人参二两，半夏半升，大枣十二枚。

上七味，以水一斗，煮取六升，去滓。温服，昼三夜二。

黄连汤是半夏泻心汤去黄芩、加桂枝、增加黄连用量而成，用于治疗上热下寒、腹痛欲呕之证，也属于辛开苦降之法。《医宗金鉴》说："此热邪中于上焦，寒邪中于下焦，阴阳不相入，失其上下升降之常也。"概括了该方的基本病机。

此方的证候要素有四个：胸热即胃热而气逆、腹寒即脾寒而气滞、中气虚、寒热分居而未结于中，所以无心下痞满。对应的治法分别为清上、温下、补益脾胃、交通阴阳。针对证候要素确立的方剂要素如下：针对胃热，以黄连苦寒清其在上之热；针对脾寒，以半夏、干姜散寒降逆，温其在下之寒；针对中气虚，以人参、大枣、炙甘草补脾和中；针对寒热分居，以桂枝温通经脉，交通上下寒热阴阳。由此可见，清上的要素为黄连，温下的要素为半夏、干姜，补益脾胃的要素为人参、大枣、炙甘草，交通阴阳的要素为桂枝。

（8）干姜黄连黄芩人参汤

《伤寒论》第359条记载："伤寒，本自寒下，医复吐下之，寒格，更逆吐下，若食入口即吐，干姜黄连黄芩人参汤主之。"

干姜、黄连、黄芩、人参各三两。

上四味，以水六升，煮取二升，去滓。分温再服。

伤寒应以汗解，若用寒药攻下，会使邪陷于里，这种情况不可吐下，医者反复吐下，因而出现寒格。寒格指的是上热下寒的证候，也就是说，伤寒则上有热，本自寒下则下有寒，这里的下寒证当指其人本有微溏的一类下寒证。

再逆用吐下之法，邪热内陷则上焦更热，损伤中气则下焦更寒。假若食物入口即吐，则应当用本方治疗。本方是半夏泻心汤去掉半夏、甘草、大枣，所以其主治与半夏泻心汤有相似之处，具有消痞止吐、温中强壮的作用。

（9）厚朴生姜半夏甘草人参汤

《伤寒论》第66条记载："发汗后，腹胀满者，厚朴生姜半夏甘草人参汤主之。"

厚朴半斤（炙，去皮），生姜半斤（切），半夏半升（洗），甘草二两，人参一两。

上五味，以水一斗，煮取三升，去滓，温服一升，日三服。

不当发汗或发汗过多后，脾胃气伤，运化失职，气滞不通，壅滞而作胀满，运化失职还会导致湿浊内生，阻滞气机而作满胀，所以治疗应以温运行气、健脾胃而除胀满。其病机特点是胃阳不足，气机壅滞。厚朴苦温，行气消胀，化湿除满；生姜辛温宣散，辛以通阳，温胃散寒，与半夏相须为用，温散寒饮，和胃降浊，两者与厚朴配伍，苦降辛开，温阳行气，使泄满消胀作用增强；但因为所治之胀是由脾虚气滞所致，若只消不补，脾气难以恢复，邪气易于聚集，所以配甘草、人参甘温益脾，补健中州。

诸药相合，既能补气健脾消胀满，又能化饮和胃除呕逆，达到消而不伤、补而不滞的效果，是一味良方。

2. 方证区别与联系

半夏泻心汤以半夏为主药，其主治以痞满为主，用于治疗干呕或呕吐、肠鸣下利等胃气上逆之痞证；生姜泻心汤减少干姜用量，加大生姜用量，增强了宣散水饮的力量，其主治症状以肠鸣为主，用于治疗干噫食臭、腹中雷鸣、下利等胃中水饮停蓄之痞证；甘草泻心汤重用炙甘草，调中补虚的力量较强，其主治症状以下利频繁为主，用于治疗痞满、干呕、肠鸣下利、谷不化、心烦不得安等胃虚气结夹湿之痞证。

呕而肠鸣，心下痞硬，是三泻心汤共有的症状，也是半夏泻心汤主治的症状。因为有干噫食臭的症状，所以加生姜，用治生姜泻心汤证；因为下利日数十行，谷不化，心烦不得安，所以增量甘草，用治甘草泻心汤证。由此可以看出，半夏泻心汤证的重点是呕，生姜泻心汤证的重点是干噫食臭，甘草泻心汤证的重点为心烦不得安，这是三泻心汤证的特殊之处。

除生姜泻心汤加了一味生姜外，三方的药味都相同。其症状表现都有"心下痞""下利"，从"干呕、肠鸣"到"腹中雷鸣、干呕食臭"，再到"下利日数十行，谷不化"，症状由轻至重。其病理反映了胃气虚弱、寒热错杂及气机逆乱的程度在不断加深，病情逐渐加重。

因此，主药的选择及剂量也相应变化。三方中芩、连、姜、夏、参、枣、草并用，配伍精当。方中芩、连清泄中焦邪热；姜、夏辛降逆祛湿；参、枣、草补中缓急，体现了辛开苦降、寒温并用、补泻兼施的方证对应关系。

旋覆代赭汤证的心下痞硬，与三泻心汤证相同，噫气与生姜泻心汤证相同，但无呕而肠鸣、下利等症状。

大黄黄连泻心汤与附子泻心汤主要治疗热痞，大黄黄连泻心汤，用于治疗心烦、心下痞、按之濡、关脉浮、便秘者。

附子泻心汤用于热痞兼有轻度阳虚者，治疗心烦、心下痞、按之濡、关脉浮、便秘、恶寒、汗出者。

黄连汤证以腹痛为主症，伴有欲呕或心胸烦热，寒热异位，胸热与胃寒较为突出，而中虚并不明显。

干姜黄连黄芩人参汤，用于治疗心烦、心下痞硬、食入即吐者，本方是三泻心汤的基本方，三泻心汤是本方的加味方。

厚朴生姜半夏甘草人参汤，治疗脾虚气滞之腹胀，其重点是气机不畅、有形之气上逆。

综上所述，半夏泻心汤及类方，方证各异，既有区别，又有联系，只有学习掌握方证要点，才能更好地应用于临床。

四、柴胡剂类方

小柴胡汤是治疗少阳病证的基础方，具有和解少阳之效，属于和解之剂。《伤寒论》中关于柴胡汤类方的条文有 17 条之多，涉及方剂共计 7 方，其中以小柴胡汤为代表。各方证之间既有自身特点，又相互联系，现整理如下：

1. 方证特点

（1）小柴胡汤证

小柴胡汤在《伤寒论》《金匮要略》中主要用于治疗伤寒中风少阳证，症状表现为往来寒热、胸胁苦满、默默不欲饮食、心烦喜呕、口苦、咽干、目眩、脉弦，或伴有腹中痛，或胁下痞硬，或渴，或咳，或心下悸，或小便不利，或汗后余热不解，以及春月时嗽、疟发寒热、妇人伤寒热入血室等，是治疗少阳病的主方。

《伤寒论》第 96 条记载："伤寒五六日，中风，往来寒热，胸胁苦满，默默不欲饮食，心烦喜呕，或胸中烦而不呕，或渴，或腹中痛，或胁下痞硬，或心下悸，小便不利，或不渴，身有微热，或咳者，小柴胡汤主之。"

柴胡半斤，黄芩三两，人参三两，甘草三两，半夏半升，生姜三两，大枣十二枚。

本方集辛、苦、甘味于一方，柴胡味薄气升，善于开郁结，宣畅气机，助胆升阳，因此可疏解少阳。黄芩苦寒，降中有升，能清少阳相火，降少阳逆气。柴胡、黄芩相配合，既能清解少阳经腑之邪热，又能疏利肝胆气机，外透内泄，疏清并举，使气郁得通，火郁得发，枢机畅达，柴胡为和解少阳、表里之主药。

半夏、生姜有三重作用：其一，调和胃气，降逆止呕，且凭借其辛散之性，辅助柴胡透达经中之邪；其二，与黄芩配伍，辛开苦降，调和胆胃；其三，辛温升散，协助柴胡升发透邪。人参、甘草、大枣益气调中，扶正祛邪，鼓舞胃气以增强少阳枢转之力，使脾胃不受肝木之害，同时补养脾胃，杜绝少阳之邪内传的途径。

诸药配伍，兼顾少阳经腑与脾胃，使气郁得以疏解，火郁得以发散，枢机自然通利。

（2）人柴胡汤

《伤寒论》第103条记载："伤寒太阳病，过经十余日，反二三下之，后四五日，柴胡证仍在者，先与小柴胡汤。呕不止，心下急，郁郁微烦者，为未解也，与大柴胡汤下之，则愈。"

大柴胡汤主治少阳郁热兼阳明里实之证。本方是在小柴胡汤的基础上去掉人参、甘草，加入大黄、枳实、芍药而成。因邪实而正气尚未大虚，考虑到"甘令人满"，人参、甘草易致气机壅滞，故去除；加入大黄、枳实以泄热通腑。

为防止泻下太过损伤正气，所以保留大枣。方中柴胡、黄芩和解少阳之邪；大黄、枳实通泻阳明之实；芍药柔肝缓急，于土中伐木，可敛阴和营，缓解腹中拘急疼痛；重用生姜，与半夏相配能止呕，又可制约大黄的峻猛泻下之力，与大枣相伍能补脾生津，调和营卫。八味药相互配合，共同构成和解少阳兼泻阳明之剂。

本方虽为少阳阳明并病而设，但因少阳之邪未全入里，故大黄仅用二两，且无芒硝，同时尚有生姜、大枣以顾护脾胃。由此可见，本方重在和解少阳，以通下阳明为辅。对于胆胃热实、气机受阻、疏泄不利，病位偏于身体两侧的急性疼痛等病症，应用本方均可获得满意的疗效。

（3）柴胡加芒硝汤

柴胡加芒硝汤见于《伤寒论》第104条："伤寒十三日不解，胸胁满而呕，日晡所发潮热，已而微利。此本柴胡证，下之以不得利，今反利者，知医以丸药下之，此非其治也。潮热者，实也。先宜服小柴胡汤以解外，后以柴胡加芒硝汤主之。"

柴胡加芒硝汤亦主治少阳阳明合病，但柴胡加芒硝汤证因前医误下伤正，出现下后微利的情况，故不可使用大柴胡汤，应先以小柴胡汤和解少阳。

本方由小柴胡汤加芒硝组成，小柴胡汤药量取原量三分之一，加芒硝二两，保留人参、甘草以益气扶正，加芒硝泻下除热、软坚润燥和胃，不取大柴胡汤之大黄、枳实以攻破积滞。其病机为正气已虚、里实未甚，是少阳、阳明兼治之剂。

（4）柴胡桂枝汤

柴胡桂枝汤见于《伤寒论》第 146 条："伤寒六七日，发热，微恶寒，支节烦疼，微呕，心下支结，外证未去者，柴胡桂枝汤主之。"

本证病机为邪犯少阳，太阳表证未解。本方由小柴胡汤和桂枝汤各用半量组成，功能和解少阳，兼以解表。

本方用小柴胡汤和解少阳枢机，扶正达邪，以解少阳之邪；取桂枝汤调和营卫，发表解肌，以散太阳未尽之表邪，寒热并用，攻补兼施。因太阳、少阳之证俱微，故各取原量之半，是内和少阳、外解太阳之法，为兼治太阳和少阳两经病之轻剂，所以临床应用颇为广泛。

（5）柴胡桂枝干姜汤

柴胡桂枝干姜汤见于《伤寒论》第 147 条："伤寒五六日，已发汗而复下之，胸胁满微结，小便不利，渴而不呕，但头汗出，往来寒热，心烦者，此为未解也，柴胡桂枝干姜汤主之。"

本方由小柴胡汤减人参、大枣、半夏、生姜，加桂枝、干姜、瓜蒌根、牡蛎而成。方名柴胡桂枝干姜汤，与大柴胡汤鉴别，一方证为少阳热化而胃实证，另一方证兼少阳寒化而脾寒证，亦可见少阳为病影响脾胃而有寒热虚实的不同表现。

本证除少阳郁热外，兼有脾虚寒。本方用柴胡、黄芩和解少阳，清解少阳郁热，因渴而不呕，故去温燥之半夏、生姜；桂枝温经通阳，干姜温补脾胃，炙甘草和中，实寓桂枝甘草汤、甘草干姜汤之意，以振奋中阳，起到温通散寒、温肺化饮的功效；瓜蒌根滋液生津，牡蛎软坚散结。

诸药合用，寒温并用，攻补兼施，共奏疏理肝胆、温脾阳、兼顾阴津之功，可少阳、三焦并治，肝脾同调。

（6）柴胡加龙骨牡蛎汤

柴胡加龙骨牡蛎汤见于《伤寒论》第 107 条："伤寒八九日，下之，胸满烦惊，小便不利，谵语，一身尽重，不可转侧者，柴胡加龙骨牡蛎汤主之。"

柴胡加龙骨牡蛎汤治疗少阳胆腑及三焦受病，胆热内郁，邪气弥漫三焦，阳气被郁，心神受扰，三焦水道决渎失调，呈现表里俱病、寒热虚实互见之证。治以和解少阳，通阳和表，泄热清里，重镇安神。

本方由小柴胡汤去甘草，加桂枝、茯苓、大黄、龙骨、牡蛎、铅丹而成。因邪入少阳，故用小柴胡汤以和解枢机，扶正祛邪，转运枢机，畅达三焦；加桂枝、茯苓，以助太阳气化而行津液，通利三焦而利小便；加大黄以泄阳明之热，和胃气而止谵语；加龙骨、牡蛎、铅丹以重镇理怯而安神明，止烦惊；因邪热弥漫全身，故去甘草之缓。诸药相合，使少阳枢机得利，三焦通达，气化以行，里热得清，神明得安，诸证悉除。

（7）四逆散

四逆散见于《伤寒论》第318条："少阴病，四逆，其人或咳，或悸，或小便不利，或腹中痛，或泄利下重者，四逆散主之。"

本条首冠"少阴病，四逆"，明确指出本证以四逆为主症。然而，此证之四逆，并不伴见恶寒蜷卧、下利清谷、脉微细等全身虚寒症状，且主以四逆散，故其病机为少阴枢机不利，阳气郁遏在里，不能透达于四末。因阳郁而致四逆，所以其程度较轻，仅表现为手足不温或指头微寒，故治当以四逆散疏畅气机，透达郁阳，使阳气疏通，达于四末，则其四逆可除。

方中用柴胡、枳实解郁开结以疏达阳气，芍药配甘草和血以利阴，即"治其阳者，必调其气，理其气者，必调其血"之意。

2. 方证区别与联系

小柴胡汤证以外感多见，大柴胡汤证以饮食不当为多，柴胡加龙骨牡蛎汤证以七情内伤为主，柴胡桂枝汤证以疾病后遗症及外感多见，柴胡桂枝干姜汤证以宿疾为多。

柴胡类方证以邪犯少阳、胆经郁热、胃失和降为基本病机。大柴胡汤证病机为肝胆湿热、里热内结、正旺邪盛，体质壮实。柴胡加龙骨牡蛎汤证病机虚实并见，少阳枢机不利，肝胃郁热，心神不宁。柴胡桂枝汤证病机除邪在少阳、胆热犯胃外，尚有太阳表邪。柴胡桂枝干姜汤证病机为少阳枢机不利，肝胆郁热，不能宣达于外，太阴虚寒，湿气内阻，即阴证机转，转阴出阳。

除四逆散外的六首小柴胡汤类方方证共有的基本症状为口苦、咽干、胸胁满痛、不欲饮食、心烦、喜呕、腹部不适、发热、口渴、不寐。大柴胡汤长于治疗口苦、喜呕、腹不适、发热、便秘。虽然小柴胡汤治疗的呕有"心烦喜呕""不大便而呕""干呕不能食"等，但远不如大柴胡汤证的"呕不止，心下急"严重，大柴胡汤中生姜用了半斤，而小柴胡汤中仅用了三两。

柴胡加龙骨牡蛎汤长于治疗胸胁苦满、心烦、不寐。柴胡桂枝干姜汤长于治疗口渴，传统理论认为其以"少阳病兼水饮内结"立论，方中瓜蒌根长于止渴。柴胡桂枝汤长于治疗少阳病兼见恶寒、肢体疼痛等太阳表证。柴胡加芒硝汤证为少阳兼见便秘，而四逆散侧重治疗气机郁滞所致的各种症状。

前六首方中均有柴胡、黄芩，用量有别。小柴胡汤、大柴胡汤、柴胡桂枝干姜汤剂量为柴胡半斤、黄芩三两；柴胡桂枝汤、柴胡加龙骨牡蛎汤为柴胡四两、黄芩一两半；柴胡加芒硝汤则为柴胡二两十六铢、黄芩一两。柴胡剂量为黄芩的两倍有余，且柴胡为草类中药，其质轻味薄，用量偏大表明柴胡汤类方外透之力强于内泄，上升之力强于下降，符合胆主升发的特点。

六首方中小柴胡汤、大柴胡汤、柴胡桂枝干姜汤柴胡及黄芩用量最大，且六首方证中均提到胸胁满的症状，从胸胁满闷的程度可对两药的用量加以鉴别。小柴胡汤证有"胸胁苦满""胁下硬满"及"胸胁满不去"，大柴胡汤证有"心下急"及"心中痞硬"，柴胡桂枝干姜汤证有"胸胁满微结"，此三方证胸胁满闷症状较重，均有"硬""结""急"等邪热郁滞明显的表现。

柴胡桂枝汤证及柴胡加龙骨牡蛎汤证其胸胁满症状较轻，为"心下支结""胸满"，心下支结的范围不如胸胁大，故此二方柴胡、黄芩用量较小。而柴胡加芒硝汤原文中提及服用此方前先以小柴胡汤解外，故其用量最小。

除柴胡、黄芩外，小柴胡汤中另五味药在五首柴胡类方中均有一定删减，从药物剂量来看，在各方中药物比例与柴胡的比例变化基本一致，如柴胡桂枝汤柴胡用量为小柴胡汤的一半，余药物黄芩、半夏、人参等均为小柴胡汤的一半，但在大柴胡汤中生姜用量加至五两，因其证有"呕不止"，故生姜用量偏大以降逆止呕。

小柴胡汤、大柴胡汤及柴胡桂枝干姜汤煎法中均有"去滓再煎"，是将药物加水煎煮到一定程度后，除去药渣，滤出药液，再加热药液的方法。三方煎煮时用水量大，均为一斗二升，去滓后再煎，药量较小，药液浓。《伤寒论》中除此三方外，五泻心汤及旋覆代赭汤亦用此法。这些方剂均为和解剂，去滓再煎可使诸药调和，如徐灵胎言"再煎则药性和合，能使经气相融，不复往来出入"。

综上，柴胡汤类方在药物配伍及药物剂量方面非常严谨，各方剂有不同的适应证，临证当把握少阳枢机不利之病机及少阳主要证候，结合不同症状进行药味及药量加减应用。

小柴胡汤及类方，不但是《伤寒论》的重点方剂，也是临床常用方，历代医家经过千年研究，对它的方证等已形成较一致的认识，虽然临床应用范围不断扩大和深入，但基本应用指征却没有太大变化。

五、桂枝汤类方

桂枝汤是仲景《伤寒论》第一方，同时也是《伤寒论》与《金匮要略》中涉及条文最多的方剂。在仲景《伤寒论》与《金匮要略》中，涉及桂枝汤证条文有 21 条，桂枝汤类方在《伤寒论》中有 22 方，《金匮要略》中有 18 方，两者重复收录方剂 7 首。

由于桂枝类方的分类标准不同，类方数量也不尽相同。有人将桂枝汤的组成分为 4 组，第一组以桂芍为君，也有人认为桂芍为君臣关系；第二组为桂枝合甘草辛甘化阳；第三组为芍药合甘草酸甘化阴；第四组炙甘草、生姜、大枣为佐使组。对于桂枝类方的界定，除了第四组，有人认为必须桂芍均有才可称为桂枝类方；有人认为二、三组的方剂均可视为桂枝类衍生方，如郝万山；还有人认为有桂枝即可。可谓仁者见仁，智者见智，因此类方数量多少不一。

最早提出"伤寒类方"的徐大椿总结桂枝类方 19 首；按冯世纶记载胡希恕研究伤寒六经辨证方式，整理桂枝类方 33 首；刘渡舟整理《伤寒论》类方中，桂枝类方有 21 首，郝万山举例 16 首；四川一位江姓名医，整理伤寒类方 30 首……北京中医药大学邓欣怡，将《伤寒论》中桂枝汤类方分为原方、亲族、近族、远族、并族、变族，这种分类方式更易理解。

按其桂枝类方标准，《伤寒论》中有 22 方，《金匮要略》中有 23 方，其中两者同名方剂有桂枝汤、葛根汤、桂枝加桂汤、桂枝去芍药加蜀漆龙骨牡蛎救逆汤、苓桂术甘汤、小建中汤共 6 首。即桂枝类方共 37 首，现讨论如下：

1. 方证特点

（1）桂枝汤原方方证

《伤寒论》第 12 条云："太阳中风，阳浮而阴弱，阳浮者热自发，阴弱者汗自出，啬啬恶寒，淅淅恶风，翕翕发热，鼻鸣干呕者，桂枝汤主之。"

桂枝三两（去皮），芍药三两，甘草二两（炙），生姜三两（切），大枣十二枚（擘）。

本方主治太阳中风证，具备"脉浮，头项强痛而恶寒"及"发热汗出，恶风，脉缓"的临床特点，系卫外不固，营不内守，即卫强营弱证，其具有解肌祛风、调和营卫之功。

（2）桂枝汤加味类方

此类方由桂枝汤原方组成，主辅佐使药物皆在，未做改变，但因存在不同的兼证以及次要症状，故而加入一些不同的佐药。包括桂枝加葛根汤、桂枝加厚朴杏子汤、桂枝加附子汤、当归四逆加吴茱萸生姜汤、葛根汤、桂枝加黄芪汤、桂枝新加汤、瓜蒌桂枝汤、桂枝加桂汤、桂枝加龙骨牡蛎汤。

《伤寒论》第 14 条云："太阳病，项背强几几，反汗出恶风者，桂枝加葛根汤主之。"

葛根四两，芍药二两，生姜三两（切），甘草二两（炙），大枣十二枚（擘），桂枝二两（去皮）。

本条为太阳中风兼太阳经气不舒的证治，因风寒外束，经气不舒，津液受阻、不得输布所致，本方具有解肌祛风、升津舒经之功。

《伤寒论》第 18 条云："喘家作，桂枝汤加厚朴、杏子佳。"

桂枝三两（去皮），芍药三两，甘草二两（炙），生姜三两（切），大枣十二枚（擘），厚朴二两（去皮），杏仁五十枚（去皮尖）。

本条为外感风寒引发宿疾喘息的治疗，具有解肌祛风、降气定喘之功。

《伤寒论》第 20 条云："太阳病，发汗，遂漏不止，其人恶风，小便难，四肢微急，难以屈伸者，桂枝加附子汤主之。"

桂枝三两（去皮），芍药三两，甘草三两（炙），生姜三两（切），大枣十二枚（擘），附子一枚（炮，去皮，破八片）。

本条提示太阳病发汗太过，阳虚漏汗且表证不解的证治，表证未解故恶风，发汗太过，津伤则小便难，阳虚不能温煦，阴津不能濡养而见筋脉拘急、难以屈伸。以本方调和营卫，补阳敛汗。

《伤寒论》第 352 条云："若其人内有久寒者，宜当归四逆加吴茱萸生姜汤。"

当归三两，细辛三两，吴茱萸二升，通草二两，桂枝三两（去皮），芍药三两，甘草二两（炙），生姜半斤（切），大枣二十五枚（擘）。

本条为血虚寒厥兼里寒的证治，本方具有养血通脉、温阳祛寒之功。

《伤寒论》第 31 条云："太阳病，项背强几几，无汗恶风者，葛根汤主之。"

葛根四两，麻黄三两（去节），芍药二两，生姜三两（切），甘草二两（炙），大枣十二枚（擘），桂枝二两（去皮）。

本条为太阳伤寒兼太阳经气不舒的证治，因风寒外束，经气不畅，阻滞津液输布，失其所养出现项背不舒，寒为阴邪，肌腠固密，故无汗恶风，本方解肌祛风，升津舒经。

《金匮要略·水气病脉证并治第十四》说："若身重，汗出已则轻者，久久必身瞤，瞤即胸中痛，又从腰以上必汗出，下无汗，腰髋弛痛，如有物在皮中状，剧者不能食，身疼重，烦躁，小便不利，此为黄汗，桂枝加黄芪汤主之。"

芍药三两，生姜三两（切），甘草二两（炙），大枣十二枚（擘），桂枝三两（去皮），黄芪二两。

本条为黄汗证治，因汗出不透，腰以上有汗，腰以下无汗，故主以桂枝汤，加黄芪。

《伤寒论》第62条云："发汗后，身疼痛，脉沉迟者，桂枝加芍药生姜各一两人参三两新加汤主之。"

桂枝三两（去皮），芍药四两，甘草二两（炙），生姜四两（切），大枣十二枚（擘），人参三两。

本条为太阳病发汗太过，损伤气营的证治，发汗太过，营气受损，经脉失养而致身疼痛，脉沉迟。本方调和营卫，益气和营。

《金匮要略·痉湿暍病脉证治第二》说："太阳病，其证备，身体强，几几然，脉反沉迟，此为痉，瓜蒌桂枝汤主之。"

瓜蒌根二两，桂枝三两（去皮），芍药三两，甘草二两，生姜三两（切），大枣十二枚（擘）。

本条为柔痉的证治，本方清热生津，滋养筋脉，调和营卫。

《伤寒论》第117条云："烧针令其汗，针处被寒，核起而赤者，必发奔豚，气从少腹上冲心者，灸其核上各一壮，与桂枝加桂汤，更加桂二两也。"

桂枝五两（去皮），芍药三两，甘草二两（炙），生姜三两（切），大枣十二枚（擘）。

本条为心阳虚致发奔豚的证治，发汗损伤心阳，水寒上逆乘心胸而发奔豚，本方温通心阳，平冲降逆。

《金匮要略·血痹虚劳病脉证并治第六》云："夫失精家，少腹弦急，阴头痛，目眩，发落，脉极虚芤迟，为清谷，亡血，失精。脉得诸芤动微紧，男子失精，女子梦交，桂枝加龙骨牡蛎汤主之。"

桂枝三两（去皮），芍药三两，甘草二两（炙），生姜三两（切），大枣十二枚（擘），龙骨三两，牡蛎三两。

本条为遗精的证治，因失精太过，阴损及阳，出现少腹弦急，精血亏虚，则目眩发落，脉极虚芤迟。本方桂芍等量配伍，一辛散一酸收，一治卫强一治营弱，解表合里，调和营卫。桂枝、生姜、甘草辛甘化阳，白芍、大枣、甘草酸甘化阴，龙骨、牡蛎收敛涩精，诸药合用，"外证得之，解肌和营卫，内证得之，化气和阴阳"。

（3）桂枝汤主体架构不变类方

当桂枝汤原方中桂枝为君药、芍药为臣药结构不变，佐药可能因兼证以及次要症状不同，导致生姜、大枣等佐药有所变化，或换成其他佐药。主要包括当归四逆汤和黄芪桂枝五物汤。

《伤寒论》第 351 条记载："手足厥寒，脉细欲绝者，当归四逆汤主之。"

当归三两，细辛三两，通草二两，桂枝三两（去皮），芍药三两，甘草二两（炙），大枣二十五枚（擘，一法十二枚）。

本条为血虚寒凝致厥的证治，寒邪凝滞，气血不通，四肢失于温养而致手足厥寒，脉道不充而见细而欲绝，本方养血散寒，温经通脉。

《金匮要略·血痹虚劳病脉证治第六》记载："血痹阴阳俱微，寸口关上微，尺中小紧，外证身体不仁，如风痹状，黄芪桂枝五物汤主之。"

黄芪三两，桂枝三两（去皮），芍药三两，生姜六两（切），大枣十二枚（擘）。

本条为血痹的证治，阴阳俱微是营卫气血不足，寸口关上微、尺中小紧是阳气不足，阴血涩滞，肌肤失于气血濡养而见麻木不仁，本方调和营卫，温阳行痹。

（4）桂枝汤主体架构改变类方

桂枝为君药不变，但臣药不再是芍药，且佐药、使药都可根据桂枝汤的族类关系分析加减。此种比例配伍，主要强调升阳的作用。主要包括桂枝去芍药汤、桂枝去芍药加附子汤、桂枝甘草汤、桂枝甘草龙骨牡蛎汤、桂枝去芍药加蜀漆牡蛎龙骨救逆汤、苓桂术甘汤、桂枝生姜枳实汤、桂枝附子汤等。

《伤寒论》第 21 条记载："太阳病，下之后，脉促胸满者，桂枝去芍药汤主之。"

桂枝三两（去皮），甘草二两（炙），生姜三两（切），大枣十二枚（擘）。

本条为太阳病误下，表邪未解兼胸阳不振的证治，本方解肌祛风，去阴通阳。

《伤寒论》第 64 条记载："发汗过多，其人叉手自冒心，心下悸，欲得按者，桂枝甘草汤主之。"

桂枝四两（去皮），甘草二两（炙）。

本条为发汗过多、损伤心阳的证治，心失温养则悸，虚则喜按，本方温补心阳。

《伤寒论》第118条记载："火逆下之，因烧针烦躁者，桂枝甘草龙骨牡蛎汤主之。"

桂枝一两（去皮），甘草二两（炙），牡蛎二两，龙骨二两。

本条为心阳虚烦证治，心失温养而烦，本方补益心阳，镇潜安神。

《伤寒论》第112条记载："伤寒脉浮，医以火迫劫之，亡阳，必惊狂，卧起不安者，桂枝去芍药加蜀漆牡蛎龙骨救逆汤主之。"

桂枝三两（去皮），甘草二两（炙），生姜三两（切），大枣十二枚（擘），牡蛎五两（熬），蜀漆三两（洗去腥），龙骨四两。

本条为火劫汗亡失心阳而生惊狂的证治，本方补益心阳，镇惊安神。

《伤寒论》第65条记载："发汗后，其人脐下悸者，欲作奔豚，茯苓桂枝甘草大枣汤主之。"

茯苓半斤，桂枝四两（去皮），甘草二两（炙），大枣十五枚（擘）。

本条为心阳虚欲作奔豚的证治，发汗令心阳虚，不能镇摄肾水，水气欲上冲之状。本方温通心阳，化气利水。

《伤寒论》第67条记载："伤寒，若吐下后，心下逆满，气上冲胸，起则头眩，脉沉紧，发汗则动经，身为振振摇者，茯苓桂枝白术甘草汤主之。"

茯苓四两，桂枝三两（去皮），白术、甘草各二两（炙）。

本条为误吐而致脾虚、水气上冲证治，脾阳虚损，不能制水，水气上冲则心下逆满，清窍为其所蒙则头眩，脉沉紧主寒，经脉失养则动惕，发生在身体则振摇。本方温阳健脾，利水降冲。

《金匮要略·胸痹心痛短气病脉证治》记载："心中痞，诸逆心悬痛，桂枝生姜枳实汤主之。"

桂枝、生姜各三两，枳实五枚。

本条为痰饮气逆心痛的证治，本方通阳化饮，消痞除满。

《金匮要略·痉湿暍病脉证治第二》记载："伤寒八九日，风湿相搏，身体疼烦，不能自转侧，不呕不渴，脉浮虚而涩者，桂枝附子汤主之"。

附子三枚，桂枝四两（去皮），甘草二两（炙），生姜二两（切），大枣十二枚（擘）。

本条为风湿兼表阳虚的证治，风湿痹阻经脉，不通则痛，不呕不渴，邪未传里，邪在表则脉浮，虚则表示表阳不足，涩为邪留滞。本方温经祛风，调和营卫。

（5）桂枝汤变异类方

本类方虽含桂枝，甚至包括芍药、甘草等其他药物，但主药不再是桂枝一味药，而是桂枝与麻黄或柴胡同时为主药，对于桂枝汤来说，此族类扩大了桂枝汤所针对的主要病邪。如桂枝麻黄各半汤、桂枝二麻黄一汤、桂枝二越婢一汤、柴胡桂枝汤、桂枝去芍药加麻黄细辛附子汤。

《伤寒论》第23条记载："太阳病，得之八九日，如疟状，发热恶寒，热多寒少，其人不呕，清便欲自可，一日二三度发。脉微缓者，为欲愈也；脉微而恶寒者，此阴阳俱虚，不可更发汗、更下、更吐也；面色反有热色者，未欲解也，以其不得小汗出，身必痒，宜桂枝麻黄各半汤。"

桂枝一两十六铢，芍药、生姜（切）、甘草（炙）、麻黄（去节）各一两，大枣四枚（擘），杏仁二十四枚（去皮尖）。

两汤各取三分之一量。

本条为太阳邪郁证的证治，太阳病日久不解，又不得小汗出，阳气怫郁在表不得发泄，仍当表解，麻桂合方，辛温轻剂，小发其汗。

《伤寒论》第25条记载："服桂枝汤，大汗出，脉洪大者，与桂枝汤，如前法；若形似疟，一日再发者，汗出必解，宜桂枝二麻黄一汤。"

桂枝两十七铢（去皮），芍药一两六铢，麻黄十六铢（去节），生姜一两六铢（切），杏仁二十六个（去皮尖），甘草一两二铢（炙），大枣五枚（擘）。

本证仍为太阳邪郁不解，较前者为轻，本方微发其汗，为桂枝汤与麻黄汤按2∶1比例组合。

《伤寒论》第27条记载："太阳病，发热恶寒，热多寒少，脉微弱者，此无阳也，不可发汗，宜桂枝二越婢一汤。"

取桂枝汤四分之一量，越婢汤八分之一量，两方之比以2∶1组合。

本条为太阳邪郁兼里热轻证的证治，表寒里热，郁而不发，与太阳伤寒兼里热证相似但较轻。本方微发其汗，兼清里热。

《伤寒论》第146条记载："伤寒六七日，发热，微恶寒，支节烦疼，微呕，心下支结，外证未去者，柴胡桂枝汤主之。"

桂枝汤与小柴胡汤各取半量组合。

本证为少阳病兼表证的证治，表证未解故发热、微恶寒、支节烦痛，邪入少阳则见微呕，心下支结。本方和解少阳，兼以解表。

《金匮要略·水气病脉证并治第十四》记载："气分，心下坚，大如盘，边如旋杯，水饮所作，桂枝去芍药加麻黄细辛附子汤主之。"

桂枝三两（去皮），甘草二两（炙），生姜三两（切），大枣十二枚（擘），麻黄、细辛各二两，附子一枚（炮）。

本条为气分证治，阳虚阴凝，水饮不消，留于心下而见痞结而坚，大如盘，边如旋杯，本方去芍药有利温通，加麻黄细辛附子汤温经散寒更强，温阳散寒，通利气机。

2. 方证区别与联系

桂枝汤加味类方：以桂枝汤原方加味，皆具备桂枝汤方证特点，即发热、恶风、头痛、汗出、脉浮缓等。

桂枝加桂汤，适用于桂枝汤证而有气上冲剧者。

桂枝加葛根汤，用于桂枝汤证，又见项背肌肉强急。

葛根汤，适用于无汗兼见项背肌肉强急。

瓜蒌桂枝汤，用于桂枝汤证，又见痉挛症状，口渴、脉沉者。

桂枝加黄芪汤，适用于更见恶风不渴者，即表虚不固甚者。

桂枝加厚朴杏子汤，用于咳嗽患者，又见汗出恶风脉缓者。

桂枝加芍药生姜各一两人参三两新加汤，适用于更见身痛明显，纳差，脉沉迟。

桂枝加龙骨牡蛎汤，适用于兼见失精梦交、脉见虚象者。

桂枝加附子汤，适用于表虚寒、关节痛、脉浮虚而涩者。

桂枝汤主体架构不变类方：

当归四逆汤，为桂枝汤去生姜，加当归、细辛、通草，适用于血虚寒凝在经。

黄芪桂枝五物汤为桂枝汤去甘草，倍生姜，适用于血虚寒凝在表在络，重用生姜引药达表，故病位较前者为浅，前者用当归、细辛，证明血虚寒凝程度重于后者。

桂枝汤主体架构改变类方：

桂枝去芍药汤，适用于桂枝汤证兼见胸满，或心下悸，或气上冲，脉浮，关尺脉沉。

桂枝甘草汤，适用于心下悸欲得按而无里实证者。

桂枝甘草龙骨牡蛎汤，适用于桂枝甘草汤又见烦躁惊悸者。

苓桂甘枣汤，适用于水气逆，欲发奔豚者。

苓桂术甘汤，适用于又见心下逆满，头晕目眩，肌肉跳动。

桂枝加附子汤，适用于更见汗出恶风明显，小便难，脉沉细、四肢微急者。

桂枝麻黄各半汤与桂枝二麻黄一汤，均治疗太阳邪郁不解证，前者各取麻黄汤、桂枝汤的三分之一量，后者取桂枝汤量的十二分之五，取麻黄汤量的九分之二，前者小发其汗，后者微发其汗。

桂枝二越婢一汤，适用于外有太阳邪郁、内有里热，但表寒与里热均轻微。

柴胡桂枝汤为小柴胡与桂枝汤合方，药量各取一半，适用于少阳兼表证，因此同时有少阳与太阳两经症状，但相对较轻。

桂枝去芍药加麻黄细辛附子汤，去芍药，重在温通，两方相伍，散表里之寒，化饮消痞。

者此謂太過病在外其去如數者此謂不及病在

之原數則為虛生氣不足也

帝曰冬脈太過

如彊石者石而彊也腎為生氣

及其病皆何如歧伯曰太過則令人解㑊脊脈

而少氣不欲言其不及則令人心懸如病饑䏚中清

清中痛少腹滿小便變帝曰善

高根本反言故為解惰少氣生陽之氣不足故氣

堅心主言而發原氣不能變濟故令人心懸如病饑

第一章

内科病

一、脑系病医案

1.颤证案

医案一

安某，男，42岁。初诊时间为2022年3月7日。

半个月来，有时不由自主身体颤抖，越紧张越重，走路乏力。

刻下症：周身不自主颤抖，走路乏力，口干时苦，头晕沉，自觉有热气上涌于头，善太息，纳可，小便调，大便溏，寐可，双小腿发凉。舌红，苔白，弦细尺弱。

中医诊断：颤证（脾肾两虚，肝失濡养）。

治法：补肾实脾，解郁安神。

处方：桂枝加龙骨牡蛎汤合柴胡加龙骨牡蛎汤、百合知母汤加减。

用药：

桂枝 15g	白芍 15g	生龙骨_{先煎}30g	生牡蛎_{先煎}30g
清半夏 15g	党参 20g	北柴胡 15g	黄芩 12g
升麻 6g	炙黄芪 30g	僵蚕 15g	桔梗 10g
知母 12g	郁金 12g	生地黄 10g	百合 18g
山药 20g	远志 12g		

7剂，水煎取400mL，日1剂，分2次服。

二诊：2022年3月15日。周身颤抖明显减轻，睡眠较前好转，仍感觉乏力，口苦，余同前。中药本上方去党参、山药加红参12g（先煎），当归10g。7剂，日1剂。

三诊：2022年5月25日。患者自觉仍感乏力，心烦易怒，心慌气短，易汗出，爱发脾气，纳少，便溏，睡眠不沉。舌象表现为舌红，舌苔薄白，脉象弦细无力。甲状腺功能检查提示患有甲亢。考虑到患者食量减少、大便溏稀，属于脾虚症状，在原中药方剂基础上加用白术20g、合欢花10g。7剂，每日1剂。

四诊：2022年6月7日。患者自觉周身颤抖基本消失，心烦易怒症状减轻，纳可，便溏，睡眠较前沉。舌象为舌红，舌苔薄白，脉弦细但有力。在原中药方剂基础上加用鸡血藤15g。

五诊：2022年7月4日。患者精神状态较之前好转，仍时有乏力感，睡眠不深，偶尔会有压抑情绪，发脾气次数明显减少，偶尔感觉口苦。舌象为舌红，舌苔薄白，脉象弦细。病情趋于好转，继续沿用原方, 7剂，每日1剂。

按 语

本案患者抑郁及阳痿病史数年。脾虚不运，痰浊内生，土不荣木，且肝肾同源，肾虚则水不涵木，木失所养，且肝为风木之脏，肝风内动，筋脉失主，随风而动，发为颤证。

《素问·至真要大论》曰："诸风掉眩，皆属于肝。"其基本病机为肝风内动、筋脉失养。颤抖属于风象，与肝肾关系密切。肝主身之筋膜，为风木之脏，肝风内动时，就会产生颤抖摇动。患者素体虚弱、阳痿，肾虚髓减，水不涵木，肝木失濡，且患者一直有乏力、便溏等脾虚症状，痰湿内生，土不荣木。结合脉象和症状，本案应属脾肾不足，虚风内动。

桂枝加龙骨牡蛎汤出自《金匮要略》，用于治疗失精家的诸多病证。徐忠可《金匮要略论注》记载："桂枝白芍通阳固阴，甘草姜枣和中上焦之营卫，使阳能生阴。而以安肾宁心之龙骨牡蛎为辅阴之主……"

本方由桂枝汤加龙骨、牡蛎组成，桂枝汤外可调和营卫，内可调和阴阳，配合龙骨、牡蛎潜阳固涩。柴胡加龙骨牡蛎汤配郁金和解少阳，通阳泄热，重镇安神，因患者大便溏稀，故去掉大黄、大枣；百合知母汤加远志清心安神，因脾虚较为严重，所以去掉甘草、生姜，而重用山药、黄芪培补中土。

二诊去党参、山药，加人参、当归补气养血。三诊泄泻较重，加白术健脾祛湿，加合欢花解郁安神。四诊加鸡血藤养血通络。经月余调治，中土渐充，肾精渐实，肝木得润，虚风自灭，木郁渐解。

医案二

宋某，男，51 岁。初诊时间为 2022 年 2 月 17 日。

患者 3 年来手持物品时出现发抖症状，近来症状加重。

刻下症：手抖，持物时加重，口苦咽干，少寐，入睡难，时有头晕，纳可便调，舌质红，苔黄厚腻，脉弦滑。

中医诊断：颤证（痰热风扰）；少寐（痰热扰心兼肝胆郁热）。

治法：清肝利胆，化痰安神。

处方：半夏泻心汤合桂枝加龙骨牡蛎汤、柴胡加龙骨牡蛎汤加减。

用药：

黄连 6g	黄芩 12g	清半夏 12g	炙甘草 10g
天麻 15g	钩藤 18g	生龙骨先煎 30g	生牡蛎先煎 30g
北柴胡 15g	石菖蒲 15g	远志 15g	茯苓 20g
胆南星 12g	炒枳壳 12g	桂枝 12g	白芍 12g

7 剂，水煎取 400mL，日 1 剂，分 2 次服。

二诊：2022 年 2 月 25 日。手颤略有好转，仍有口苦，纳可便调，寐可，舌红赤，苔白厚，脉弦滑。中药本上方加竹茹 12g、僵蚕 12g。7 剂，日 1 剂。

三诊：2022 年 3 月 4 日。病情平稳，上方去天麻，加水牛角 30g、醋龟甲 20g 养阴潜阳。7 剂，日 1 剂。

四诊：2022 年 3 月 16 日。颤抖减轻，频率减缓，纳可便调，口干，寐可，舌红，苔白黄厚腻，脉弦略滑数。加党参 15g、茯苓 30g、胆南星 12g、黄连 10g 清热化痰。7 剂，日 1 剂。

按 语

《素问·至真要大论》曰："诸风掉眩，皆属于肝。"其"掉"字含震颤之义。本病发作性手抖，属于风象，与肝肾关系密切，楼英《医学纲目·卷之十一》云："风颤者，以风入于肝脏经络，上气不守正位，故使头招面摇，手足颤掉也。"

本案患者情志不畅，肝气郁结，郁而化热，循经上扰则口苦咽干、头晕，热扰心神，则神舍不宁则不寐，肝犯脾胃，津液失于输布，聚湿生痰，郁而化热生风，则手抖。湿热上蒸则舌苔黄腻，故选半夏泻心汤辛开苦降，清热燥湿化痰，因热而无虚，去人参、干姜及大枣，加石菖蒲、远志、茯苓、胆南星、枳壳清热化痰安神，加天麻、钩藤、龙骨、牡蛎息风重镇安神，柴胡配合黄芩清肝胆郁热，桂枝、白芍调和营卫，配合龙骨、牡蛎，取桂枝加龙骨牡蛎汤之意。

二诊加竹茹、僵蚕清热化痰，息风止痉。三诊，去天麻，加水牛角、醋龟甲养阴潜阳。四诊，加党参、茯苓健脾化湿，加胆南星、黄连清热化胆。诸药合用，调和阴阳，安神止颤，方证相宜，痼疾得解。

医案三

王某，男，53 岁。初诊时间为 2018 年 6 月 22 日。

1 周前，患者因情志不畅，出现上半身自发性震颤，时作时止，用力时震颤加重，休息放松时减轻。

刻下症：上半身不自主震颤，用力时加重，休息时缓解，口渴欲冷饮，纳可，小便赤，大便偏干，寐安，舌质红，舌苔薄白，脉象弦而有力。

中医诊断：颤证（阳亢化风）。

治法：平肝息风，重镇潜阳。

处方：柴胡加龙骨牡蛎汤加减。

用药：

北柴胡 12g	黄芩 10g	生龙骨先煎30g	生牡蛎先煎30g
清半夏 12g	僵蚕 10g	珍珠母先煎30g	白芍 12g
天麻 12g	钩藤 12g	石决明先煎30g	牛膝 12g

7 剂，水煎取 400mL，日 1 剂，分 2 次服。

二诊：2018 年 12 月 14 日。今天晨起上半身震颤又作，舌红，苔薄白，脉弦。自述，上次服药 1 剂后，症状即明显减轻，半年来未再发作，效不更方，仍服上方 3 剂，日 1 剂。

三诊：2018 年 12 月 17 日。服用上方后，诸症缓解，纳可，便调，寐安，舌红，苔薄白，脉弦。肝风渐息，中药本上方去天麻、钩藤、石决明、牛膝，加酸枣仁 30g、远志 15g、炙甘草 10g、生姜 12g、大枣 12g 养心安神，培补中土。3 剂，日 1 剂。

一年后随访未再发作。

按 语

《伤寒论》第 107 条云："伤寒八九日，下之，胸满烦惊，小便不利，谵语，一身尽重，不可转侧者，柴胡加龙骨牡蛎汤主之。"本证为邪犯少阳，枢机不利，三焦不畅，少阳郁热而出现神志病症状者。

本例患者，年逾五旬，情志不畅，肝气郁滞，郁而化热，循经上扰，灼津耗液则口渴欲冷饮，热趋于下则小便赤、大便干，化火生风，窜经入络，故见上半身不自主震颤。虽无神志改变，但发病源于肝胆郁热，诱发肝木风动，出现颤证。

本方小柴胡汤去甘草，和解少阳，宣畅枢机，因无表证而去桂枝，加龙骨、牡蛎、珍珠母重镇安神，天麻、钩藤、白芍、石决明、牛膝、僵蚕平肝息风敛阴潜阳，诸药合用，肝胆郁热得清，虚风得息，震颤自消。三诊后肝木风息，去风药，加酸枣仁、远志养心安神以善后。

医案四

王某，男，54岁。初诊时间为2016年12月7日。

1年前，患者无明显诱因出现四肢不自主振颤，时作时止，时轻时重，曾住院治疗效果不佳出院，为进一步诊治来门诊求治。

刻下症：四肢不自主振颤，口苦咽干，纳可，小便调，大便略溏，少寐，入睡难且易醒，舌质红，舌边有齿痕，舌苔薄白，脉弦细。

中医诊断：颤证（肝胆郁热兼脾气虚弱）。

治法：清利肝胆，止颤安神实脾。

处方：柴胡桂枝干姜汤加减。

用药：

北柴胡15g	桂枝15g	干姜12g	生龙骨先煎30g
生牡蛎先煎30g	黄芩12g	天花粉10g	白芍15g
远志15g	酸枣仁30g	炙黄芪20g	党参15g
炒白术30g	当归12g	炙甘草10g	

7剂，水煎取400mL，日1剂，分2次服。

二诊：2016年12月15日。振颤减轻，但少寐心烦乏力，舌红，苔白，脉弦细。中药效不更方，守原方，7剂，日1剂。

三诊：2016年12月30日。振颤基本止住，气短乏力，少寐心烦，便溏，舌红，苔薄白，脉弦细。中药本上方去远志加合欢花10g，去党参加人参粉（冲服）3g，加五味子10g。7剂，日1剂。

四诊：2017年4月26日。

患者以双下肢无力就诊，纳可，苔白厚腻，舌暗，脉细滑，告知四肢颤未再发作。

按 语

《伤寒论》第147条云："伤寒五六日，已发汗复下之，胸胁满微结，小便不利，渴而不呕，但头汗出，往来寒热，心烦者，此为未解也。柴胡桂枝干姜汤主之。"伤寒大家刘渡舟教授认为本方证为"少阳阴证机转"，即胆热脾虚证，临床上只要具备肝胆郁热之口干口苦、胸胁不适等，及脾脏虚寒表现的腹泻等，用之屡试不爽。

本案患者情志不畅，肝胆气机不利，郁而化热，上蒸则口苦，阳热化风则四肢发颤，扰心则心神不安而入寐难且易醒，"见肝之病，知肝传脾"，肝木克脾土，脾虚不运，水湿与糟粕并趋于下则便溏。

证属中医肝郁脾虚之证，故选柴胡桂枝干姜汤加减，柴胡、黄芩合用，清解少阳之郁热，天花粉生津止渴，桂枝辛温通阳散寒，干姜温中实脾，龙、牡重镇止痉，远志、枣仁安神，黄芪、党参、白术、甘草培补中气，当归、白芍养血柔肝。三诊，去远志，加合欢花解郁安神，去党参加人参、五味子益气收敛，诸药合用，肝胆郁热得清，脾虚寒得温补，虚风得止，诸症向愈。

本证虽未明言止颤，但《素问》云："诸风掉眩，皆属于肝。"肝热生风则动，热清风自消，学习经方，不能被方证条文列举症状所拘束，掌握方证相应，有是证用是药，活学活用，不是死板硬套。

2. 面痉案

医案一

王某，女，33岁。初诊时间为2022年3月14日。

5年前始发右侧面部肌肉阵发性不自主抽搐，6年前曾发生右侧面瘫，经治痊愈。

刻下症：面部肌肉阵发性不自主抽搐，口苦咽干，爱生气，易打盹，纳可便调，寐可，舌质红，舌苔白略厚，脉象弦细。

中医诊断：面痉（风痰阻络）。

治法：息风化痰，安神止痉。

处方：柴胡加龙骨牡蛎汤合百合地黄汤加减。

用药：

北柴胡 15g	黄芩 12g	生龙骨_{先煎} 30g	生牡蛎_{先煎} 30g
百合 18g	生地黄 15g	石菖蒲 15g	远志 15g
茯神 20g	党参 15g	天麻 10g	蜈蚣 1 条
僵蚕 10g			

7 剂，水煎取 400mL，日 1 剂，分 2 次服。

二诊：2022 年 3 月 21 日。服药后第二天，右面部痉挛即减轻，而后自觉服药后胃脘不适，且睡眠由睡眠不沉，变为入睡难，口苦减轻，余同前。中药本上方加炒枳壳 12g、炒白术 15g、合欢花 10g。7 剂，日 1 剂。

半年后再次就诊时，告知服上方后，面部抽搐消失未作。

按 语

面肌痉挛，即面肌抽搐，系指一侧面部肌肉阵发性不自主抽动，中年以上居多，女性发病率约为男性的 2 倍。本病属于中医学的"面痉""面风""瘛疭""筋惕肉𬌗""胞轮振跳"等范畴。

患者性情易怒，肝胆郁滞，郁而化热，循经上扰则口苦咽干，阳热化风则见面部抽搐，肝木旺则克脾土，脾失运化，痰湿内生，则苔白厚，且易打盹。

证属中医肝风内动、夹痰上扰，选柴胡加龙骨牡蛎汤加减，本方出自《伤寒论》第 107 条："伤寒八九日，下之，胸满烦惊，小便不利，谵语，一身尽重，不可转侧者，柴胡加龙骨牡蛎汤主之。"本证虽未明确抽搐类症状，但以方测证，除经文阐述的症状外，柴胡加龙骨牡蛎汤证可以涉及头晕目眩、脱发、耳鸣、便秘多汗、痉挛、麻痹等症状。

方中柴胡、黄芩清利肝郁热，配合百合、生地黄清热养心；龙骨、牡蛎重镇安神，石菖蒲、远志、茯神配合龙骨、牡蛎安神，天麻、僵蚕、蜈蚣息风止痉，党参培补中土，固护后天之本。二诊胃脘不适，加枳术丸理气健脾，加合欢花助疏解郁安神，方证相宜，诸症向愈。

医案二

朱某，女，58 岁。初诊时间为 2021 年 11 月 8 日。

右侧面肌阵发性不自主抽搐一周，轻时肌肉𬌗动，重时则口角抽动，言语不清。

刻下症：面肌阵发性不自主抽搐，轻则瞤动，重则抽动，手足发凉，纳谷尚可，二便调，时有哈欠，寐可，舌质红，舌苔白腻，脉象弦细滑。

中医诊断：面痉（风痰阻络）。

治法：祛风利湿化痰、通络止痉。

处方：桂枝加龙骨牡蛎汤加减。

用药：

桂枝 15g	白芍 15g	生龙骨_{先煎}30g	生牡蛎_{先煎}30g
蜈蚣 1 条	白附子 12g	僵蚕 12g	荆芥 10g
防己 10g	川芎 12g	党参 15g	附子 10g
生薏苡仁 30g	苍术 12g	炙甘草 10g	

7 剂，水煎取 400mL，日 1 剂，分 2 次服。

二诊：2021 年 11 月 19 日。面肌痉挛减轻，唯右眼下眼睑时有轻度痉挛，纳可便调，寐可，自小手足发凉，舌暗红，苔薄白，脉滑细。加细辛 10g。7 剂，日 1 剂。

三诊：2022 年 10 月 21 日。患者近一年面部肌肉痉挛没有发作，3 天前右侧面部偶有再次发作，主要集中在颧骨处，口干不渴，手足仍发凉，纳可便调，寐可，舌红，苔白略黄而厚，脉弱。上方加钩藤 18g，7 剂，日 1 剂，巩固疗效。

按　语

患者年近六旬，阴阳两亏，阳气不足四末失温，则手足发凉，阳虚失于温养，痰湿内生，风邪外袭，夹痰湿浸渍面部经脉，故见面部肌肉瞤动，甚或抽动，阳虚运化水湿不利，则苔白腻、脉滑，证属中医面痉之风痰上扰之证。

《金匮要略·血痹虚劳病脉证治第六》云："夫失精家，少腹弦急，阴头寒，目眩，发落，脉极虚芤迟……桂枝龙骨牡蛎汤主之。"本证为虚劳失精梦交的证治。

桂枝加龙骨牡蛎汤是由桂枝汤加龙骨、牡蛎组成，桂枝汤外证得之调和营卫以固表，发表解肌，内证得之则交通阴阳而守中，调和阴阳是仲景治疗特色之一，虚劳可以是阳虚不固，也可以是阴虚火旺，而本例患者重在少阴阳气不足，水湿内停为患，证虽不属于肾虚不固而失精，但属少阴阳气不振、外感风邪为患，故有是证用是药。

桂枝、白芍配伍调和营卫，祛风解肌，加龙骨、牡蛎潜镇安神，配合蜈蚣、僵蚕息风止痉，配合党参、薏苡仁、苍术、防己健脾利湿，白附子引药至面，荆芥属风药，一为质轻能引药上行，二为风药能胜湿，加附子助桂枝辛散温通。

二诊再加细辛，辛温以温振少阴阳气，离阳高照，阴霾自散，四末之寒自消。三诊，加钩藤18g加重息风之力。诸药合用，镇静止痉，祛风利湿，阴阳失衡终得调和，如《素问·生气通天论》所言："凡阴阳之要，阳密乃固，两者不和，若春无秋，若冬无夏。因而和之，是谓圣度。"

3. 面瘫案

董某，女，16岁。初诊时间为2022年8月9日。

1周前，患者无明显诱因，突然出现右侧口角下垂，鼓嘴漏气，右侧眼睑闭合不全，闭眼时露白睛。自觉耳后高骨疼痛，右侧面部按压疼痛。

刻下症：口角向左㖞斜，眼睑闭合不全，右侧面部压痛，耳后仍有疼痛，纳可便调，寐可，舌质红，苔薄白，脉沉弦细有力。

中医诊断：面瘫（风寒外袭，夹痰阻络）。

治法：祛风散寒，通络化痰为法。

处方：麻黄附子细辛汤合续命汤加减。

用药：

川芎12g	防风9g	白芷12g	生麻黄12g
附子9g	细辛6g	姜半夏10g	炙黄芪30g
炙甘草12g	桂枝10g	白芍12g	白附子12g
僵蚕15g	全蝎3g		

7剂，水煎取400mL，日1剂，分2次服。

二诊：2022年8月17日。面部基本恢复正常，面部压痛消失，耳后疼痛基本缓解，饮食、二便调，寐可，舌红，苔薄白，脉沉弦细有力。根据病情变化，在前方基础上去掉麻黄、附子、细辛，加川木通12g、鸡血藤20g。7剂，日1剂。

三诊：2022年8月26日。面部口角端正，笑时口角略向左偏，纳可便调，寐安，舌红，苔薄白，脉弦细有力。此次调整药方，去掉川木通、鸡血藤，加当归12g。7剂，日1剂。

按　语

患者属面瘫，虽自述无明显诱因，但发病后耳后高骨隐痛及面部有压痛，且脉象沉弦细有力，当属寒邪所致。风寒外袭，夹痰阻滞面部经络，导致面部肌肤失养则面瘫痪，风痰阻滞经络，气血运行不畅，故而出现疼痛症状。证属风寒外袭，夹痰阻络，故临床上应用麻黄细辛附子汤合牵正散加减。

《伤寒论》云"少阴病，始得之，反发热，脉沉者，麻黄细辛附子汤主之"。有"发热"与"脉沉"的指示，因感受的是寒邪，所以脉是沉的，且是有力的，但脉道较细。尤在泾注解为："少阴病始得本无热，而外连太阳反发热，阳病脉当浮而仍紧，少阴脉不浮而沉，故与附子、细辛专少阴之经，麻黄兼发太阳之表，乃少阴温经散寒，表里兼治之法也。"

《金匮要略·中风历节病脉证并治第五》记载《古今录验》续命汤："治中风痱，身体不能自收持，口不能言，冒昧不知痛处，或拘急不得转侧。"为气血不足、外邪侵袭所设，补气养血，散风祛邪，牵正散加半夏祛风化痰通络，二诊，风寒渐去，去麻黄、附子、细辛，加川木通 12g、鸡血藤 20g 通络。三诊，面络渐通，去川木通、鸡血藤，加当归 12g 养血活血通络。诸药合用，祛风散寒，化痰通络，方证相应，效如桴鼓。

4. 面瘫面痉案

赵某，女，58 岁。初诊时间为 2022 年 6 月 17 日。

10 天前，患者开始出现右颞枕部疼痛，时作时止，一天前吃饭时，自觉右侧口角漏水，照镜子检查发现口角㖞斜。

刻下症：右枕颞侧疼痛，右口角下垂，鼓嘴时漏气，眼睑闭合尚可，饮食正常，大便规律，睡眠良好，舌质红，舌苔薄白，脉象弦迟且弱。

中医诊断：面瘫（风寒外袭，夹痰阻络）。

治法：祛风散寒，通络化痰。

处方：续命汤合牵正散加减。

用药：

麻黄 10g	桂枝 10g	炙甘草 10g	防风 7g
防己 10g	川芎 25g	赤芍 10g	附子 10g
白附子 12g	僵蚕 10g	全蝎 2g	细辛 6g

7 剂，水煎取 400mL，每日 1 剂，分 2 次服用。

二诊：2022 年 6 月 24 日。口角㖞斜情况有所好转，鼓嘴时右侧面肌有收缩反应，后枕部疼痛消失，但时有右侧眼睑痉挛，发作性右侧面部麻木，持续数分钟后可自行缓解，纳可，便调，寐可，舌红，苔薄白，脉弦细。中药在原方基础上加天麻 12g，钩藤 15g。7 剂，每日 1 剂。

三诊：2022年7月1日。口角明显端正，咀嚼时很少留残渣，纳可便调，寐可，舌红，苔薄白，脉弦细。中药遵循效不更方原则，7剂，每日1剂。

四诊：2022年7月15日。口角基本端正，咀嚼时不再留残渣，纳可便调，寐可，舌红，苔薄白，脉弦细。外风渐清，减少祛外风药物，因痰瘀未除，加地龙12g。7剂，每日1剂。

五诊：2022年8月1日。口角端正，眼睑痉挛明显减轻，但自觉右侧面部轻微麻木，纳可便调，寐可，舌红，苔薄白，脉细弱。风邪渐息，气血已亏虚，痰瘀阻络仍未通畅，应以益气活血、化痰通络为治法，调整药方如下：

炙黄芪 30g	桂枝 15g	白芍 15g	生姜 10g
大枣 10g	防风 10g	威灵仙 10g	僵蚕 10g
水蛭粉冲服 2g	生龙骨先煎 30g	生牡蛎先煎 30g	

7剂，每日1剂。

按　语

面瘫在西医学中属于特发性面神经麻痹，也就是面神经炎，中医学又称为"口僻""吊线风"等。外感风邪是主要致病因素，可兼夹寒、热、湿等邪气。

患者先感受风寒，引发头痛，逐渐累及面部，夹痰阻滞面部经络而引发面瘫，之后外风引动又出现面痉，根源皆为风寒作祟。风寒外袭，上侵于头，脉络痹阻不通，不通则痛，病邪迁延至面部，导致营卫不和，气血痹阻，筋脉失去滋养，从而出现面瘫。病邪阻滞于眼睑，睑肌失养则出现闭合功能失常，证属中医风寒夹痰之证。

《金匮要略·中风历节病脉证并治第五》记载："古今录验续命汤治中风痱，身体不能自收，口不能言，冒昧不知痛处，或拘急不得转侧。"方中麻黄、桂枝辛温发散解表，防风、防己祛风除湿，川芎、赤芍活血通络，附子、细辛助阳散寒除痹，配合牵正散，以祛风化痰，通络止痉。二诊时出现患侧眼肌痉挛，加天麻、钩藤以息风止痉。四诊时，加地龙以化瘀化痰通络。五诊时，口角端正，眼睑痉挛明显减轻，但出现面部轻微麻木，脉搏细弱，考虑病程较久，正气逐渐亏虚，故用黄芪桂枝五物汤。其中黄芪甘温益气，生姜协助桂枝辛温通阳行痹，白芍和营理血，姜枣调和营卫，共同起到益气通阳、和营行痹的功效，配威灵仙祛风并通十二经络，僵蚕、水蛭搜剔通络，龙骨、牡蛎潜镇息风。

5. 面痛案

医案一

韩某，女，43 岁。初诊时间为 2022 年 8 月 5 日。

3 个月前开始出现左侧面部疼痛，起初疼痛相对较轻，随后疼痛程度逐渐加重，疼痛性质叙述不清，咀嚼、刷牙、洗脸等动作均可诱发疼痛。1 个月前疼痛明显加重，呈刀割样，疼痛部位主要集中在面中下部。选择艾灸、放血治疗后，稍有缓解，但因与人生气后疼痛再次加重。

刻下症：左侧面部时有刀割样疼痛，短暂而剧，纳差，便可，寐少，舌苔白黄厚干，脉弦细滑。

中医诊断：面痛（肝胆湿热）。

治法：清热利湿，通络止痛。

处方：半夏泻心汤加减。

用药：

黄连 10g	黄芩 12g	清半夏 10g	僵蚕 15g
北柴胡 15g	郁金 10g	生麻黄 15g	桂枝 12g
竹茹 10g	陈皮 10g	茯苓 20g	地龙 15g

水蛭粉冲服 3g

7 剂，水煎取 400mL，每日 1 剂，分 2 次服用。

二诊：2022 年 8 月 12 日。服用上方后，自觉头晕，出汗增多，嘱咐将每袋药再分两次服用，之后头晕症状减轻。服药前每次吃饭诱发疼痛 10 余次，现在只发作 2 次左右。从昨天开始食欲转好，舌红，苔白略厚，脉弦细。热势逐渐减轻，将黄连减量为 6g，去掉黄芩，加白附子 12g，加远志 12g。7 剂，每日 1 剂。

三诊：2022 年 8 月 20 日。面痛未再发作，即使用力按压面部也只是略感不适，但偶尔有心慌，睡眠较少，舌苔微黄腻，脉弦细。将麻黄减量为 10g，加荆芥 10g、延胡索 15g、黄连 9g、竹茹 15g。7 剂，每日 1 剂。

四诊：2022 年 10 月 27 日。患者陪同家人看病时告知，面痛未再发作。

按　语

面痛在西医学中属于三叉神经痛，根据不同区域，可分为上颌支疼痛、中颌支疼痛、下颌支疼痛，疼痛性质多为刀割样、电击样、撕裂样，程度剧烈。

中医面痛，在《内经》中并无准确的对应描述，如《灵枢·经脉》篇提到颌痛、颊痛、目外眦痛等，常与风寒外袭、风热外侵、风湿阻滞、肝火上炎等因素相关。

本例患者发病于5月初，外感寒邪，侵袭面部经脉，导致络脉不畅，由于寒为阴邪，其性凝滞，所以疼痛较为剧烈。患者情志易怒，导致肝气失于疏泄，横犯脾胃，胃失受纳功能，则纳谷不馨，脾虚运化失常，湿浊内生，郁而化热，热伤津液则口干口渴，湿热上蒸则舌苔黄厚干，脉弦细滑也是湿热之象。

本例患者兼夹内积湿热，沿着阳明胃经向上熏蒸，从而加重疼痛病情。方中黄连、黄芩、半夏配合竹茹、陈皮、茯苓，取半夏泻心汤之意以清理中焦湿热，麻黄配桂枝辛温走表，发散寒邪，僵蚕、地龙、水蛭为血肉有情之品，搜剔通络活血止痛，配合柴胡、郁金疏肝理气活血化瘀，诸药合用，起到清热除湿、温经散寒、搜剔通络的作用。二诊时热势减轻，减去黄芩，黄连也减量，加白附子、远志以安神。三诊时舌苔微黄，有化热之象，所以减轻麻黄用量，加荆芥散表邪，延胡索止痛，增加黄连及竹茹用量以清热化浊。方证相宜，通过猛药峻攻，邪气得以祛除，身体逐渐恢复安康。

医案二

王某，女，51岁。初诊时间为2021年3月27日。

3个月前，患者开始出现左侧颞部疼痛，发作时向下颌方向放射，疼痛剧烈如撕裂，惧怕风寒。

刻下症：左侧颞部疼痛，时常向下颌方向放射，疼痛如裂，风吹容易引发疼痛，精神萎靡，纳可便调，寐可，舌质红，舌苔薄白，脉象沉弦细。

中医诊断：面痛（风寒外袭，阳气不足）。

治法：温经散寒，通络止痛。

处方：麻黄细辛附子汤合四逆散加味。

用药：

生麻黄 12g	附子 12g	细辛 6g	白芷 30g
川乌 12g	草乌 10g	北柴胡 12g	白芍 12g
莪术 15g	郁金 12g	蜈蚣 1条	桂枝 12g
白附子 15g	僵蚕 15g	炙甘草 10g	

7剂，水煎取400mL，每日1剂，分2次服用。

二诊：2021 年 4 月 2 日。服用上方后面痛未发作，其余情况平稳，继续服用原方。加荆芥 10g，加神曲 15g。7 剂，每日 1 剂。

三诊：2021 年 4 月 9 日。因生气后，再加上劳作，面痛再次发作，但较之前程度低，时间短，守原法和原方。将柴胡加量至 15g，加延胡索 15g、防风 6g。7 剂，每日 1 剂。

按　语

三叉神经痛，属于中医"面痛""偏头痛""头风"等范畴，由于疼痛剧烈，如刀割、电击、撕裂样，严重影响患者的生活质量。

患者素体阳虚，风寒外袭，痹阻面部经络，不通则痛，寒邪凝滞，所以疼痛剧烈，并且寒邪能诱发疼痛。初感风寒时，脉象不浮反而沉弦细，精神萎靡，属于中医阳虚外感，即《伤寒论》中所述："少阴病，始得之，反发热，脉沉者，麻黄细辛附子汤主之。"这是少阴病寒化兼表证的证治，麻黄、细辛辛温散寒，附子温补少阴之阳，三者合用则温阳解表，散寒通阳；加柴胡、白芍疏肝理气，川乌、草乌配合麻黄、细辛散寒止痛，本着"初病亦可入络"的理论，配蜈蚣、僵蚕搜剔通络，加强止痛效果，莪术、郁金活血通络，病在颞侧，此处为少阳经脉所经过之处，加柴胡、白芍引经，白附子引药至面部，诸药合用，起到散寒通络止痛的作用。

二诊时，依据"高巅之上唯风可及"的理论，加风药荆芥，荆芥质轻，可引药上行，加六神曲和胃，减轻辛燥伤胃之嫌。三诊时，柴胡加量以疏肝，加延胡索、防风止痛祛风，方药与病症相应，效如桴鼓。

医案三

杨某，男，74 岁。初诊时间为 2020 年 6 月 1 日。

半年前开始出现左侧前额太阳穴处剧烈疼痛，时重时轻，未经任何诊治。今晨 2 点疼痛再次发作，较之前更加严重，呈刀割样，伴有恶心呕吐。

刻下症：左侧前额太阳穴处发作性疼痛，严重时如刀割，发作时颈以上至面侧部有发热感，口干口苦，饮食正常，小便正常，大便干燥，面色正红，舌质红，舌苔黄腻，脉弦滑，沉取时力量减弱。

中医诊断：面痛（肝胆郁热）。

治法：疏肝清热，化痰通络。

处方：小柴胡汤合麻黄附子甘草汤加减。

用药：

北柴胡 15g	黄芩 12g	党参 10g	清半夏 12g
胆南星 12g	瓜蒌 20g	僵蚕 15g	蜈蚣 1 条
生麻黄 12g	附子 10g	龙胆草 12g	生薏苡仁 30g
黄连 6g	炙甘草 10g		

3 剂，水煎取 400mL，每日 1 剂，分 2 次服用。

二诊：2020 年 6 月 4 日。疼痛略有减轻，面部发热，口干口苦，舌红，苔黄腻，脉弦滑。将柴胡加量至 20g、黄芩加量至 15g、生麻黄加量至 15g、附子加量至 15g、蜈蚣增加至 2 条，加细辛 6g、桂枝 12g、杏仁 10g。7 剂，水煎至 400mL，每日 1 剂，分 2 次服用。

三诊：2020 年 11 月 15 日。患者自述服用上方后疼痛明显减轻，故未再服药，之后逐渐痊愈。近日来不思饮食，双下肢无力，纳便可，寐安，舌红，苔薄白，脉弦细。需再服其他药物进行治疗。

按　语

三叉神经痛，是指面部三叉神经分布区域内反复发作的阵发性剧痛，又称痛性抽搐，可分为眼支、上颌支、下颌支疼痛，本案为颞侧支疼痛。本病疼痛程度重，容易复发，病程较长。本病病变部位在头面部，此处是太阳、少阳、阳明三阳经所经过之处，即"头为诸阳之会"。面为阳明所主，五脏六腑气血之精华皆上注于头面，且因"颠顶之上，唯风可及"，所以头面容易感受风寒、风热之邪，并且内伤阳亢、火热也容易上犯头面。

患者年高，少阴亏虚，风寒外袭，脉络痹阻，寒凝则痛，疼痛日久入络。情志不畅，肝胆气机不畅，郁而化热，所以发作时面部发热。热蒸津液，导致痰热内生。热伤津液则口干，胆汁上逆则口苦，热伤津液则大便干燥。证属少阳郁热，所以选用小柴胡汤清利少阳郁热，加龙胆草协助其泄肝胆之热，配合僵蚕、蜈蚣等血肉有情之品，搜风通络止痛，加麻黄、附子辛温止痛，并加黄连之苦寒反佐其辛热，胆南星、瓜蒌、薏苡仁清热化痰通络并通便，炙甘草调和诸药。二诊时，诸症虽有减轻，但仍加重柴胡、黄芩用量，加强清利肝胆之功，加量麻黄、附子、蜈蚣以止痛，配合细辛、桂枝辛温散寒通经，加杏仁降气通便。诸药合方，使肝胆之郁火得清，痰热得除，面痛得以缓解。

6. 头痛案

医案一

谷某，女，52岁。初诊时间为2016年4月11日。

两个月前，患者开始出现右侧偏头痛，时常伴有头晕，头痛有时为胀痛，有时为隐痛，口服布洛芬等药物对症治疗，但效果不佳。

刻下症：右侧头痛，有时为胀痛，有时为隐痛，时常伴有头晕，以昏沉感为主，口干口苦，纳可，寐安，腰腿酸软，乏力，大便干，小便调，舌质红，舌苔黄，脉象弦。

中医诊断：头痛（胆热上扰，肾气不足）。

治法：清肝利胆补肾。

处方：柴胡加龙骨牡蛎汤加减。

用药：

北柴胡15g	黄芩10g	清半夏12g	生龙骨^{先煎}30g
生牡蛎^{先煎}25g	天麻20g	大黄10g	蜈蚣1条
白芷10g	淫羊藿10g	补骨脂12g	川芎12g
防风12g	党参12g	炙甘草7g	大枣15g

7剂，水煎取400mL，每日1剂，分2次服用。

二诊：2016年4月18日。头痛头晕明显好转，口干口苦减轻，腰酸乏力好转，双眼视物昏花，纳可便调，少寐，舌红，苔两边黄，中间恢复白色，脉弦细。去掉大黄、补骨脂，加巴戟天12g、谷精草10g、远志15g。7剂，每日1剂。

按 语

头痛有内伤和外感之分，本病没有外感的症状表现，且头痛持续两个月之久，属于内伤所致。患者口干口苦，病位在胆热，而头痛部位在头的一侧，此为少阳胆经循行路线，所以头痛是由胆热循经上扰引起的。患者情志不畅，导致肝胆郁滞，郁而化热，循经上扰，胆汁上逆则口干口苦，循经上扰头部，导致络脉不畅则出现偏头痛。患者年逾七七，肝肾不足，腰为肾之府，且肾主骨，肾虚则出现腰腿酸软乏力，津液不足则大便干燥。

柴胡加龙骨牡蛎汤是由小柴胡汤去甘草，加龙骨、牡蛎、桂枝、茯苓、铅丹、大黄而成。因为邪在少阳，所以用小柴胡汤和解少阳，宣畅枢机。本案加龙骨、牡蛎重镇安神，使夜寐安宁，更有利于少阳之枢机通畅。由于大便干燥，所以用大黄通便，因热势偏重，去桂之辛温特性，因铅丹有毒而弃用，若无三焦不畅且湿滞之症则去除茯苓。予天麻、川芎专治头痛，白芷、防风等风药可载药上行，引导药力抵达病所，蜈蚣能搜剔经络、通络止痛。患者兼有腰酸腿软、乏力症状，实为肾虚所致，故治法在清胆热的同时，加入淫羊藿、补骨脂兼顾补肾强筋壮骨。二诊时，患者大便通畅，便去除大黄，换下淫羊藿、补骨脂，改用巴戟天、枸杞子，并加谷精草补肾明目，远志安神定志，如此方证相符，疗效显著。

医案二

王某，男，63 岁。初诊时间为 2022 年 8 月 11 日。

3 个月前患者开始出现右侧偏头痛，以隐痛为主，时作时止，同时伴有两耳发堵、发痒症状。

刻下症：右侧偏头痛，仍以隐痛为主，两耳发堵、发痒，颈项强硬，口干口苦，食欲尚可，小便正常，大便 3 ～ 4 天 1 次，前端干结，睡眠尚可，舌质暗红，舌苔白干略厚，脉象弦而有力。

中医诊断：头痛（肝胆郁滞）。

治法：疏肝利胆，通络止痛。

处方：小柴胡汤合四逆散、桂枝加葛根汤加减。

用药：

北柴胡 15g	黄芩 12g	姜半夏 12g	炙甘草 10g
生姜 10g	大枣 10g	大黄 6g	白芍 15g
枳壳 12g	蝉蜕 10g	磁石_{先煎} 30g	川芎 25g
香附 10g	桂枝 15g	炒芥子 15g	郁李仁 15g
荆芥 10g	葛根 30g		

7 剂，水煎取 400mL，日 1 剂，分 2 次服。

二诊：2022 年 8 月 19 日。右侧偏头痛及颈项强硬症状有所好转，口干口苦减轻，两耳仍发堵伴痒，食欲尚可，小便正常，大便干结情况有缓解，舌象和脉象同前。因中药疗效显现，故而不更换药方，守原方再开 7 剂，每日 1 剂。

按 语

《伤寒论》第 265 条云："伤寒，脉弦细，头痛发热者，属少阳。"因邪在少阳，胆火上炎，枢机不利，治宜和解，不可发汗。仲景虽未明言小柴胡汤主之，但以方测证，此证非小柴胡汤证莫属。合四逆散，可疏肝理气，调畅枢机。

患者平素易怒，导致肝胆疏泄不利，气郁化热。热邪循经上逆，引发口干口苦；上扰清窍，致使脑络不畅，出现头痛症状；耳部经络不畅，则两耳发堵且伴有瘙痒。此外，肝胆失于疏泄，气机不畅，督脉失于濡养，故而颈项强硬。三焦不畅，津液无法下行滋润肠道，肠道失濡则大便干结。

本案中，患者头痛部位在颞侧部，耳部发堵发痒，口干口苦，当属少阳头痛。虽有颈项强硬症状，但并非头痛连及项背，也无恶寒、发热、脉浮等太阳表证，因此并非太阳头痛。颈项是督脉、足太阳经脉循行之处，故加用桂枝加葛根汤，以生津舒筋，调和营卫。配伍蝉蜕、磁石，可聪耳明目；加用川芎、白芥子、郁李仁、香附，与方中白芍组成散偏汤，该方源于陈士铎的《辨证录》，专治偏头痛。川芎被称为头痛圣药，配合白芍、柴胡、香附，可疏肝理气；郁李仁配大黄，能润肠通便。

7. 头痛少腹痛案

韩某，女，49 岁。初诊时间为 2019 年 3 月 6 日。

半年前，患者无明显诱因出现发作性视物异常，如眼前突发亮光等，随后出现头部疼痛或不适。曾服用卡马西平，却突发脸肿，此后未再服药。

刻下症：发作性眼前突发亮光，随后头痛，严重时伴有恶心呕吐，呕吐物呈涎沫状。平素手足发凉，足部不能着凉，否则立即出现少腹绞痛，急于如厕，纳可便调，寐可，面色正常，舌质红，舌苔薄白，脉象沉细。

中医诊断：头痛（肝胃虚寒），少腹痛（肝胃虚寒）。

治法：温肝暖胃，散寒止痛。

处方：吴茱萸汤合四逆汤加减。

用药：

吴茱萸 12g	党参 20g	附子 12g	干姜 12g
当归 12g	牛膝 15g	桂枝 12g	白芍 12g
谷精草 12g	白蒺藜 12g	蝉蜕 12g	炙甘草 10g
大枣 10g			

7 剂，水煎取 400mL，每日 1 剂，分 2 次服用。

二诊：2019 年 3 月 13 日。视觉异常及头痛未再发作，未吐痰涎，其余症状平稳，舌红，苔薄白，脉弦细。去掉谷精草、白蒺藜、蝉蜕，5 剂，每日 1 剂。

按　语

《伤寒论》第 309 条云："少阴病，吐利，手足厥冷，烦躁欲死者，吴茱萸汤主之。"此条论述的是中阳不足、寒浊中阻的证治。胃寒生浊，升降失常，出现呕吐、下利症状；阳气虚弱，不能达于四肢末梢，则手足厥冷，因此选用吴茱萸汤温胃降浊。

《伤寒论》第 378 条云："干呕，吐涎沫，头痛者，吴茱萸汤主之。"此条为肝寒犯胃、浊阴上逆的证治。肝寒犯胃，胃失和降则干呕；胃寒停饮，泛溢于口，则吐痰涎；肝经与督脉交会于颠顶，阴寒循经上扰，则引发头痛，用吴茱萸汤暖肝温胃降浊。

《伤寒论》第 243 条（阳明病篇）云："食谷欲呕，属阳明也，吴茱萸汤主之，得汤反剧者，属上焦也。"此条为阳明中寒欲吐证治。

这三条证型虽不尽相同，但阴寒内盛，浊阴上逆的病机是一致的。

《伤寒论》第 324 条云："少阴病，始得之，手足寒，脉弦迟者，此胸中实，不可下也，当吐之。若膈上有寒饮，干呕者，不可吐也，当温之，宜四逆汤。"此条论述的是少阴病阳虚寒饮内生，浊阴上逆，出现温温欲吐及手足寒、脉沉迟的情况。少阴病寒化证属脾肾阳虚，不能运化，导致寒饮不化，停于膈上，阳虚为本，寒饮为标，脉弦必然无力，全身呈现一派阳虚之象。

本例患者素有手足发凉、怕冷、足部不能着凉的病史，依证而辨当属厥阴头痛。乃因阳虚，肝胃阴寒内盛，肝血不能上荣于目，则视物异常；阴寒上犯清空，脉络不通则头痛；胃失和降则呕吐；浊饮内停，上逆则吐涎；阳虚不温四末则手足凉；肝经循行于少腹，着凉则外寒引动内寒，出现少腹绞痛；阴寒随阳明经而上，手足阳明经以络相连，邪入大肠，大肠失司则急于如厕，脉沉且细符合虚寒之证，当属少阴之寒化证，即脾肾阳虚证，故选用吴茱萸汤。

本方虽能治疗少阴之中寒兼饮，但温肾之力不足，故合方四逆汤加减。加桂枝、白芍、当归和牛膝取当归四逆汤之意，温经散寒；谷精草、白蒺藜、蝉蜕可明目。二诊时诸症好转，去掉谷精草、白蒺藜、蝉蜕，用余药巩固疗效。方证相应，头痛得除。

8. 头痛眩晕案

刘某，女，60 岁。初诊时间为 2022 年 6 月 24 日。

患者发作性头痛头昏 20 年，症状时重时轻，严重时头痛如裂，无旋转及恶心呕吐症状，近日因着凉后再次发作。

刻下症：头痛头昏，恶风，项部强硬，口干口苦，纳差腹胀，心下痞满，大便干燥，小便色黄，寐差易醒，双下肢无力，舌质红，舌苔薄白，脉象弦细，沉取力减弱。

中医诊断：头痛（肝胆郁热，风寒外袭）。

治法：清利肝胆，祛风舒筋。

处方：柴胡桂枝汤加减。

用药：

北柴胡 15g	黄芩 10g	党参 15g	法半夏 10g
炙甘草 10g	生姜 10g	桂枝 12g	白芍 12g
葛根 30g	防风 6g	枳壳 10g	生白术 30g
川芎 30g	吴茱萸 6g	羌活 15g	生龙骨先煎 30g

生牡蛎先煎30g

7 剂，水煎取 400mL，每日 1 剂，分 2 次服用。

二诊：2022 年 7 月 1 日。口苦咽干、头痛项强等症状均有好转，但颈项仍不利，双下肢依旧无力，坐一会儿就出现肢体麻木，爱长出气，舌质红，苔薄白，脉弦细。去掉生姜，加炙黄芪 30g、牛膝 15g。7 剂，每日 1 剂。

三诊：2022 年 8 月 2 日。头痛基本消失，口苦咽干有所好转，颈项不利，双下肢无力，气短，纳可，便调，寐可，舌红，苔薄白，脉弦细。去掉川芎，加桑寄生 20g、骨碎补 30g。7 剂，每日 1 剂。

四诊：2022 年 9 月 5 日。头痛已止，双下肢无力及口干苦明显减轻，颈项不利症状减轻，纳谷转佳，寐可，舌红，苔薄白，脉弦。去掉骨碎补，加姜黄 10g。7 剂，每日 1 剂。

按　语

《伤寒论》第 146 条云："伤寒六七日，发热微恶寒，支节烦疼，微呕，心下支结，外证未去者，柴胡桂枝汤主之。"该方是为少阳兼表证所设。

本案中，患者因风寒外袭，客于太阳经脉，导致经气不利，所以出现头痛头昏、恶风症状。太阳经脉循行于项部，上头，太阳经气不利则项部强硬。太阳之邪未除，又传入少阳，致使肝胆枢机不利，郁热扰及精府，胆汁上逆则口干口苦；胆热横犯脾胃，中焦气机升降失常，胃失受纳则纳呆，气机壅滞则腹胀、心下痞满；郁热灼津伤液，则出现大便干、小便黄的症状；热扰于心神，阳不入阴则少寐易醒；脾胃为后天之本，气血生化之源，气血乏源则肢体无力。

从六经辨证来看，此病因外感而复发，出现头痛头晕伴恶风的太阳经病症状，且项部强硬，邪在太阳不解，传入少阳，出现口苦咽干等症状，胆热犯胃出现腹胀、心下痞等。证属少阳兼表证，即太阳少阳并病，所以选用柴胡桂枝汤加减进行治疗。

柴胡桂枝汤是由小柴胡汤、桂枝汤各取半量合剂而成，为表里双解之轻剂。桂枝辛甘温，白芍苦酸微寒，两者合用可调和营卫，解肌散寒，以治太阳之表；柴胡苦辛微寒，黄芩苦寒，两者配合，可和解少阳，宣展枢机，虽为和剂，重在清半表半里之热，配半夏和胃降逆，甘草培补中气，加葛根、防风、川芎、羌活等诸风药祛风舒筋通络，吴茱萸散寒而治头痛，加龙骨、牡蛎重镇安神。二诊时，去掉生姜，加黄芪、牛膝益气补肾、强壮筋骨。三诊时，去掉川芎，加桑寄生、骨碎补补肾活血壮骨。四诊时，去掉骨碎补，加姜黄活血舒筋，诸症向愈。

9. 头胀案

黄某，男，65岁。初诊时间为2022年1月19日。

1个半月前患者出现头胀，以前额及颠顶胀痛为主，入夜症状加重，夜寐较差。服用中药治疗效果不佳。

刻下症：仍有头胀痛，下午及前半夜症状较重，气短乏力，易汗出，咳嗽时即出汗，夜尿频多，约10次，大便尚可，动则发热，少寐，面色晦暗无光，形消体瘦，舌质暗红，苔少色白，脉弦滑，沉取力弱。

中医诊断：头胀（阴虚阳亢兼气虚）。

治法：平肝潜阳，补气养阴。

处方：天麻钩藤饮加减。

用药：

天麻15g	钩藤18g	牛膝15g	黄芩12g
石决明_{先煎}30g	代赭石_{先煎}30g	僵蚕12g	炙黄芪30g
红参_{先煎}12g	麦冬15g	五味子15g	石斛15g
炒白术20g	川芎25g	土茯苓30g	

3剂，水煎取400mL，每日1剂，分2次服用。

二诊：2022年1月26日。服上方后症状同前，患者自述服药后汗出头胀缓解，而后复如故。予桂枝汤加味，以调和营卫。因左侧颞部胀为主，加柴胡引经。嘱咐患者药热服后饮温饮，加盖衣被取微汗为佳。

用药：

桂枝 15g	白芍 15g	麻黄 15g	葛根 30g
羌活 15g	独活 12g	川芎 20g	蔓荆子 10g
防风 10g	土茯苓 30g	细辛 10g	清半夏 12g
五味子 15g	炙甘草 10g		

3 剂，每日 1 剂。

三诊：2022 年 2 月 9 日。诸症同前，服药出微汗后稍有缓解，但又恢复原状，咳痰量多色白，头颈胀，项强，热敷后缓解，复如故，舌脉同前。守原方，3 剂，每日 1 剂。

四诊：2022 年 2 月 16 日。诸症同前，咳出黄绿痰，量较多，便调，舌脉同前。中药在原方基础上去掉细辛、五味子、炙甘草，加黄芩 12g、鱼腥草 15g、天麻 10g。5 剂，每日 1 剂。

五诊：2022 年 2 月 21 日。每天下午 2 ～ 7 点有轻度头胀，仍咳嗽吐痰，纳可，大便调，小便不畅，时有去厕两三次才能解出，且淋沥不尽，寐可，舌红，苔薄白，脉弦细滑。中药守原方，5 剂，每日 1 剂。

六诊：2022 年 2 月 25 日。仍有右头胀，牵及右项，时至前额，小便淋沥不畅，舌脉同前。患者有肺纤维化史，每次来诊时手提塑料袋吐痰，量多，白色泡沫状。中药从温肺化痰入手，且考虑患者久治效差，配合解郁安神之品，观察疗效。调方如下：

炙麻黄 15g	桂枝 15g	清半夏 12g	干姜 12g
白芍 15g	五味子 15g	细辛 10g	炙甘草 10g
茯苓 20g	猪苓 15g	泽泻 20g	北柴胡 15g
黄芩 12g	生龙骨_{先煎} 30g	生牡蛎_{先煎} 30g	

3 剂，每日 1 剂。

七诊：2022 年 3 月 4 日。服药后头胀明显减轻，咳嗽吐痰减少，纳可，便调，寐可，小便仍不利。舌暗红，舌苔右大半薄白，左侧根部略厚，脉弦细滑。中药效不更方，守原方，3 剂，每日 1 剂。

八诊：2022 年 3 月 16 日。头胀偶有发作，但症状轻微，仍咳嗽，痰黄白相间，呈泡沫状，睡觉前易自觉发热，汗出，纳可，便调，寐可，舌红，苔薄白，脉弱。中药在原方基础上加蜜白前 12g、桔梗 12g。3 剂，每日 1 剂。

按　语

患者既往有肺纤维化、肺结节、肺气肿、支气管扩张等病史，痼疾长达十余载，正气亏虚，肝肾不足，虚阳上越，清空被扰，脉络不畅，不通则胀，病属头胀。初诊时辨为肝阳上亢，予天麻钩藤饮加减，服用后无效。观察其以往诊疗记录，患者服用此类药物近月余均无效。无意间患者发现服药较热、出汗可暂时缓解头胀，但随后又恢复原状。故取葛根汤加减，调和营卫，生津舒筋，前后服用半月余收效欠佳。

六诊时，因患者患有肺纤维化、肺结节、支气管扩张等多种疾病，咳痰不断，每次来诊均提一个塑料袋方便吐痰，量多色白，质稠。《金匮要略》有云："病痰饮者，当以温药和之。"先以温肺化饮治其痰，再考虑患者病程较长，服药效果不佳，情绪不好，予小青龙汤加柴胡龙骨牡蛎汤加减。服药3剂后，咳嗽吐痰减少，头胀亦随之减轻。八诊时，加白前、桔梗化痰，再服3剂，头胀基本消失。"夫病痼疾，加以卒病，当先治其卒病，后乃治其痼疾也"，因患者主诉头胀，所以单以头胀而论治，因无效而治其本，而头胀竟然获愈，可见头胀与痰饮、焦虑皆相关。

10. 眩晕案

医案一

陈某，男，49岁。初诊时间为2022年5月31日。

半年前患者因四肢无力入住当地医院，确诊为格林－巴利综合征，经治疗好转出院，四肢肌力逐渐恢复，但出现头昏脑胀，考虑问题时自觉脑子空白，且近来症状逐渐加重。

刻下症：头昏脑胀，脑子不清醒，后枕部易出汗，白天嗜睡，心慌气短，纳可，小便频，夜尿3～4次，腹胀喜按，寐可，舌红，苔白根厚，脉滑细数。测心率102次/分。

中医诊断：眩晕（水饮上犯）。

治法：通阳利水，理气补中。

处方：五苓散合苓桂术甘汤、厚朴生姜半夏甘草人参汤加味。

用药：

茯苓 15g	泽泻 12g	炒白术 15g	桂枝 10g
炙甘草 10g	防风 10g	柴胡 15g	炙黄芪 30g

党参 10g	白芍 12g	黄连 6g	法半夏 12g
羌活 12g	生姜 15g	厚朴 20g	陈皮 10g

14 剂，水煎取 400mL，每日 1 剂，分 2 次服用。

二诊：2022 年 6 月 13 日。服药后头晕基本消失，嗜睡减轻，口中苦减，仍有腹胀，小腿时抽筋，精神状态较前好转，舌红，苔白，脉沉缓。去生姜，加白芍至 15g，加木香 10g、绵茵陈 10g、附子 10g、麻黄 10g。15 剂，日 1 剂。

按　语

患者主诉头昏沉，同时伴有小便不利（表现为尿频），此当为水饮致病。因患者患有痼疾，元气耗损，累及下焦，导致膀胱气化功能失常，故而尿频。水饮内停，循着三焦经向上侵犯清空之窍，清窍失于滋养，从而引发头昏嗜睡；上凌于心，则出现心慌；脐气不畅，便会导致腹胀。此证在中医范畴属于眩晕之水饮上犯证，兼见脐气壅滞。

仲景所著《伤寒论》及《金匮要略》中论及眩晕的相关条文，大多与水饮有关。在《金匮要略·痰饮咳嗽病脉证并治》中，关于眩晕的条文有："假令瘦人，脐下有悸，吐涎沫而癫眩，此水也，五苓散主之。""心下有痰饮，胸胁支满，目眩，苓桂术甘汤主之。""心下有支饮，其人苦冒眩，泽泻汤主之。"

这些条文足以证明。患者腹胀且喜按，此乃脾虚气滞所致，属于虚胀。《伤寒论》第 66 条记载："发汗后，腹胀满者，厚朴生姜半夏甘草人参汤主之。"脾主运化，若运化功能失职，就会导致水湿内停，此时可用升阳益胃汤培补中土。方中加黄芪以健脾益气利水，加柴胡、白芍以调畅情志，防风、羌活可祛风胜湿，配陈皮能协助前者理气畅中，反佐黄连，一则可开胃，二则可防止温药太过。

二诊时，水饮逐渐消除，头晕向愈，但小腿仍有抽筋现象，故加量白芍，配伍甘草，酸甘化阴，以缓解痉挛；加麻黄附子甘草汤，辛温助阳，以解除少阴之虚寒；加木香、茵陈，以健脾化湿、理气除胀。

医案二

林某，男，47 岁。初诊时间为 2022 年 9 月 28 日。

患者自述自幼便有发作性头晕，每次发作持续数天不等，耳鸣声如蝉鸣。发作时周身怕冷并伴有寒战，容易出汗，恶心欲吐，几乎每月都会发作，且症状逐渐加重。一周前再次发作，未经任何诊治，慕名前来就诊。

刻下症：发作性头晕，发作时周身怕冷、寒战、恶心、呕吐涎饮，动则易汗出，耳鸣如蝉，睡眠较少且多梦，周身乏力，腰酸腿软，纳可，便调，面色红润，舌质红，舌苔白，脉象沉细弱。

中医诊断：眩晕（阳虚水泛）。

治法：温阳利水。

处方：真武汤加减合桂枝汤加减。

用药：

附子 10g	茯苓 20g	白芍 15g	生白术 30g
生姜 20g	僵蚕 12g	桂枝 15g	炙黄芪 30g
防风 10g	川芎 15g	制远志 15g	石菖蒲 15g
葛根 30g	大枣 10g		

7 剂，水煎取 400mL，日 1 剂，分 2 次服。

二诊：2022 年 10 月 6 日。患者头晕程度及乏力感明显减轻，怕冷、易汗出及少寐症状均有所缓解，但仍有耳鸣，纳可，便调。舌红，苔薄白，脉弦细。调整处方，去黄芪、大枣，加泽泻 20g，7 剂，日 1 剂。

三诊：2022 年 10 月 14 日。头晕症状消失，睡眠恢复正常，乏力感明显减轻，仍存在怕冷、易汗出及耳鸣，纳可便调，寐可，舌红，苔薄白，脉弦细。此次治疗重在温经通络，去葛根，加当归 10g、黄芪 30g、细辛 6g、通草 10g，7 剂，日 1 剂。

四诊：2022 年 10 月 21 日。头晕未再发作，怕冷症状明显减轻，出现腰酸软，纳可，便调，寐可，但梦多。舌红，苔薄白，脉弦，沉取少力。调整处方，去白芍、生姜、石菖蒲、当归、泽泻、通草，加干姜 15g、细辛 9g、盐杜仲 15g、桑寄生 20g、龟甲 15g、烫骨碎补 30g，7 剂，日 1 剂。

按　语

患者自幼患有眩晕，中医认为"久病多痰"，且呈发作性，发作时伴有周身怕冷、呕吐涎饮，当属水饮发作。眩晕痼疾有四十余载，为少阴阳虚，阴寒内盛，格阳于外。肾阳虚不能制水，水气泛溢，上犯清空，清窍为水气所蒙则头晕；肌肤失于阳气温养，水气浸渍四肢经脉，则怕冷寒战；卫表不固则易自汗出；水气上犯于胃，胃失和降则恶心呕吐痰涎；肾开窍于耳，肾精不充，则耳鸣如蝉；腰为肾府，失司则腰腿酸软；肾气亏则周身乏力、脉细弱，临床辨析为阳虚水泛证。

真武汤出自《伤寒论》第82条："太阳病，发汗，汗出而不解，其人仍发热，心下悸，头晕，身瞤动，振振欲擗地者，真武汤主之。"第316条："少阴病，二三日不已，至四五日，腹痛，小便不利，四肢沉重疼痛，自下利，此为有水气。其人或咳，或小便利，或下利，或呕者，真武汤主之。"皆为阳虚水泛所设，不过前条为太阳病，后条为少阴病而已。

方中附子温振少阴之阳气，阳气来复，气化启动，蒸腾水饮，水有所主；白术苦温燥湿，健脾制水；茯苓淡渗利水；生姜宣散水气。每在眩晕发作时寒战，属营卫不和，加桂枝与白芍、生姜、大枣、甘草为桂枝汤，调和营卫解肌，配合僵蚕、葛根、防风、川芎诸风药，载药上行，且风能胜湿，配伍远志、酸枣仁养心安神，加黄芪培补中土，以绝湿源。二诊加泽泻利湿浊，使其下行。三诊加细辛、通草温通化饮。四诊随症状变化，头晕已消，减化饮利湿之品，加杜仲、桑寄生、龟甲、骨碎补补肾固元，以绝水患。

医案三

翟某，男，71岁。初诊时间为2017年10月16日。

一周前，患者突发头晕目眩，视物旋转，站立不稳，恶心欲吐，未经任何诊治来我院住院治疗。

刻下症：头晕目眩，视物旋转，站立不稳，恶心欲吐，夜寐欠安，口干渴，纳食少，二便调，舌质红，苔黄，脉弦滑。

中医诊断：眩晕（肝阳上亢）。

治法：平肝潜阳。

处方：天麻钩藤饮加减。

用药：

天麻15g	钩藤20g	牛膝15g	黄芩12g
杜仲20g	栀子10g	茯苓15g	益母草12g
决明子15g	桑寄生20g	夜交藤20g	

3剂，水煎取400mL，日1剂，分2次服。

二诊：2017年10月20日。患者仍头晕不减，因疗效不佳，相邀诊治。

刻下症：头晕目眩，视物旋转，站立不稳，恶心欲吐，口干渴喜饮，右侧胸胁胀痛，夜寐欠安，纳食少，二便调，舌质红，苔薄黄，脉弦滑。

中医诊断：眩晕（少阳郁热）。

治法：和解少阳，清利郁热。

处方：小柴胡汤加减。

用药：

北柴胡 12g	黄芩 15g	姜半夏 12g	党参 15g
牡丹皮 12g	炒栀子 10g	夜交藤 12g	茯神 20g
炙甘草 10g	生姜 3 片	大枣 5 枚	

3 剂，日 1 剂。

三诊：2017 年 10 月 24 日。患者服用 1 剂后头晕目眩大减，无恶心欲吐，时有右胸胁胀满，口干，纳可寐安，二便调，舌红，苔薄白黄，脉弦，3 剂后诸症俱消。

按 语

患者以头晕目眩为主症，故诊断为眩晕。眩晕的发生与饮食失调、情志失节、劳倦内伤、年迈体虚等因素有关。临床上常用天麻钩藤饮、镇肝熄风汤、半夏白术天麻汤等治疗，临床初学者往往会依据内科眩晕辨证分型或眩晕诊疗规范分型，选相近证型，再处方用药。眩晕是临床上最常见的症状之一，远远不止书本上的几个分型，张仲景在《伤寒论》中记载小柴胡汤证、苓桂术甘汤证、真武汤证等，皆可见眩晕。

患者情志不遂，肝气郁滞，郁而化热，上犯清窍，清空失养，则头晕目眩，脑失所养，脑转目牵，则视物旋转，站立不稳；横犯脾胃，胃失和降则恶心欲吐，纳食少；热扰心神，则夜寐欠安，热伤津液，津不上承，则口干渴，苔黄，脉弦滑，均为内热之象。本案有眩晕、口干渴、胸胁胀满、纳少临床表现，尤其是右侧胸胁胀痛，为少阳胆及厥阴肝病的特征，故证属少阳病小柴胡汤证。

少阳病提纲："少阳之为病，口苦，咽干，目眩也。"条文云："伤寒五六日，中风，往来寒热，胸胁苦满，默默不欲饮食，心烦喜呕，或胸中烦而不呕，或渴……小柴胡汤主之。"又云："伤寒中风，有柴胡证，但见一证便是，不必悉俱。"因有喜饮、舌红、苔黄、脉弦滑等化热之象，故加牡丹皮、栀子清热；热扰心神，夜寐欠安，加夜交藤、茯神以安神。大柴胡汤证也可见胁下硬满、心烦等，当鉴别。

《伤寒论》第 103 条曰："太阳病，过经十余日，反二三下之，后四五日，柴胡证仍在者，先与小柴胡汤，呕不止，心下急，郁郁微烦者，为未解也，与大柴胡汤下之则愈。"本条为热入胆腑、化燥成实之变,本案虽有心烦,为"虚热"(无形之邪)扰心神所致;大便通畅,没有干燥不通、腹胀等,非有形之实邪,即无胆热腑实证,故未选用大柴胡汤。

11. 眩晕不寐案

医案一

韩某,女,50 岁。初诊时间为 2022 年 9 月 27 日。

5 年来时有头晕发作,昏沉感为主,无旋转及恶心呕吐,测血压增高,服降压药物治疗,近日来服依苏,每天 1 片,血压仍偏高,加服降压药,每天 1 片,两天后仍不达标,再加量,血降至 105/60mmHg 以下,出现头痛、恶心呕吐而入院治疗,经治好转出院,但血压仍在 160/100mmHg 左右。

刻下症:头胀沉,少寐易醒,每晚睡眠不足 3 小时,乏力,易自汗,纳差,大便不成形,小便可,舌质红,舌苔薄白,脉象弦细少力。

中医诊断:眩晕(虚阳上扰),不寐(阳亢扰心)。

治法:安神潜阳,调和营卫。

处方:桂枝加龙骨牡蛎汤加减。

用药:

桂枝 15g	白芍 15g	炙甘草 10g	生姜 10g
大枣 12g	生龙骨_{先煎}30g	生牡蛎_{先煎}30g	浮小麦 30g
天麻 12g	钩藤 18g	柏子仁 10g	山茱萸 15g
牛膝 25g	炒僵蚕 12g	炒山药 15g	

7 剂,水煎取 400mL,日 1 剂,分 2 次服。

二诊:2022 年 10 月 7 日。少寐易醒、乏力、汗出减轻,纳可,大便不成形,舌红,苔薄白,脉弦细。去柏子仁,加合欢花 10g、远志 12g、炙黄芪 30g。7 剂,日 1 剂。

三诊:2022 年 10 月 15 日。仍少寐,但现在不吃镇静药也能睡 3 ~ 4 小时,出汗明显减少,大便 2 ~ 3 天一行,便干,纳可,舌红,苔薄白,脉弱。去生姜、大枣,加鸡血藤 15g,炒枳实 10g。7 剂,日 1 剂。

四诊:2022 年 10 月 27 日。睡眠基本正常,不再吃镇静药,大便溏好转,头痛未作,舌红,苔薄白,脉弦细。守原方,7 剂,日 1 剂。

五诊:2022 年 11 月 7 日。夜寐正常,每晚睡眠 6 小时以上,纳可便调,自汗止,血压一直平稳,舌红,苔薄白,脉弦细。服人参归脾丸巩固疗效。

按 语

睡眠障碍是常见病、多发病，随着社会竞争压力的增加，失眠的患者也逐年增加。本病总体病机为阴阳失调、阳不入阴，多为心神被扰而不宁或心神失养所致。

本案患者以头昏沉而就诊，但同时伴有自汗出、乏力、睡眠浅、易醒难再入睡等，而且睡眠越不好，第二天头昏更重，俱有相关性。患者年已五旬，肝肾已亏，虚阳上亢，上扰清空则晕，阳亢化热，扰神则不寐，营卫失和，卫表不固则汗出，证属中医眩晕、不寐之虚阳上扰，营卫不和。

桂枝加龙骨牡蛎汤，出自《金匮要略·血痹虚劳病脉证并治第六》，原为虚劳失精所设，本方由桂枝汤加龙骨牡蛎组成。桂枝汤外可调和营卫，固护肌表，内可交通阴阳而守中，加龙骨、牡蛎潜镇固涩，有镇静安神之效，选本方治疗本案有异病同治之功。加山茱萸、山药、浮小麦，补脾肾，且助龙骨、牡蛎收敛汗液，肾虚而虚阳上亢，加天麻、钩藤、牛膝、僵蚕潜虚阳，二诊因腹泻去柏子仁，加黄芪培补中气，远志、合欢花安神。三诊，加鸡血藤养血活血，枳实理气通腑。几经调治，阴阳平和，夜寐得安，自汗停止，头晕消除。

医案二

金某，女，35岁。初诊时间为2021年6月16日。

头晕半年，多在床上看手机时发作，行走时很少发作，昏沉感为主，无旋转及恶心，未经任何诊治，今来我院就诊。

刻下症：头晕，口苦咽干，少寐，纳可，大便黏腻不爽，小便调，舌质红，舌苔薄白，脉象弦细滑。

中医诊断：眩晕（肝胆郁热，脾虚湿滞）；不寐（郁热扰心）。

治法：清肝利胆，健脾化湿安神。

处方：柴胡加龙骨牡蛎汤加减。

用药：

北柴胡 15g	黄芩 10g	姜半夏 12g	党参 15g
龙骨_{先煎} 30g	牡蛎_{先煎} 30g	白芍 10g	白术 15g
炒枳壳 12g	远志 15g	酸枣仁 20g	葛根 30g
茯神 15g			

7剂，水煎至400mL，日1剂，分2次服。

二诊：2022年8月18日。服上方后头晕除，近来仍少寐，入睡难，口干苦，纳可便调，舌红，苔薄白，脉弦细。在上方基础上加合欢皮10g。7剂，日1剂。

三诊：2022年8月26日。已能入睡，但寐浅梦多，口干苦，口气重，纳可便调，舌红，苔薄白，脉弦细。去葛根、合欢皮，加合欢花7g、竹茹10g。7剂，日1剂。

四诊：2022年9月5日。每晚10点入睡，早上5时左右醒来，中途不醒，口苦减轻，纳可，大便黏，小便调，自觉易受惊吓，舌红，苔薄白，脉弦细。中药在上方基础上去白芍、白术、酸枣仁、竹茹，加生薏苡仁30g、苍术10g、石菖蒲15g、炙甘草10g。7剂，日1剂。

按　语

少阳之为病，口苦、咽干、目眩，故病位在少阳，足少阳胆，内藏精汁，主枢机内寓相火，邪犯少阳，枢机不利，胆火上炎则口苦，灼伤津液则咽干，郁热循经上扰清窍，则头晕目眩；少阳郁热扰心，阳不入阴则少寐，少阳三焦不畅，水道不利则湿浊内留，下趋于肠，故大便黏滞，舌脉与证相符。证属中医眩晕、不寐之肝胆郁热，脾虚湿阻。

小柴胡汤为少阳病主方，伤寒大家刘渡舟教授认为"口苦"为少阳病诸症第一症，故选小柴胡汤和解少阳，柴胡气质轻清，苦味最薄，能疏少阳之郁滞，黄芩苦寒，气味较重，能清胸腹蕴热以除烦。柴芩合用，能解少阳半表半里之邪，半夏调理胃气，降逆止呕，党参补益脾气，扶正祛邪，寒温并用，升降协调，调达上下，宣通内外，和畅气机。结合患者头晕同时伴有少寐，加龙骨、牡蛎重镇安神潜阳，枣仁、茯神、远志助龙牡安神定志，白术、枳壳健脾理气以化湿浊，白芍柔肝养阴，潜少阳郁热，葛根升清，与枳壳降浊配伍，一升一降，畅通中焦枢纽。二诊加合欢花助上方解郁安神。三诊加竹茹清胃热。四诊，睡眠缓解，但大便仍黏，减安神之品，加生薏苡仁、苍术、石菖蒲清利湿浊而善后。

12. 眩晕淋证泄泻案

牛某，男，45岁。初诊时间为2024年7月6日。

4个月前，患者无明显诱因出现头晕，以昏沉为主，头眼发胀，走路发飘。

刻下症：头晕，视物模糊，耳鸣如蝉，口干渴，纳差，小便发黄伴灼热感、尿频，大便不成形，排便时肛门伴灼热感，寐差易醒，心烦，舌红，苔黄白相间根厚，脉细。

中医诊断：眩晕（湿热上蒙）。

治法：清热利湿。

处方：葛根芩连汤合五苓散加减。

用药：

葛根 30g	黄芩 12g	黄连 10g	茯苓 20g
猪苓 15g	泽泻 30g	白术 30g	桂枝 12g
白芍 15g	炙甘草 10g	石菖蒲 15g	远志 12g
党参 20g			

7剂，水煎至400mL，日1剂，分2次。

二诊：2024年7月13日。患者自述头晕症状有所减轻，视物较之前清晰，大小便的灼热感明显缓解，但手足心仍有发热，纳谷转佳，寐转安。经中医四诊，可见舌红，苔白且根部厚腻，脉象弦细。根据病情变化，此次处方调整为去掉党参，加入知母12g、黄柏10g，7剂，每日1剂。

按 语

患者主因头晕前来就诊，追溯病史，头晕症状已持续4个月。就诊时还伴有尿频、大便不成形且有灼热感等症状。依据《素问·标本病传论》中"先热而后生病者治其本，先热而后生中满者治其标，先中满而后生烦心者治其本，先病而后生中满者治其标，小大利治其本，小大不利治其标，先小大不利而后生病者治其本"的理论，考虑从通利大小便这一思路入手治疗。

患者年逾四旬，脾胃功能逐渐虚弱。胃失受纳之职，导致食欲不振；脾失运化之能，使得湿浊内生，郁久化热。湿热下注，灼伤膀胱，故而出现小便发黄、灼热感以及尿频等症状；下注大肠，则因湿邪导致大便不成形，因热邪产生肛门灼热感。湿热之邪上蒙清窍，致使清阳不升，浊阴不降，进而引发头晕耳鸣、视物昏蒙等症状。舌象和脉象与上述症状相符，综合判断证属湿热内蕴。

初诊处方中，葛根黄芩黄连汤源自《伤寒论》第34条："太阳病，桂枝证，医反下之，利遂不止，脉促者，表未解也。喘而汗出者，葛根黄芩黄连汤主之。"该方原本用于治疗里热夹表邪下利之证。方中葛根性味辛凉，既能升发津液、升举阴气以治疗下利，又可解肌表之邪；黄芩、黄连苦寒，善于清除里热，厚肠止泻；甘草调和诸药药性。在本案中，虽无表证，但葛根重在升清止泻而非解表，故而使用该方不受限制。

此外，依据《伤寒论》第71条："太阳病，发汗后，大汗出……若脉浮，小便不利，微热消渴者，五苓散主之。"五苓散为治疗邪热入里、膀胱气化不利的代表方剂，通过化气利水，达到通利小便的作用。方中加入白芍与桂枝相伍，可发挥调和营卫的功效；配伍菖蒲、远志，能够祛湿化痰、通利清窍；党参则起到益气健脾的作用，以绝痰湿之源。二诊，诸症向愈，而手足仍发热，加知母、黄柏坚阴退热。

13. 眩晕阳痿案

常某，男，28岁。初诊时间为2017年12月15日。

两个月前，患者无明显诱因出现头昏头沉、无视物旋转及恶心呕吐症状。

刻下症：头昏头沉，有不清醒之感，时有面部发热，周身怕冷，心下悸动，气短，阳举不坚，纳可，寐安，便调，舌质红，苔薄白水滑，脉沉细弱。

中医诊断：眩晕（阳虚水泛），阳痿（肾阳不振）。

治法：温阳补肾，化湿利浊。

处方：真武汤合五苓散加减。

用药：

生白术 20g	附子 10g	白芍 12g	干姜 15g
茯苓 20g	猪苓 12g	桂枝 10g	泽泻 15g
淫羊藿 15g	补骨脂 15g	天麻 12g	清半夏 15g
炙甘草 10g			

7剂，每日1剂。

二诊：2017年12月22日。诸症略有好转，但仍有心下悸及气短症状，舌红，苔薄白，脉沉细。去猪苓、泽泻、天麻、清半夏，加牛膝15g、鹿角霜20g、枸杞子12g、龟甲10g。7剂，每日1剂。

三诊：2018年3月9日。周身怕冷及阳痿症状好转，头昏头沉减轻，心悸气短基本消失，夜寐安，纳可，便调，舌苔薄白，脉沉细。去补骨脂、牛膝、枸杞子、龟甲，加猪苓12g、泽泻15g、醋鳖甲15g。7剂，每日1剂。

四诊：2018年3月17日。周身怕冷明显好转，阳事功能强而有力，头昏症状消除，面部发热未再发作，舌红，苔薄白，脉弦细。守原法，去猪苓、泽泻、鹿角霜，加补骨脂15g、砂仁6g，巩固疗效。7剂，每日1剂。

五诊：2022 年 9 月 2 日。因他病再诊，患者告知形寒肢冷及阳痿未再发作。

按　语

患者素体虚弱，少阴阳气不足，水不涵火，相火上炎，故而面发热；阳气虚而不能温煦周身，则周身怕冷；阳不化水，水邪上逆清空则头晕；命门火衰则阳举不坚，证属阳虚水泛。

《伤寒论》第 82 条云："太阳病发汗，汗出不解，其人仍发热，心下悸，头眩，身𥆧动，振振欲擗地者，真武汤主之。"本方为阳虚水泛所设，仲景治眩晕，以温阳化饮者居多。阳气不足，气化不利，不能制水，水气内停，上凌于心则心悸；清阳不升，清窍反被上逆之水气所蒙蔽，故出现头眩，因此选用真武汤温阳利水；合五苓散化气利水。肾阳虚衰，不能温养四肢经脉，故四肢逆冷，加干姜、甘草取四逆汤之意，温阳救逆。

淫羊藿、补骨脂温补肾阳，天麻、清半夏合茯苓、白术与甘草，为半夏白术天麻汤去橘红，健脾祛湿息风，天麻为治疗头晕、头痛之要药。二诊头晕好转，去天麻与半夏，加牛膝、鹿角霜、枸杞子、龟甲补肾，以绝水患。三诊与四诊，补肾之品稍作加减，诸药合用，肾阳得助，水饮得化，眩晕、心悸得解，而多年阳痿，随肾阳之恢复而复阳壮如初，自幼痼疾的四肢冷也随之而愈。

14. 瘛疭案

梁某，女，57 岁。初诊时间为 2021 年 5 月 10 日。

一周来，患者无明显诱因始发周身不自主肌肉抽筋，疼痛剧烈，服用布洛芬效果不佳。

刻下症：周身不自主肌肉痉挛抽搐，疼痛剧烈，时作时止，得温则缓，遇凉则重，纳差，少寐，大便干，小便正常，舌质红，舌苔薄白，脉象弦细。

中医诊断：瘛疭（阴血不足，虚风内动）。

治法：养阴缓急，息风止痉。

处方：芍药甘草汤加味。

用药：

白芍 60g	炙甘草 30g	天麻 15g	僵蚕 12g
防风 10g	干姜 12g		

7 剂，水煎至 400mL，每日 1 剂，分 2 次服。

二诊：2021 年 5 月 19 日。周身肌肉痉挛疼痛明显减轻，由每天无数次发作，服药后降为每天发作 1 次，纳可，时有小便失禁，舌脉同前。中药效不更方，7 剂，每日 1 剂。

2 年来，患者曾多次就诊及住院治疗，时至今日，肌肉痉挛抽搐始终未再发作。

按　语

患者素有脑梗死病史，遗留右侧半身不遂。中风日久，阴液不足，肌失所养，虚风内动，故肌肉挛缩。"血气者喜温而恶寒，寒则泣而不流，温则消而去之"。肌肤不温则阴津更亏，故抽搐遇寒加重，证属阴血不足、虚风内动。

《伤寒论》第 29 条云："伤寒脉浮，自汗出，小便数，心烦，微恶寒，脚挛急，反与桂枝汤攻其表，此误也……若厥愈足温者，更作芍药甘草汤与之，其脚却伸……"芍药甘草汤中，芍药酸苦，养血敛阴，柔肝止痛；甘草补中缓急。两药合用酸甘化阴，滋养阴血，柔筋缓急止痛，痉挛自止，脚即可伸。配合天麻、僵蚕、防风息风止痉，加干姜，温中散寒，亦取阳中求阴之意，即景岳所言："善补阳者，必阴中求阳，则阳得阴助，而生化无穷；善补阴者，必于阳中求阴，则阴得阳升而源泉不竭。"温则能通，通则不痛。

15. 中风案

医案一

丁某，男，60 岁。初诊时间为 2019 年 3 月 4 日。

3 年前，无明显诱因出现口角流涎，开始较轻，而后逐渐加重，经头颅CT 检查，提示为大脑基底节区双侧多发性腔隙性脑梗死。

刻下症：口角不自主流涎，多在睡眠时出现，乏力，言语明显减少，反应略显迟钝，口苦咽干，纳可，小便调，大便溏泻，寐可，舌质红，苔薄白，脉象弦滑。

中医诊断：中风（胆热脾虚痰阻）。

治法：清胆补脾摄涎。

处方：柴胡桂枝干姜汤加减。

用药：

北柴胡 15g	桂枝 12g	干姜 15g	生牡蛎_{先煎}25g
黄芩 10g	天花粉 12g	炙黄芪 25g	党参 15g

炒白术 15g 川贝 3g 清半夏 12g 陈皮 10g

茯苓 15g 炙甘草 7g 益智仁 12g

7 剂，水煎至 400mL，每日 1 剂，分 2 次服。

二诊：2019 年 3 月 11 日。自觉流涎减少，口干口苦，大便仍溏，纳可寐安，舌红，苔白略厚，脉弦。中药守原方，7 剂，每日 1 剂。

三诊：2019 年 3 月 25 日。流涎好转，口苦减轻，大便为软便，舌红，苔薄白，脉沉略弱。去陈皮，加五倍子 12g。7 剂，每日 1 剂。

四诊：2019 年 4 月 22 日。口苦减轻，口角流涎偶有发作，仍气短乏力，纳可便调，寐安，舌红，苔薄白，脉弦细。去川贝、清半夏、五倍子，加山药 20g、莲子 6g、砂仁（后下）9g。7 剂，每日 1 剂。

按 语

患者年已六旬，脾虚不运，痰湿内生，痰浊蒙闭心窍，故言语减少且迟钝；脾虚生湿生痰，脾虚不摄则流涎；胆热内生，上蒸则口干口苦；脾虚运化不利，则大便溏，证属胆热脾虚之证，即中医中风之胆热脾虚痰阻证。

柴胡桂枝干姜汤源于仲景《伤寒论》，刘渡舟老应用本方，则以口苦、便溏为主症，病在少阳，以口苦为准。这也是他临床应用柴胡类方的主要依据。火之味苦，然他经之火甚少有口苦，唯肝胆之火，则多见口苦，故口苦反映少阳的邪热有现实意义。所以张仲景把口苦作为《伤寒论》少阳病提纲证的第一症。

便溏之症，是判断太阴病的主要依据。《伤寒论》太阴病提纲为"太阴之为病，腹满而吐，食不下，自利益甚，时腹自痛，若下之，必胸下结硬"，突出了以下利为重。

本案中，以柴胡、黄芩清利肝胆，以干姜、炙甘草温补脾阳，而桂枝则有交通寒热阴阳的作用。临床应用之时，便溏重者，重用干姜，而减轻黄芩用量；口苦重者，加重黄芩用量，而减少干姜用量。

天花粉生津止渴，视口渴而饮程度调节花粉用量，黄芪、党参、白术培补中土，健脾益气，半夏、陈皮、茯苓、川贝、益智仁化痰摄涎。

三诊加五倍子助益智仁摄涎。四诊痰浊渐轻，故减祛痰的川贝、清半夏及五倍子，配合参苓白术散加减健脾化湿，以绝痰湿之源。由此可见，治病不仅要方证相应，根据症状轻重，药量也需要调整，否则徒用无益而反受其害，不可不慎。

医案二

鲁某，女，61岁。初诊时间为2022年5月25日。

4年前始发左半身疼痛，怕风，经头CT检查提示脑梗死（丘脑），服用诸多药物，疗效不佳。

刻下症：左半身疼痛伴沉重，怕风，腰以上为主，记忆力减退，寐少，纳可便调，面色正红，舌质暗红，舌苔白，脉象弦细。

中医诊断：中风（正虚邪袭）。

治法：祛风散寒，通络除痹。

处方：续命汤加减。

用药：

炙黄芪20g	桂枝12g	白芍12g	生姜20g
大枣10g	生麻黄12g	防风10g	防己12g
川芎12g	赤芍12g	附子12g	党参15g
羌活12g	姜黄10g		

7剂，水煎至400mL，每日1剂，分2次服。

二诊：2022年6月3日。左半身疼痛减轻，仍怕风，记忆力减退，寐少梦多，纳可便调，舌质暗红，苔薄白，脉弦细。守原法原方。7剂，每日1剂。

三诊：2022年10月24日。左边疼痛明显减轻，现仅膝下小腿略有疼痛，沉重感也减轻，双下肢轻度浮肿，舌红，苔白根厚，脉沉弦细。加白术15g、茯苓15g。7剂，每日1剂。

按　语

本案虽然为半身疼痛，结合西医学，梗死部位在丘脑，即所谓的丘脑痛，可视为中医望诊的延伸，故中医对应诊断为中风，而非痹证。

患者年逾六旬，正气不足，气血虚弱，脉络空虚，卫外不固，风寒邪气乘虚而入中经络，气血痹阻，脉络不通故发左半身疼痛，因风而中，故怕风。气血不足，心神失濡，则少寐。肾精不足，髓海失充则记忆力减退。证属风寒痹阻脑络。

续命汤出自《金匮要略·中风历节病脉证并治》，《古今录验》续命汤治中风痱，身体不能自收，口不能言，冒昧不知痛处，或拘急不得转侧。为祛风散寒活血通络之剂。麻黄、桂枝、防风、羌活、生姜、防己辛香走表，祛风散寒除湿，温通阳气，白芍、大枣、赤芍、川芎、姜黄行血养血通络，即取"治风先治血，血行风自灭"之意，黄芪、党参益气补中，扶正祛邪，附子辛热走窜，驱散寒邪。

三诊出现双下肢轻度浮肿，乃湿邪下注，加白术、茯苓健脾利湿。方证相应，痼疾得除。

医案三

任某，女，66岁。初诊时间为2021年11月5日。

9天前始发右侧肢体发凉，当时行头CT检查未见异常，今复查提示左侧基底节腔隙性脑梗死。

刻下症：右侧肢发凉，纳可，小便调，大便干，寐可。舌质淡红，舌苔白，脉沉细弱。

中医诊断：中风（风寒外袭，脉络痹阻）。

治法：祛风散寒通络。

处方：麻黄细辛附子汤合当归四逆散加减。

用药：

生麻黄15g	附子先煎15g	细辛10g	川木通12g
桂枝15g	白芍15g	当归12g	炒僵蚕15g
地龙15g	水蛭粉冲服2g	穿山龙15g	羌活10g
秦艽12g			

7剂，水煎至400mL，每日1剂，分2次服。

二诊：2021年11月12日。手足凉好转，服药后大便通畅，纳可，寐安，舌红，苔薄白，脉弦细，右关动滑，加附子（先煎）至20g。7剂，每日1剂。

三诊：2021年11月19日。右侧肢体发凉基本消失，纳便调，寐安，舌红，苔薄白，脉弦细少力。去穿山龙、秦艽，加威灵仙20g、炙黄芪30g、鸡血藤15g。7剂，每日1剂。

按 语

患者素体阳虚，寒邪外袭，夹痰阻于右侧肢体经脉，经脉不通，气血失荣，肌肤失于温煦，故发凉。证属中风之风寒外袭，脉络痹阻。

《伤寒论》第301条云："少阴病，始得之，反发热，脉沉者，麻黄细辛附子汤主之。"患者突发右侧肢体发凉，当外感于寒，但脉不浮反沉细，舌质淡红，非太阳表证，而是少阴表证。手足厥寒，当察气血阴阳，辨其寒热虚实。

《伤寒论》第351条又云："手足厥寒，脉细欲绝者，当归四逆汤主之。"脉沉细弱，当为气血不足，血虚脉道不充，外感寒邪，寒凝右侧经脉，右肢失温则厥冷。本证当属少阴、厥阴并病。

当归四逆汤，即桂枝汤去生姜，加当归、细辛、通草组成，白芍、当归补血行血，桂枝、细辛温经散寒通阳，而麻黄细辛附子汤中，麻黄辛温发汗走表，附子温经散寒入里，细辛辛温通达内外，外助麻黄解表，内助附子温阳散寒，配合僵蚕、水蛭、地龙血肉有情之品，搜剔通络，穿山龙、羌活、秦艽祛风散寒。

三诊诸药合用风寒得去，阳气得温，血亏得充，诸症向愈，加黄芪、鸡血藤益气养血通络，配合前方，以求再效。

16. 中风合并颤证案

刘秀敏，女，73岁。初诊时间为2021年12月29日。

患者于两天前出现发作性言语謇涩，当时想讲话，需等待数十秒钟才能讲出，于是来我院住院治疗。既往遗留左侧肢体不遂。

刻下症：言语謇涩，语声低微，左侧肢体不遂，怕冷，心慌，四肢时有颤抖，咳痰量多，色白质稀，精神可，纳可，夜寐欠安，二便调，舌质暗红，舌苔白腻，脉象弦滑。

中医诊断：中风（阳虚寒凝），颤证（阳虚水泛）。

治法：实脾补肾，温阳利水。

处方：苓桂术甘汤合真武汤、苓甘五味姜辛汤加减。

用药：

茯苓 30g	桂枝 15g	炒白术 30g	炙甘草 10g
附子_{先煎}12g	白芍 15g	生黄芪 30g	生姜 30g
党参 20g	生龙骨_{先煎}30g	清半夏 15g	生牡蛎_{先煎}30g
干姜 12g	细辛 10g	醋五味子 12g	炒酸枣仁 20g

5剂，水煎至400mL，每日1剂，分2次服。

二诊：2022年1月2日。患者言语謇涩未发作，怕冷，咽部痰多，左侧肢体不遂，精神可，纳可，夜寐安，二便调，舌质暗红，苔白腻，脉弦滑。左上肢肌力Ⅴ⁻级，左下肢肌力Ⅳ级，右侧肢体肌力Ⅴ级，双侧肢体肌张力正常，双侧肱二头肌肌腱反射、膝腱反射正常，双侧巴氏征未引出，收缩压：

137mmHg，舒张压：87mmHg。去酸枣仁，加入桔梗 10g。5 剂，日 1 剂。

三诊：2022 年 1 月 10 日。家属陈述患者病情平稳，咳痰明显减少，怕冷、心慌及四肢颤抖症状减轻，左侧肢体无力，食欲尚可，夜间小便频繁，大便偶尔失禁，舌红，苔薄白，脉弱。中药守原方，5 剂，日 1 剂。

1 周后随访，诸症基本消失。

按　语

少阴、太阴阳气不足，脾失运化水湿之能，肾失主水之职，导致水气泛滥于上下内外，诸症随之出现。水气上犯于心，则引发心慌；水气浸渍，阳气愈发受损，四肢经脉失于濡养，故而出现肢体振颤，难以自控。水饮凝聚成痰，上犯于肺，致使咳痰量多且质地清稀；阳不入阴，则睡眠欠佳。

《金匮要略》云："夫病痼疾加以卒病，当先治其卒病，后乃治其痼疾也。"患者素有中风病史，遗留肢体不遂及言语謇涩症状，此乃风痰作祟。结合四肢颤抖、心慌等症状，当属少阴、太阴阳气不振，无力制水，水气泛滥为患。

由于痰饮同源，急则治其标，应以温阳化饮为治疗原则，待饮邪去除、痰浊消散，风阳自然潜降，诸症也就随之消失。

方中附子温振少阴阳气，肾阳恢复则下焦气化启动，自然能够蒸腾水邪，使其有所归主。白术苦温燥湿，健脾利水，使水邪得以克制。茯苓既能养心，又能淡渗利水，辅助白术充实脾脏。生姜发散水气，协助附子布散阳气。芍药活血脉、利小便，同时制约生姜、附子的辛燥之性。桂枝温阳化气，帮助附子温振少阴。甘草补脾益气，与桂枝配伍，取辛甘化阳之意。黄芪、党参培补中土，以杜绝水患根源。合小青龙汤温肺化饮，因无表证，故去除麻黄这一辛温发散之品，加龙骨、牡蛎潜镇安神，酸枣仁配合前者养血安神。二诊时因患者睡眠改善，便去除酸枣仁；又因咽喉不适，加入桔梗清利咽喉。诸方合用，诸症逐渐向愈。

二、神志病医案

1. 百合病案

马某，女，63 岁。初诊时间为 2017 年 4 月 7 日。

家属代述，1 周前患者儿子车祸外伤后，患者性格突然改变，对任何事都不上心，表情淡漠，无欲无求，不知想吃什么，不想干活，任由钱财遗落也不拾取，不再喜欢孩子，整天无所事事。

刻下症：表情淡漠，无欲无求，少寐，睡眠浅且易醒，口苦，小便赤黄，大便数日未行，舌质红，舌苔薄白，脉象弦细数。

中医诊断：百合病（肺热心虚兼肝郁）。

治法：清肺热，解肝郁，安心神。

处方：百合地黄汤、甘麦大枣汤合柴胡加龙骨牡蛎汤加减。

用药：

百合 12g	生地黄 15g	麦冬 10g	浮小麦 30g
北柴胡 15g	黄芩 12g	党参 12g	清半夏 15g
炙甘草 7g	生龙骨_{先煎} 30g	生牡蛎 30g	生姜 12g
大枣 15g	白芍 15g	郁金 15g	

7 剂，水煎至 400mL，日 1 剂，分 2 次服。

1 周后电话随访，诸症皆愈。

按　语

《金匮要略·百合狐惑阴阳毒病脉证治第三》曰："论曰：百合病者，百脉一宗，悉致其病也。意欲食不能食，常默默，欲卧不能卧，欲行不能行……"

本例患者，突发意外变故，精神受到打击，情志不遂，郁而化热，消烁阴津，神魂不能居舍，故而出现表情淡漠、无所事事的症状。阴伤而虚热内生，引发口苦、小便赤，脉细数。证属中医百合病范畴，心主血脉，肺主治节而朝百脉，心肺正常，则气血调畅，百脉得养。因其子外伤而情志不畅，气机郁滞，郁而化热，木盛则侮金，肺为之所伤，母病及子，邪热及心，心肺阴伤，虚热内生。所以选用百合地黄汤养心润肺、益阴清热，甘麦大枣汤补益心脾，宁心安神，柴胡加龙骨牡蛎汤疏肝解郁、重镇安神。因无明显腹实之象而去除大黄，无表证而去除桂枝，铅丹有毒故弃用，加白芍、郁金养肝阴、解肝郁。诸药合用，心肺虚热得清，阴津得复，肝郁得解，诸症向愈。

2. 奔豚病案

陈某，女，31 岁。初诊时间为 2019 年 11 月 29 日。

患者于 22 年前，出现腹部不适，自觉有气从腹部向上冲窜，时左时右。曾在多家医院就诊，确诊为癫痫，发作时作时止，每次持续数秒至数分钟不等，多在夜间发作，每月发作约 2～3 次，现服用卡马西平 0.2g，每晚服用。

刻下症：发作性腹部气冲上逆，时作时止，次数不定，发作时心慌气短，心情不好，纳食尚可，大便正常，睡眠安好，月经及白带正常，舌质红，舌苔白滑，脉象沉弦滑。

中医诊断：奔豚病（阴寒上逆）。

治法：调和阴阳，平冲降逆，疏肝理气。

处方：桂枝加桂汤合四逆散加减。

用药：

桂枝 24g	白芍 12g	枳壳 12g	北柴胡 15g
僵蚕 12g	天麻 12g	沉香 6g	清半夏 12g
厚朴 12g	炙甘草 10g	生姜 12g	大枣 10g

7 剂，水煎至 400mL，日 1 剂，分 2 次服。

二诊：2019 年 12 月 10 日。患者自述上冲感明显减轻，纳可，便调，寐可，舌红，苔薄白水滑，脉沉弦滑。中药守原法原方。7 剂，日 1 剂。

半年后随访，鲜有发作，仍服用卡马西平对症治疗。

按 语

素体虚弱，阳气不足，阴寒内盛，上凌于心，则心慌气短，以致气从少腹上冲，而发奔豚。痼疾日久，肝失疏泄，故心情不畅，证属阴寒上逆的奔豚。

《伤寒论》与《金匮要略》均有奔豚病记载，如"烧针令其汗，针处被寒，核起而赤者，必发奔豚，气从小腹上至心，灸其核上各一壮，与桂枝加桂汤主之"，实为误汗阳虚寒逆奔豚证治。

桂枝加桂汤由桂枝汤加桂枝而成，重用桂枝通心阳而平冲降逆，配炙甘草，佐姜、枣，辛甘合化，温通心阳，强壮君火，以镇下焦水寒之气而平冲降逆。合沉香、厚朴、半夏辛温降逆，助桂降逆；白芍破阴结，利小便，去水气；柴胡、枳壳疏肝理气解郁。痼疾二十余载，阳气不振，痰饮内生，必随寒逆所动，加天麻、僵蚕息风化痰而辅助之。

奔豚病治疗，还有一名方奔豚汤，为肝郁化热、随气上冲所设，临床上应予鉴别。

3. 不寐案

医案一

陈某，女，60 岁。初诊时间为 2018 年 9 月 19 日。

患者 7 年前，无明显诱因出现少寐，入睡困难，且易醒，难再入睡。

刻下症：少寐多梦，神疲乏力，口干苦，纳食尚可，不欲食用凉食，易便溏，小便正常。舌质红，苔薄白，脉象弦细。

中医诊断：不寐（胆热脾虚）。

治法：清胆温脾安神。

处方：柴胡桂枝干姜汤加减。

用药：

北柴胡 15g	干姜 12g	生牡蛎_{先煎}30g	生龙骨_{先煎}30g
黄芩 12g	桂枝 12g	白芍 12g	百合 10g
生地黄 10g	远志 15g	酸枣仁 20g	炙甘草 10g
炒山药 15g			

7 剂，水煎至 400mL，日 1 剂，分 2 次服。

二诊：2018 年 9 月 26 日。少寐乏力症状好转，口苦减轻，后背疼痛，纳可，便调，舌红，苔薄白，脉弦细。加骨碎补 30g、穿山龙 15g。7 剂，日 1 剂。

三诊：2018 年 10 月 12 日。基本能入睡，口苦减轻，后背疼痛隐隐，以左侧为主，时上时下，纳食正常，二便正常，舌红，苔薄白，脉弦细。去桂枝、百合、生地黄，加威灵仙 15g、防风 15g、川芎 10g。7 剂，日 1 剂。

按 语

不寐是临床常见病，且中药治疗起效慢。现代多称之为失眠，以睡眠时间、深度不足，入睡困难，或寐浅而易醒，醒后难再入睡，重则彻夜不寐为主。《内经》称之为"不卧""不得卧"，《灵枢·大惑论》曰："卫气不得入阴，常留于阳。留于阳则阳气满，阳气满则阳跷盛，不得入阴则阴气虚，故目不瞑也。"

患者女性，情志不舒，肝胆郁滞，郁而化热，胆汁上逆则口苦，脾胃虚弱，运化不利，故便溏，而不寐为肝胆郁热所扰，其证为肝胆郁热、脾阳虚寒。

柴胡桂枝干姜汤，出自《伤寒论》第 147 条："伤寒五六日，已发汗而复下之，胸胁满微结，小便不利，渴而不呕，但头汗出，往来寒热，心烦者，此为未解也，柴胡桂枝干姜汤主之。"传统认为是少阳病兼水饮内结的证治。后经诸医家临床运用，适应证不断拓宽，陈慎吾老认为本方治疗少阳病而又兼见阴证机转者用之最恰，刘渡舟教授明确认为属肝胆郁热、脾脏虚寒证。

本方中桂枝配白芍调和营卫，配百合、生地黄、远志、酸枣仁清热养心安神，配山药培补中土。

二诊不寐好转，又出现后背痛，加骨碎补、穿山龙祛风散寒、通络止痛。三诊不寐缓解，去百合、生地黄，去桂枝加威灵仙、防风、川芎祛风活血通络止痛。方证相应，诸症向愈。

医案二

樊某，男，58 岁。初诊时间为 2018 年 6 月 28 日。

3 个月前，查出舌扁平苔藓，患者担心害怕，而后出现少寐，每天晚 11 点左右休息，晨 3 时左右即醒，身体渐瘦，体重减轻约 15 斤。

刻下症：少寐心烦多梦，多疑焦虑，口干口苦，渴欲饮水，纳食差，大便溏，每天 4 ～ 5 次，有解不干净的感觉，小便正常，舌质红，苔薄白，脉象弦细。

中医诊断：不寐（胆热脾虚，心神失养）。

治法：清肝健脾，养心安神。

处方：柴胡桂枝干姜汤加减。

用药：

北柴胡 15g	桂枝 12g	干姜 15g	牡蛎先煎30g
天花粉 15g	黄芩 12g	生地黄 18g	百合 10g
龙骨先煎30g	酸枣仁 20g	远志 15g	浮小麦 15g
麦冬 12g	炙甘草 10g	郁金 12g	

7 剂，水煎至 400mL，日 1 剂，分 2 次服。

二诊：2018 年 7 月 5 日。睡眠明显好转，食纳转佳，精神状态好，舌红，苔薄白，脉弦细，中药效不更方，守原法原方。7 剂，日 1 剂。

三诊：2018 年 7 月 19 日。睡眠好，从晚 10 点半睡至晨 3 点左右，醒后仍可再睡，纳食正常，大便溏，每天 2 ～ 3 次，舌红边有齿痕，苔薄白，脉弦细。上方去麦冬、郁金，加炒白术 15g、炒薏苡仁 30g。7 剂，日 1 剂。

按　语

因患病而有压力，情志不畅，肝失疏泄，气机郁滞，郁而化热，精汁随热循经上扰则口干口苦，热灼津液，则渴而欲饮，肝木盛克脾土，脾虚弱运化不利则腹泻便溏，胆热脾虚，精微乏源，郁热扰心兼有心失濡养则心烦少寐。

本案与上案基本相似，但较上案明显有焦虑状态，故中医诊为不寐、郁证。本案应用柴胡桂枝干姜汤，患者有明显口干渴且欲饮，故方中保留天花粉，而上方因无渴而去之。百合地黄汤加麦冬清热养心，配合龙骨、远志、酸枣仁、浮小麦重镇养心安神。三诊考虑脾虚较重，故加炒白术及炒薏苡仁健脾化湿。

医案三

王某，女，64岁。初诊时间为2022年5月18日。

数年前始发不寐，寐浅易醒，服用安定等药物治疗，效果不佳。近来再发气短乏力，右侧乳房触摸时有触电感。

刻下症：夜寐不佳，易睡易醒，再睡困难，时有心悸气短乏力，右侧乳房触摸时有触电感，纳可，便调。舌质红，舌苔薄白，脉结代，沉取少力。既往曾装心脏起搏器。

中医诊断：不寐（气血不足）。

治法：益气养血，安神定志。

处方：炙甘草汤加减。

用药：

炙甘草 30g	桂枝 12g	生姜 10g	麦冬 12g
生地黄 30g	火麻仁 12g	红参 先煎 10g	五味子 12g
大枣 10g	远志 10g	龙骨 先煎 20g	柏子仁 10g
茯神 20g	炙黄芪 20g		

7剂，水煎至400mL，日1剂，分2次服。

二诊：2022年5月27日。诸症均有减轻，口干渴，纳可，便调，舌红，苔薄白，脉结代，加沙参15g。7剂，日1剂。

三诊：2022年6月4日。能入睡，每晚醒1～2次，但能够较短时间内再入睡，仍时有气短乏力，眼干涩，偶咳白痰，晨起手发僵硬，纳谷不馨，舌红，苔薄白，脉弦细。去生姜、麦冬、生地黄、火麻仁、大枣、北沙参，加谷精草 10g、瓜蒌 15g、炒白术 15g、酸枣仁 12g、合欢花 10g。7 剂，日 1 剂。

四诊：2022 年 6 月 15 日。近日来晨起偶有心慌，述为生气后出现，服上方后睡眠基本正常，手僵缓解，精神差，舌红，苔薄白，脉弦少力。守原方 7 剂，日 1 剂。

按 语

患者素有心脏痼疾，且年逾六旬，阴阳气血渐亏，心神失养，神不守舍，阳不入阴则寐差，心失所养则心悸气乏力，无力充脉则脉结代，气虚气机不畅，郁结于乳，不通则痛。证属不寐之阴阳气血不足。

《伤寒论》第 177 条云："伤寒脉结代，心动悸，炙甘草汤主之。"心主血脉，赖阳气以温煦，阴血以滋养，而本方具有通阳复脉，滋阴养血之功。方中重用炙甘草补中益气，以充气血生化之源，合人参、黄芪、大枣补益中气，滋生化源，气能生血，气足血充，以复脉之本；生地黄、麦冬、火麻仁滋养心阴，补益心血，以充血脉；桂枝、生姜配合甘草辛甘化阳，温通心脉；加五味子收敛气机，以防耗散，远志、龙骨、柏子仁、茯神养心潜镇，安神定志，诸药合用，阳升阴长，阴阳俱补，通阳复脉，滋阴养血，安神定志。二诊，口渴，加北沙参养阴生津。三诊去麦冬、生地黄、北沙参、大枣滋腻碍胃之品，加白术健脾开胃，酸枣仁、合欢花、谷精草养血安神，解郁明目，加瓜蒌化痰。方证相应，故诸症缓解。

4. 不寐头痛案

刘某，男，51 岁。初诊时间为 2022 年 9 月 1 日。

3 年来，少寐伴头痛，入睡难，醒后难再入睡，头痛呈游走性，以跳痛为主。

刻下症：发作性头跳痛，呈游走性，入睡难，醒后难再入睡，颈项强硬，耳鸣如蝉，口苦咽干，左手大拇指时有疼痛伴颤抖，纳可，二便调，舌质红，舌苔薄白，脉象弦细。

中医诊断：不寐（肝胆郁热），头痛（肝胆郁热）。

治法：清肝利胆，通络安神。

处方：柴胡加龙骨牡蛎汤合桂枝加葛根汤加减。

用药：

北柴胡 15g	黄芩 12g	姜半夏 12g	炙甘草 10g

生龙骨_{先煎}30g　　生牡蛎_{先煎}30g　　珍珠母 30g　　　　远志 15g

合欢花 10g　　　　葛根 30g　　　　桂枝 12g　　　　白芍 12g

川芎 25g　　　　　炒芥子 12g　　　防风 10g

7 剂，水煎至 400mL，日 1 剂，分 2 次服。

二诊：2022 年 9 月 8 日。仍少寐，入睡难，时有整夜不能入睡，白天打盹，口苦，余症好转，舌红，苔薄白，脉弦细。去珍珠母、合欢花、川芎、炒芥子、防风，加百合 18g、生地黄 15g、知母 10g、茯神 20g、酸枣仁 10g、石菖蒲 10g。7 剂，日 1 剂。

三诊：2022 年 9 月 15 日。患者自述口苦症状减轻，每晚 8 ～ 9 点左右便有困意，但仍容易醒来，入睡仍较难，纳可，便调，舌红，苔薄白，脉弦。根据病情，在上方基础上去除葛根、桂枝、白芍，加朱砂冲服 0.2g。7 剂，日 1 剂。

四诊：2022 年 9 月 28 日。此时患者头痛基本消失，口苦症状轻微。目前能够快速入睡，但睡眠中易醒，不过醒后也能较快再次入睡，纳可，便调，寐可，舌红，苔薄白，脉象弦且有力。在当前药方基础上去除朱砂，7 剂，日 1 剂。

按　语

患者性情急躁，中医理论认为，怒易伤肝，致使肝失疏泄，气机郁滞。气郁久则化热，进而导致阳不入阴，神魂失养，最终引发不寐。郁热循经上扰，使得清空脑络不畅，不通则痛；热邪上灼咽喉，胆之精汁随热上逆，故而出现口干口苦症状。

患者年逾五旬，肝肾渐趋不足，耳窍失于濡养则耳鸣；督脉气血不利，导致颈项强硬；风寒之邪外袭，指脉痹阻，失于濡养，从而出现疼痛伴颤抖症状。综合判断，证属中医不寐之肝胆郁热证。

《伤寒论》第 107 条记载："伤寒八九日，下之，胸满烦惊，小便不利，谵语，一身尽重，不可转侧者，柴胡加龙骨牡蛎汤主之。"该方为少阳病兼三焦不畅、阳明有热、心胆不宁而设，具有和解少阳、通阳泄热、重镇安神之功效。本案中，以珍珠母替换铅丹，因患者大便通畅故去除大黄，并加入葛根、白芍，取桂枝加葛根汤之意，以达生津舒筋、调和营卫之目的；加入远志、合欢花，与龙骨、牡蛎相配合，以安神定志。川芎辛温香散，能上行头目，祛风止痛，堪称治疗头痛的要药，各类头痛均可随证配伍使用，正如李东垣所言"头痛须用川芎"。再加入白芥子，其性温通经络，可散结消肿，以缓解头部及手指疼痛。二诊时，患者头痛减轻，遂去除川芎、炒芥子、防风，加入百合知母汤，以补虚清热、养阴安神；同时去除远志、合欢花，加入酸枣仁、石菖蒲、茯神，以加强养心安神之效。三诊时，再加朱砂以镇静安神。经过多次药方调整，瘤疾得消。

5. 不寐郁证案

王某，女，59岁。初诊时间为2022年4月29日。

患者失眠已有5年，入睡困难，且容易惊醒，醒后难以再次入睡。同时伴有心情低落、爱发脾气等症状。

刻下症：失眠，烦躁易怒，周身乏力，食欲尚可，但稍多食即感胃脘不适。手足心热，喜触摸凉物，然而身体却怕冷。小便色赤，大便干结，舌质红赤，舌苔薄白，脉象弦细，沉取力减。

中医诊断：不寐（相火扰心），郁证（肝胆郁热）。

治法：滋阴清火，解郁安神，佐温卫固表。

处方：百合知母汤合小柴胡汤加减。

用药：

生地黄 15g	百合 18g	知母 12g	黄柏 10g
山茱萸 12g	泽泻 10g	北柴胡 15g	黄芩 12g
法半夏 12g	远志 12g	石菖蒲 15g	茯神 20g
枳壳 12g	白术 15g	熟地黄 15g	炒山药 20g
炙黄芪 20g			

7剂，水煎至400mL，每日1剂，分2次服用。

二诊：2022年5月11日。患者气短乏力症状好转，上楼不再气喘，头晕症状减轻，手足心热也有所缓解，但大便仍干燥，舌红，苔薄白，脉弦细。效不更方，7剂，日1剂。

三诊：2022年5月25日。气短症状消失，睡眠明显改善，能很快入睡，醒后也能再次入睡。近来大便偏干，夜间睡眠时口角流涎，纳可，小便正常，舌红，苔薄白，脉细弱。加益智仁12g，7剂，日1剂。

按 语

患者年近六旬，肝肾阴亏，虚火内生，故而手足心热；虚火扰心则心烦、失眠；热邪下注膀胱则尿赤，灼伤肠道津液则便干；阴损及阳，卫阳不振，所以形体怕冷。证属阴虚内热、肝胆郁滞。

《金匮要略》记载："百合病发汗后，百合知母汤主之。"百合病本为心肺阴虚，内有燥热，若误用汗法，会使阴津更伤。百合病的临床表现主要是由心肺阴虚内热引起的心神不安以及饮食行为失调等症状，其次还有阴虚内热导致的口苦、尿赤等症状。

本患者虽无百合病典型症状，以不寐为主要表现，但存在阴虚发热及肝胆郁滞的实际情况。中医讲究"有是证用是药""同病异治，异病同治"，关键在于有相同的证候。因此用百合知母汤补虚清热，养阴润燥；配合黄柏、熟地黄、山茱萸、山药养阴清热；由于本病由情志不遂引发，还应协同疏肝解郁之品，用柴胡、黄芩清少阳郁热。

结合患者卫阳不足，黄芪、白术相伍，补气固表，枳壳、半夏理气降逆和胃，使诸药补而不滞。三诊时患者口水多，加益智仁消食摄涎。诸方合用并加减，方证相应，使痼疾逐渐向愈。

6. 多寐案

医案一

陈某，男，38岁。初诊时间为2020年5月20日。

1周来，患者突发乏力，饭后即困。

刻下症：困倦乏力，精神萎靡，常长出气，纳可，食用凉物及每至夏季容易腹泻，便调，寐欠安，舌质红，舌苔白，脉象细弱。

中医诊断：多寐（脾肾两虚）。

治法：温经散寒，补脾益肾。

处方：四逆汤合理中丸加减。

用药：

附子9g	干姜15g	党参15g	炒白术15g
茯苓20g	砂仁10g	炙黄芪20g	远志15g
酸枣仁20g	补骨脂15g	五味子12g	炙甘草10g

7剂，水煎至400mL，每日1剂，分2次服用。

二诊：2020年6月8日。服用上方后，饭后发困症状好转，但仍感乏力，精神不振，纳可，便调，寐可，舌红，边有齿痕，苔薄白，脉沉弱。原方以骨碎补30g易补骨脂，加肉豆蔻10g，7剂，每日1剂。

后因其他病再次就诊时告知，上述症状基本痊愈。

按 语

患者神疲乏力、脉弱属于少阴肾虚,吃凉东西及夏季易便溏是太阴脾虚寒,证属太阴少阴并病。

《伤寒论》第323条记载:"少阴病,脉沉者,急温之,宜四逆汤。"少阴病证方证要点为四肢逆冷、下利清谷、精神萎靡、脉沉微细弱等。本案虽未出现四肢逆冷及下利清谷的症状,即病情尚不严重,但用四逆汤急温,是因为病入少阴,涉及根本,阳气亡失迅速,所以少阴病的治疗,贵在尽早。

方中附子温肾阳,干姜温中散寒,甘草温补调中,三药合用,使少阴寒化证得解。患者中焦阳虚,寒湿内阻,即里虚寒证,所以不能吃凉物,否则会腹泻,故以理中丸温中散寒,健脾燥湿,党参、甘草健脾益气,白术健脾燥湿,脾阳得运,寒湿得去,且有补后天益先天之功。配合黄芪、砂仁健脾化湿,五味子、补骨脂补少阴肾之阳气,加酸枣仁、远志以养心安神。二诊中以骨碎补易补骨脂,加肉豆蔻温补脾肾。

医案二

潘某,女,41岁。初诊时间为2020年5月8日。

一周前,因工作劳累且生气,患者出现多寐乏力,精神不振。

刻下症:夜寐浅且多梦,乏力,白天打盹,精神萎靡,手足心热,时有心烦,纳可,二便调,面色泛红,舌质红,舌苔薄黄干,脉象细弱。

中医诊断:多寐(热扰心神)。

治法:交通心肾,清热安神解郁。

处方:黄连阿胶汤合四逆散加减。

用药:

黄连 6g	黄芩 10g	阿胶烊化 6g	白芍 12g
知母 12g	黄柏 6g	干姜 10g	炙甘草 10g
远志 15g	酸枣仁 15g	生龙骨先煎 30g	生牡蛎先煎 30g
北柴胡 15g	郁金 12g	枳壳 10g	

7剂,水煎至400mL,每日1剂,分2次服用,每次冲服鸡子黄一枚。

后随访得知诸症皆愈。

按　语

多寐在《内经》中被称为"多卧""嗜卧""多睡"等，本病名最早见于清代沈金鳌的《杂病源流犀烛》。病因多与痰湿阻滞、情志失和、劳倦内伤、脑窍外伤等相关。

患者年逾四旬，肾精亏虚，不能充养脑髓，髓海空虚，脑神失养，故而精神不振，多寐打盹；阴精不足，虚火内生，所以手足心热，虚火扰心则心烦；劳伤且恼怒，导致肝郁气滞，郁火上蒸，所以舌苔薄黄，又合并虚火，加重心烦。证属多寐之热扰心神。

黄连阿胶汤出自《伤寒论》第303条："少阴病，得之二三日以上，心中烦，不得卧，黄连阿胶汤主之。"本条论述阴虚火旺不寐的证治，然而本案与之不同，属多寐，但其证仍属阴虚兼有郁热之候，所以仍用其泻心火，滋肾阴。黄连、黄芩清郁热，即"阳有余，以苦除之"；芍药、阿胶滋肾阴，即"阴不足，以甘补之"；以鸡子黄养心滋肾。配伍知母、黄柏坚阴，退虚火；柴胡、白芍、枳壳、郁金疏肝理气、解郁清热；加远志、酸枣仁、龙骨、牡蛎养心潜镇安神，从而使夜寐安宁。

7. 恐证案

王某，女，49岁。初诊时间为2020年4月24日。

患者无缘无故害怕已有3年，1周前夜间始发心悸气短，未经任何诊治，前来我院门诊就诊。

刻下症：无缘无故害怕，心悸气短，头昏沉，咽部有异物感，胸部发闷，尿频尿急，偶有小便失禁，大便正常，面色泛红，舌质红，舌苔白根部厚腻，脉象弦滑，沉取力减。

中医诊断：恐病（肾虚停饮，痰气交阻）。

治法：补肾化饮，镇静安神，理气化痰。

处方：桂枝加龙骨牡蛎合五苓散、柴胡加龙骨牡蛎加减。

用药：

茯苓20g	猪苓20g	生白术20g	桂枝15g
泽泻25g	白芍15g	生龙骨_{先煎}30g	生牡蛎_{先煎}30g
北柴胡15g	黄芩12g	清半夏15g	党参15g
炙甘草10g			

7剂，水煎至400mL，每日1剂，分2次服用。

二诊：2020 年 5 月 6 日。胸闷症状消失，害怕、心悸症状好转，纳可，大便正常，小便偶有失禁，咽中仍有异物感，舌苔白，脉弦滑。加苏梗 12g、厚朴 15g，7 剂，每日 1 剂。

三诊：2020 年 5 月 15 日。害怕、后背发凉、头晕症状减轻，精神状态好转，咽中仍有异物感，舌红，苔薄白，脉弦略滑。加天麻 15g，7 剂，每日 1 剂。

四诊：2020 年 5 月 25 日。害怕症状消除，后背发凉及头晕头痛均减轻，咽中异物感也有所好转，舌红，苔薄白，脉弦。去掉天麻，7 剂，每日 1 剂。

五诊：2020 年 7 月 17 日。头晕头痛已消除，近日来气短乏力，吸气困难，少寐，纳谷不馨，便调，舌红，苔薄白，脉弱。考虑肝郁脾虚，调方如下：

北柴胡 15g	白术 15g	白芍 15g	茯苓 15g
佛手 12g	郁金 12g	薄荷 12g	枳壳 12g
炙甘草 10g	酸枣仁 30g	远志 15g	

7 剂，每日 1 剂。

按 语

恐病相当于西医学的"恐怖病"，最早出自《素问·调经论》："血有余则怒，不足则恐。"多由脏气伤损所致，尤以肾伤、心神浮越为常见，以心中恐慌、畏怯不安为主症。

患者年已七七，髓海空虚，志不守舍，出现恐病。肾虚而气化不利，水饮内停，气不化饮，水饮上犯则眩晕、心悸。肝郁失疏，痰气交阻则咽喉有异物感，肾虚而司二便功能不利，所以时有小便失禁，证属恐证之肾虚停饮证。

桂枝加龙骨牡蛎汤用于虚劳失精的证治，具有调和营卫、交通阴阳、潜镇固涩安神之功；柴胡加龙骨牡蛎汤用于少阳病三焦不畅、阳明有热、心胆不宁的证治，具有和解少阳、通阳泄热、重镇安神之效，因无腑实热，去掉大黄。

配以五苓散助阳化气、温化水饮，加半夏化痰散结降逆，遵循《内经》"间者并行，甚者独行"之意，重在通阳化饮潜镇安神为法，未与补肾之品相兼应用。五苓散源于《伤寒论》，包括泽泻、茯苓、猪苓、白术、桂枝，具有温阳化气、利湿行水的功效，用于治疗膀胱化气不利导致的小便不利。其中泽泻甘淡渗湿，入肾经和膀胱经，功效为善于利水渗湿消肿，作为君药；猪苓、茯苓甘淡渗利、健脾利湿，通利小便，增强泽泻的利水渗湿功效；白术补气健脾、燥湿利水，桂枝温阳化气。桂枝加龙骨牡蛎汤，调和营卫，摄纳心神，缓解惊恐、胸闷、心悸等症状。

小柴胡汤去姜枣，和解少阳，疏肝解郁，方中的柴胡，疏解气机之郁滞；黄芩清泄少阳郁热；清半夏和胃降逆，党参益气调中，炙甘草助党参扶正，并调和诸药。二诊时咽中仍有异物感，加厚朴、苏梗组成半夏厚朴汤，共奏理气化痰之功。三诊加天麻，配合半夏、茯苓、白术熄风化痰降浊。四诊头晕消除，去掉天麻。五诊随着诸症消除，用逍遥散合安神之品以善后。

8. 癫狂案

朱某，男，65 岁。初诊时间为 2018 年 10 月 5 日。

两天前，患者发现左侧口角流涎，口角向右侧㖞斜，左侧额纹变浅，门诊以中风收入住院。刻下症：口苦，脾气暴躁，心胸狭窄，少寐多梦，入睡困难，大便 6 日未行，小便尚可，纳谷不馨，心烦，入夜尤甚，晚间 10 时左右，情绪更差，恼怒狂躁，甚至出现杀人之念，自打嘴巴，唇色紫暗，舌质暗红，苔白，脉弦涩。

中医诊断：狂证（下焦蓄血）。

治法：活血通腑，潜摄相火，镇心安神。

处方：桃核承气汤加减。

用药：

桃仁 15g	大黄后下 15g	芒硝烊化 10g	北柴胡 15g
黄芩 10g	生龙骨先煎 30g	生牡蛎先煎 30g	珍珠母先煎 30g
酸枣仁 30g	远志 15g	六神曲 15g	炙甘草 10g

3 剂，水煎至 400mL，每日 1 剂，分 2 次服用。

服上方 3 剂后，情绪转佳，无其他不适。转治面神经麻痹。

按 语

狂证病名出自《内经》，《素问·至真要大论》记载："诸躁狂越，皆属于火。"《素问·脉解》又说："阳尽在上，而阴气从下，下虚上实，故狂巅疾也。"指出火邪扰心和阴阳失调是狂证的病因，仲景又提出了蓄血发狂的观点。

本证显著特点，一是情绪过分激动，有自残和想杀人的动机，故"如狂"；二是，虽无便血、溺血，亦无"少腹急结"，但有大便数日不行，唇色偏暗，舌质暗红，脉弦涩，皆提示内有瘀血之象，热与血结于下焦。

《伤寒论》第106条记载："太阳病，热结膀胱，其人如狂，血自下，下者愈，其外不解者，尚未可攻，当先解其外。外解已，但少腹急结者，乃可攻之，宜桃核承气汤。"热邪为主，瘀血为次，且以方测证，本方有调胃承气汤，必有阳明腑实证，据此方证相应。患者入夜症状加重，亥时为甚，一方面符合血瘀证特点，另一方面，相火偏盛，上扰心神亦见烦乱，为柴胡加龙骨牡蛎汤证，"伤寒八九日，下之，胸满烦惊，小便不利，谵语必惊狂，一身尽重，难以转侧，柴胡加龙骨牡蛎汤主之"。两方合而加减，以珍珠母代铅丹，加酸枣仁、远志安神定志，加神曲固护胃腑。

9. 痫证案

孙某，男，66岁。初诊时间为2022年7月7日。

7年前患者始发左侧肢体不遂，诊断为脑梗死，遗留左上肢麻凉，自觉冒凉风，此后不久出现发作性面色发黄，继而两眼发直，有时四肢强硬抽搐，有时神志不清乱跑，持续时间数十分钟不等，每周发作2～3次。目前服用卡马西平100mg，每日3次，口服。

刻下症：时有面色发黄，或四肢强硬抽搐，或有神志不清，发狂乱跑，纳可，小便淋沥不畅，大便尚正常，睡眠多且易打盹，口唇紫暗，面色晦暗，舌质暗红，舌苔薄白，脉弦迟，沉取少力。

中医诊断：痫证（瘀阻清窍）。

治法：破血逐瘀，醒脑开窍。

处方：抵当汤加减。

用药：

桃仁15g	大黄10g	水蛭粉冲服3g	土鳖虫10g
天麻15g	石菖蒲15g	远志15g	茯神15g
胆南星10g	白芍15g	生牡蛎先煎30g	猪苓10g
泽泻20g	炒白术10g		

7剂，水煎至400mL，每日1剂，分2次服。

二诊：2022年7月18日。服药后第二天，患者再次出现面色苍白症状。家属呼喊时，患者能简单应答，未出现乱跑行为，数分钟后症状自行缓解。此时偶有反酸现象，其余症状平稳。经观察，患者舌红唇暗，脉象弦迟。基于此，中药处方在原方基础上去除牡蛎、猪苓、泽泻、白术，添加海螵蛸

10g，共 7 剂，每日 1 剂。

三诊：2022 年 7 月 27 日。患者自述服药期间，曾有一次即将发作的迹象，但症状稍纵即逝。目前纳可便调，寐安，左上肢有麻木发凉之感，阳举不坚。舌红，苔薄白，脉象弦，口唇颜色由最初的黑紫变浅，心率为 78 次/分。根据症状，调整药方，去除茯神、胆南星、海螵蛸，加入桂枝 10g、炙黄芪 20g、补骨脂 10g、仙茅 10g，7 剂，每日 1 剂。

四诊：2022 年 8 月 9 日。本次服药期间，患者抽搐复发 1 次，发作时神志不清，持续约 10 分钟后缓解，纳可便调，寐可。舌红，口唇暗的症状进一步减轻，脉象弦细。据此，药方去除补骨脂、仙茅，加入先煎的牡蛎 30g，7 剂，每日 1 剂。

五诊：2022 年 8 月 18 日。1 周内，患者抽搐及狂跑症状均未发作，但时有气短乏力之感，口唇发暗，偶尔胸前发闷，纳可，便调，寐可，舌红，苔薄白，脉象弦细。去除桃仁、大黄、水蛭粉、天麻、远志、桂枝，加入柴胡 15g、炒枳壳 12g、炙甘草 10g、生地黄 15g、当归 12g、川芎 12g、瓜蒌 15g、薤白 10g、姜半夏 10g，7 剂，每日 1 剂，分 2 次服用。

1 个月后回访得知，患者未出现抽搐及发狂症状。

按　语

患者有中风病史，体内肝风内动，瘀血阻滞经络，心神被蒙蔽，故而出现两目发直、四肢抽搐或狂乱无知等症状，属于中医痫证、癫狂的范畴。这些病症皆因脏腑功能失调、气血阴阳失衡、气血瘀滞于清窍，进而扰乱神明所致。

《伤寒论》第 124 条云："太阳病六七日……其人如狂者，以热在下焦，少腹当硬满，小便自利者，下血乃愈。所以然者，以太阳随经，瘀热在里故也，抵当汤主之。"本证为邪热深入下焦血分，瘀热互结形成太阳蓄血证。抵当汤中，大黄入血分，泄热逐瘀；桃仁活血化瘀；水蛭、虻虫（本方以土鳖虫代替）搜剔通络，善破瘀积。先后配合石菖蒲、远志、茯神、胆南星开窍醒脑，龙骨、牡蛎潜镇安神，天麻、白芍养肝息风。

本例同时伴有小便不利，乃邪气循经入腑，水蓄膀胱，气化不利，故加五苓散。方中猪苓、茯苓、泽泻导水下行，通利小便；白术健脾；桂枝辛温，通阳化气，合之则内通水腑，助膀胱气化，通利小便。二诊时，小便淋沥缓解，故去猪苓、泽泻、白术；偶有反酸，去牡蛎加海螵蛸。三诊，加桂枝配白芍调和营卫，加炙黄芪、补骨脂、仙茅补肾壮阳。四诊加龙骨、牡蛎重镇止痉。五诊，痫、狂未作，胸闷为主，取血府逐瘀汤合瓜蒌薤白半夏汤加减。

10. 梅核气案

医案一

马某，女，45岁，初诊时间为2020年12月25日。

半年前，患者与女儿生气后，自觉咽中异物感，咳之不出，吞之不入，未进行任何诊治。

刻下症：咽中有异物感，生气后加重，纳可便调，寐可，舌质红，舌苔白略厚，脉象弦细。

中医诊断：梅核气（痰气交阻）。

治法：化痰理气，降逆散结。

处方：半夏厚朴汤合四逆散加减。

用药：

清半夏12g	厚朴15g	茯苓15g	紫苏叶10g
北柴胡15g	黄芩10g	枳壳12g	白芍15g
檀香10g	玉竹12g	远志15g	炙甘草10g

生姜3片自备

7剂，水煎至400mL，日1剂，分2次服。

二诊：2021年1月6日。服药期间，咽中异物感明显减轻，2天前生气后再发，白天打盹，纳可便调，寐可，舌红，苔薄白，脉弦细。在上方基础上加白术15g、石菖蒲15g，7剂，日1剂。

3个月后因其他病就诊，告之梅核气未再发作。

按　语

怒则伤肝，疏泄失职，气机郁滞，横犯脾土，脾失健运，痰湿内生，痰气交阻于咽部，故咽部有异物感。证属梅核气之痰气交阻证。

《金匮要略·妇人杂病脉证并治第二十二》云："妇人咽中如有炙脔，半夏厚朴汤主之。"本证论述妇女痰凝气滞于咽中的证治。此即后世所称的梅核气，患者自觉咽中有异物，咳之不出，吞之不入，与噎膈的区别是，本病对吞咽饮食无妨碍，同时可伴有胸闷、善太息等。本病多由情志不畅，气郁生痰，痰气交阻，上逆于咽喉之间而成。

治疗用半夏厚朴汤解郁化痰、顺气降逆。方中半夏、厚朴辛以散结，苦以降逆，茯苓利饮去湿、绝痰之源，紫苏叶芳香宣气解郁，配合四逆散、檀香助其疏肝理气，黄芩苦寒利胆助其降逆，远志化痰利窍、消散痈肿，玉竹养阴生津，牵制半夏、厚朴、檀香之辛温香燥之性。

二诊出现打盹，加白术、石菖蒲益气健脾，化湿开窍醒脑，绝生痰之源。本病常由情志致病，因半夏厚朴汤疏肝解郁之力不足，临床常需配合四逆散、逍遥散等疏肝理气解郁之品，少加滋润之品，以防芳香理气药物之辛燥。

医案二

王某，女，45 岁。初诊时间为 2016 年 9 月 9 日。

患者 1 年前始发天突穴处异物堵塞感伴疼痛，右侧颈部自觉肿胀疼痛，曾多方求治，服药数月，更换医生无数，不但毫无改善，吃药后每每腹泻，慕名来诊。

刻下症：天突穴处堵塞感伴疼痛，气出不畅，右侧颈前部疼痛，自觉有肿胀紧绷感，颈项活动不利，手足不温，纳可，便调，少寐，舌质红，舌苔薄白，脉象弦细。

中医诊断：梅核气（肝胆郁滞，气虚津亏）。

治法：清利肝胆，生津舒筋。

处方：柴胡加龙骨牡蛎汤合桂枝加葛根汤加减。

用药：

北柴胡 15g	黄芩 10g	桂枝 15g	白芍 15g
葛根 30g	威灵仙 15g	僵蚕 12g	穿山龙 20g
生龙骨_{先煎} 30g	生牡蛎_{先煎} 30g	人参_{先煎} 10g	白术 15g
防风 10g	生姜 15g		

7 剂，水煎至 400mL，日 1 剂，分 2 次服。

二诊：2016 年 9 月 26 日。患者自觉颈前发堵减轻，颈部胀缓解，手足渐温，夜寐较前转佳，述易感冒，舌红，苔薄白，脉细弱。中药在上方基础上加黄芪 20g，7 剂，日 1 剂。

三诊：2016 年 12 月 21 日。颈部右侧仍发胀，双肩发沉，手足欠温好转，舌红，苔薄白，脉弦细。去龙骨、牡蛎、人参、生姜，加当归 12g、川芎 15g、姜黄 12g、附子（先煎）12g、干姜 12g。7 剂，日 1 剂。

四诊：2017 年 7 月 10 日。右侧肢酸沉无力，右侧颈肩部沉重，手足不温好转，苔薄白，脉弦细。告之服上方后，颈部发堵及胀痛等均已消失。去黄芩、姜黄、干姜，加桑寄生 15g、独活 12g、骨碎补 30g、生姜 10g、大枣 12g。7 剂，日 1 剂。

按 语

患者自觉颈部天突穴处发堵伴疼痛，当属中医梅核气范畴。患者平素脾气大，少阳肝胆枢机不利，气机不畅，循任脉上滞咽喉，故发堵塞及紧绷感，不通则痛，阳气郁滞，手足失于温养故四末不温，肝木旺则克脾土，即"见肝之病，知肝传脾"，且一年来连服各种药物损伤脾胃，中气不足，津液乏源，督脉失润，则颈项不利，气血精微不足，心失所养则少寐。证属梅核气之肝气郁滞，气虚津亏证。

患者曾服药数月，观其所用方药，曾服半夏厚朴汤、清热解毒（或因颈部肿）、疏肝理气之方药，有的也加入附子、干姜扶阳之法，但无一例外均无效，且服药后均出现腹泻，推测半夏厚朴汤专注于理气化痰，疏肝解郁不足，清热解毒之法，药性苦寒，伤脾败胃，而胃不能受纳，姜附尽管辛温，本有肝郁，再加燥热，中焦亦难承受。痼疾日久，产生焦虑，故选柴胡、黄芩、龙骨、牡蛎取柴胡加龙骨牡蛎汤之意，和解少阳，畅达枢机。

选桂枝加葛根汤，去大枣、甘草，去其甘温壅滞，而求其速，调和营卫，升津舒经。配僵蚕、穿山龙、防风、威灵仙风药，一助通络除痹，二助疏肝解郁，人参、白术培补中土，以助后天之本，中气旺则"一气周流，土枢四象"。

诸药合用，肝郁得舒，筋脉失濡得解，巧加风药即能解郁又能通利经脉，二诊加黄芪益气固表。三诊加当归、川芎、姜黄活血通络，附子、干姜助阳散寒。四诊加独活、桑寄生、骨碎补祛风湿，壮腰膝，姜枣调和脾胃，痼疾终能得除。

11. 邪祟案

医案一

冯某，男，88 岁。初诊时间为 2022 年 8 月 1 日。

3 天前，无明显原因，患者突然到社区找早已去世多年的妻子，说妻子跳舞走丢了，而后时有清醒，时而坚持认为妻子走丢了，并与家人吵架，几乎每天都有发作。刻下症：时有清醒，时而有幻觉，认为亡妻走失，健忘，纳可，便调，寐可，舌质红，苔白厚，脉弦细滑。

中医诊断：邪祟（痰蒙神窍，肾精不足）。

治法：涤痰开窍，兼补肾虚。

处方：桂枝加龙骨牡蛎汤加减。

用药：

胆南星 15g	法半夏 15g	陈皮 10g	茯神 30g
石菖蒲 15g	远志 12g	红参_{先煎} 12g	枳壳 12g
生龙骨_{先煎}30g	生牡蛎_{先煎}30g	桂枝 15g	白芍 15g

7 剂，水煎至 400mL，日 1 剂，分 2 次服。

二诊：2022 年 8 月 8 日。服药期间只去社区找老伴一次，其余两次曾问儿子老伴去哪儿了，被告之去世后就不再找了，纳可，便调，寐可，舌质红，苔白略厚，脉细滑。去红参易党参 15g，加北柴胡 15g、黄芩 12g。7 剂，日 1 剂。

三诊：2022 年 8 月 15 日。一周来，未曾再发作，家属述其较前纳谷略减，便调，寐可，舌质红，苔白略厚，脉细滑。加炙黄芪 30g、六神曲 15g。7 剂，日 1 剂。

四诊：2022 年 8 月 24 日。电话告之未再发作，其他情况基本同前，嘱先停药观察。

五诊：2022 年 9 月 5 日。昨天，再次问儿子老伴去向，告之早已去世后，便不再问，余正常，其子恐怕再复发，要求再服药，守原方，7 剂，日 1 剂，巩固疗效。

按　语

邪祟，《辨证录》称之为离魂，主要因正气不足，邪气干扰，神明失守，神光不聚，导致脑神与五脏之间功能失调所引起的一种五官神窍感觉异常性神志病，多以各种幻觉症状为主要临床表现。

年近九旬，神耗太过，神不内守，宿痰内动，蒙蔽清窍，神失居舍，神守失位故出现神志异常。证属中医邪祟之痰蒙神窍，兼肾虚之证，以桂枝加龙骨牡蛎汤合温胆汤、安神定志丸加减。桂枝、白芍通阳固阴，龙骨、牡蛎安肾宁心，《本草经读》云："龙骨能敛火安神，逐痰降逆。""痰，水也，随火而生，龙骨能引逆上之火，泛滥之水而归其宅，若与牡蛎同用，为治痰之神品。"合石菖蒲、远志、人参、茯神安神定志，温胆汤中半夏、竹茹配合石菖蒲化痰开窍，枳壳、陈皮理气化痰，诸方合用补虚降逆，化痰安神。

再诊时加柴胡、黄芩，取柴胡加龙骨牡蛎汤之意，本方侧重于神志病，陆渊雷认为加龙骨、牡蛎能收敛浮越之正气，镇惊坠痰。相比桂枝加龙骨牡蛎汤，本方证以精神症状突出为表现。气虚不甚，红参换为党参。三诊时，胃纳欠佳，年事已高，中焦运化不利，加黄芪配合党参培补中土，六神曲开胃畅中，一气周流，土枢四象。

医案二

甘某，女，77 岁。初诊时间为 2022 年 4 月 15 日。

两个月前，因情志不遂，患者始发胡言乱语，昼夜不停，幻视幻听，入夜不寐，吵闹不休，未经任何诊治，一天前又出现双下肢无力，为明确诊治，来我院就诊。刻下症：胡言乱语，答非所问，幻视幻听，纳差，口干口苦，少寐，小便尚可，大便数日一行，舌质红赤，舌苔白根厚，脉象弦细。

中医诊断：邪祟（肝胆郁热，痰阻心窍）。

治法：清肝利胆，化痰开窍。

处方：小柴胡汤合温胆汤加减。

用药：

北柴胡 15g	黄芩 10g	党参 15g	法半夏 15g
石菖蒲 15g	远志 15g	茯神 20g	炒酸枣仁 15g
胆南星 12g	竹茹 10g	陈皮 10g	炙甘草 10g

7 剂，水煎至 400mL，日 1 剂，分 2 次服。

二诊：2022 年 4 月 25 日。白天仍时有言语混乱，幻视幻听，入夜能入睡，不再吵闹，纳可，大便调畅，小便可，舌红略赤，苔薄白，脉弦细滑。加莲子 10g、百合 18g、生地黄 15g。7 剂，日 1 剂。

半月后电话随访，诸症明显减轻，嘱其随诊。

按　语

情志不遂，肝胆郁滞，郁而化热，循经上扰则口干口苦，热扰心神，阳不入阴则少寐，肝木克脾土，胃失受纳则纳差，脾失运化，痰湿内生，火热夹痰闭阻心窍，神失居舍，故胡言乱语、幻视幻听、吵闹不休，热灼肠道津液，则大便干难行。

证属邪祟之肝胆郁热兼痰阻心窍，故以小柴胡汤清利肝胆郁热，温胆汤理气化痰、和胃利胆，其中半夏辛温燥湿化痰，配竹茹一温一凉，化痰和胃，陈皮理气化痰，合菖蒲、远志、茯神化痰醒神开窍。二诊痰湿渐消，肝胆郁热减轻，诸症向愈，加百合地黄汤合莲子，养心润肺，益阴清热，安心宁神，百合甘寒，清气分之热，地黄甘润，泄血分之热，方证相宜，诸症渐消。

医案三

宋某，女，36 岁。初诊时间为 2016 年 9 月 26 日。

1 个月前，患者因与家人生气后，出现幻视幻听，总觉得有人在向自家院子里投石头，看见别人在说话，就怀疑在骂自己，无缘无故，总有无名恐惧感。

刻下症：幻视幻听，纳差，少寐心烦多梦，二便调，舌质红，舌苔薄白，脉象弦。

中医诊断：邪祟（心胆虚怯）。

治法：重镇安神，益气定志。

处方：柴胡加龙骨牡蛎汤合甘麦大枣汤加减。

用药：

北柴胡 15g	黄芩 10g	人参先煎 10g	石菖蒲 15g
生龙骨先煎 30g	生牡蛎先煎 30g	远志 15g	茯神 15g
郁金 12g	当归 12g	白芍 12g	法半夏 15g
浮小麦 20g	大枣 15g	炙甘草 10g	

7 剂，水煎至 400mL，日 1 剂，分 2 次服。

二诊：2016 年 10 月 8 日。夜寐好转，能入睡，但胆小害怕，白天仍怀疑有人在其房上行走，口干，舌红略赤，苔薄白，脉弦细。去浮小麦、大枣，加百合 12g、生地黄 12g。7 剂，日 1 剂。

三诊：2016 年 10 月 31 日。每晨起 4 时左右出现症状，其余时间正常，纳可，便调，夜寐可，口干缓解，舌质红，苔薄白，脉弦细。守原法，去百合、生地黄，加浮小麦 20g、大枣 15g。7 剂，日 1 剂。

1 个月后回访幻视幻听未再发作。

按　语

患者受到情绪刺激后，气血逆乱，神魂失舍，心者，君主之官，神明出焉，心为五脏六腑之大主，心无所主，肝肾所主亦不利，魂志失常，故出现幻视幻听，心胆虚怯，则恐惧，少寐，心烦，多梦。证属中医邪祟之心胆虚怯。

《伤寒论》第107条云："伤寒八九日，下之，胸满烦惊，小便不利，谵语，一身尽重，不可转侧者，柴胡加龙骨牡蛎汤主之。"取其疏肝解郁、镇静安神之功，合甘麦大枣汤补益心脾、宁心安神，本方原为妇人脏躁所设，实为脏阴不足，虚热躁扰，而精神失常。合石菖蒲、远志、茯神、人参补益心脾、化痰开窍，合当归、白芍、郁金柔肝养血解郁。

二诊出现口干，舌红略赤，乃虚热之象，合百合地黄汤清肺养心安神，三诊虚热渐消，去百合地黄汤，改回甘麦大枣汤，最终心神得安，胆怯向愈。

12. 夜惊案

鞠某，男，7岁。初诊时间为2018年6月3日。

患儿于3天前，无明显诱因出现夜间吵闹现象。每晚10点左右，患儿会从睡眠中突然坐起并大声哭闹，家人问话时不能回答，还时有胡言乱语，两眼发直。这种状态持续大约1小时后，吵闹情况逐渐减轻，随后倒床自行入睡。

第二天患儿能自行起床，无行为异常。询问其前一天晚上为何哭闹，患儿全然不知。患儿伴有口干症状，食欲尚可，二便正常，舌质偏红，舌苔白且略厚，脉象弦。

中医诊断：夜惊（相火扰心，痰蒙清窍）。

治法：潜镇安神，化痰开窍。

处方：桂枝加龙骨牡蛎汤加减。

用药：

桂枝 7g	白芍 7g	生龙骨先煎 15g	生牡蛎先煎 15g
清半夏 9g	石菖蒲 10g	郁金 6g	远志 7g
甘草 5g			

5剂，水煎至400mL，每日1剂，分2次服用。

随访情况：服用2剂后症状减轻，3剂后未再发作。半年后再次发作，但症状较之前减轻，仍守原方3剂，每日1剂，分2次服用。再次随访，未再发作。

按　语

本例患儿，白天状态正常，唯夜间10点左右出现哭闹、胡言乱语、两眼发直、神志恍惚的症状。此时为亥时，三焦经当令，三焦内藏相火。正如《内经》所云："君火以明，相火以位。"《圆运动的古中医学》认为"君火飞则心动而神悸，相火飘则胆破而魂惊"。患儿本就相火偏盛，亥时三焦经气血充盛，相火更旺，夹痰上扰心神、蒙蔽清窍，故而发病。之所以判断为相火离位，一是基于时辰配脏腑的理论推测，二是患儿存在口干、舌质红的症状，这是灼津伤液的表现；判断有痰，一是因"痰生怪病"的经验理论，二是患儿舌苔白厚，乃是相火炼液为痰的缘故。

《金匮要略》云："夫失精家，少腹弦急，阴头寒，目眩，发落，脉极虚芤迟，为清谷，亡血，失精。脉得诸芤动微紧，男失精，女子梦交，桂枝加龙骨牡蛎汤主之。"此段论述了虚劳失精的证治，该方具有调和阴阳、潜镇摄纳之功效。以方测证，本方可用于遗精、遗尿、自汗、盗汗、惊悸、怔忡等多种疾病。

本病案未拘泥于原文，灵活运用以方测证的方法。本方中桂枝、芍药调和阴阳，配龙骨、牡蛎，既能涩精缩尿，治疗遗精、遗尿，又可重镇安神，治疗惊悸、怔忡。尽管条文未述及相关症状，但依据"有是证用是方"的原则，选用本方调和阴阳、重镇安神，并配合石菖蒲、清半夏、远志、郁金化痰开窍，再佐以其他安神之品，最终取得了良好的疗效。

13. 郁证案

卢某，男，49岁。初诊时间为2021年7月15日。

患者半年来焦虑不安、情绪低落苦恼、心慌。

刻下症：焦虑不安、情绪低落苦恼、心慌，纳可，便调，寐差，浅睡且易醒，容易出汗，面色偏红，舌质红，舌苔薄白，脉象弦细。

中医诊断：郁证（肝胆郁滞，心神失养）。

治法：疏肝解郁，养心安神。

处方：柴胡加龙骨牡蛎汤合百合地黄汤加减。

用药：

北柴胡 15g	黄芩 12g	清半夏 12g	生龙骨_{先煎} 30g
生牡蛎_{先煎} 30g	百合 15g	生地黄 12g	石菖蒲 15g
远志 15g	茯神 15g	党参 15g	厚朴 15g
桔梗 10g	生姜 10g	大枣 10g	

7剂，水煎至400mL，每日1剂，分2次服用。

二诊：2021年7月22日。患者焦虑有所减轻，夜寐有好转，其余症状平稳，舌象、脉象同前，守原方 7 剂，每日 1 剂。

三诊：2021 年 8 月 4 日。患者焦虑明显缓解，纳可，便调，2 日 1 行，寐可，舌红，苔薄白，脉弦。中药在原方基础上加佛手 10g、郁金 12g。7 剂，每日 1 剂。

四诊：2021 年 11 月 20 日。近来无明显诱因，自觉又有轻度心烦，睡眠 5 小时左右，纳可，便调，舌红，苔薄白，脉弦细。去佛手、郁金，加珍珠母 30g。7 剂，每日 1 剂。

按 语

郁病之名最早见于明代虞抟的《医学正传》，病因总属情志所伤，发病与肝关系最为密切，同时涉及心脾。

患者情志失调，肝气郁结，故而出现焦虑、情绪低落苦恼等症状。忧郁日久，伤耗心神，神不居舍则寐差，心失濡养则心慌，卫气不固肌表则容易出汗，证属中医郁证之肝胆郁滞，心神失养。

柴胡加龙骨牡蛎汤与小柴胡汤相比，更侧重于治疗神志病；与桂枝加龙骨牡蛎汤证相比，本方证精神症状更为突出。本案患者突出症状为焦虑、情绪低落苦恼等精神症状，故首选柴胡加龙骨牡蛎汤加减。因无表证故去桂枝，无阳明郁热故去大黄，铅丹有毒而未用，以茯神替换茯苓，增强安神效果。配合百合地黄汤、石菖蒲、远志、茯神、党参清热养心安神，配合桔梗、厚朴，一升一降，通畅三焦，协助柴胡加龙骨牡蛎汤舒畅三焦气机。三诊加佛手、郁金助本方疏肝理气。四诊肝郁渐舒，去佛手、郁金，加珍珠母重镇安神。

三、心系病医案

1. 心悸案

医案一

付某，女，72 岁。初诊时间为 2022 年 5 月 6 日。

患者半年前始发周身乏力、心悸气短。

刻下症：周身无力，心悸气短，纳谷不馨，便调，寐可，舌红，边有齿痕，苔白厚，脉弦细数，沉取尺弱。有糖尿病、高血压病史数年。

中医诊断：心悸（脾阳不足，痰饮内伏）。

治法：补脾益肾，兼以化饮。

处方：茯苓桂枝白术甘草汤加味。

用药：

茯苓 20g	桂枝 10g	炒白术 15g	炙甘草 10g
炙黄芪 20g	红参_{先煎}12g	麦冬 12g	五味子 15g
盐泽泻 15g	生姜 10g		

7 剂，水煎至 400mL，每日 1 剂，分 2 次服用。

二诊：2022 年 5 月 16 日。心悸、气短、乏力减轻，纳谷不馨，舌淡，苔滑，脉弦细滑。守原方，加黄芪至 30g、红参至 15g。7 剂，每日 1 剂。

三诊：2022 年 6 月 17 日。服上方后诸症消失，血压、血糖一直平稳，昨夜间醒后突发头晕，无恶心及呕吐，平素尿频，双下肢无力，纳可，大便正常，舌红边有齿痕，苔薄白，脉沉弦少力。中药在原方基础上加补骨脂 15g、杜仲 15g、山药 20g、益智仁 12g。7 剂，每日 1 剂。

四诊：2022 年 7 月 5 日。家属述诸症基本痊愈，无明显不适。加桃仁 12g、红花 10g。7 剂，每日 1 剂。

按 语

脾脏阳气不振，水饮内停，上逆凌心则导致心悸；脾胃虚弱，则食欲不振，气血生化无源，周身失养则乏力。证属中医心悸之脾阳不足、痰饮内伏。

《金匮要略·痰饮咳嗽病脉证并治第十二》曰："夫短气有微饮，当从小便去之，苓桂术甘汤主之。"饮证的形成，在于中焦阳气不振，不能运化水湿，水停为饮，其根本在脾。水饮上逆，凌心则心悸；脾为后天之本，气血生化之源，脾胃虚弱，则食欲不振，气血不足，周身失养则乏力。综合症状表现，苔白厚不干，舌边有齿痕，水饮属轻证，即微饮，当属经文"水停心下，微者短气"之证。饮虽轻微，但本在脾阳不化，随水饮内停，妨碍气机升降则短气，气化不利可导致小便不利，故首当除其水饮，早为图治。黄芪配生脉饮，益气养阴；泽泻、生姜配合苓桂术汤利水除湿。三诊出现双下肢无力，加补骨脂、杜仲、山药、益智仁补脾益肾。四诊时考虑水湿内停，血行不畅，故加桃仁、红花活血通络。

医案二

郭某，男，67 岁。初诊时间为 2021 年 4 月 23 日。

近一个月来，患者突发心悸、胸闷，曾在本院做心电图，提示 1. 窦性心律，2. 频发室性早搏。服用复方丹参滴丸，效果不佳。

刻下症：心悸，胸闷，嗳气，心下痞满，纳可便调，寐可，舌红，苔薄白，舌中央白厚，脉结代。

中医诊断：心悸（阴阳气血两亏）。

治法：调补阴阳，补气养血复脉。

处方：炙甘草汤加减。

用药：

炙甘草 30g	红参_{先煎} 10g	桂枝 12g	麦冬 12g
生地黄 20g	火麻仁 20g	阿胶_{烊化} 5g	苦参 15g
五味子 12g	枳壳 15g	炒白术 15g	代赭石_{先煎} 25g
厚朴 20g	法半夏 15g	甘松 15g	

7 剂，水煎至 400mL，每日 1 剂，分 2 次服用。

二诊：2021 年 4 月 30 日。气短乏力好转，早搏由每分钟 4～6 次，降为 1～2 次，嗳气好转，舌象、脉象同前。加旋覆花（单包）10g。7 剂，每日 1 剂。

三诊：2021 年 5 月 10 日。气短乏力好转，早搏每分钟 1 次左右，嗳气基本消除，舌象、脉象同前。去枳壳。7 剂，每日 1 剂。

四诊：2022 年 4 月 13 日。近日来，胸闷气短，自觉吸气费力，胃脘不适，嗳气腹胀，矢气方舒，纳可，便调，寐可。舌暗红，苔白厚滑腻，脉弦滑。述去年服药后早搏未再发作。

按 语

患者年近七旬，阴阳气血渐亏，心失濡养，故出现心悸；气亏而胸阳不振，胸络不畅，故胸闷。素有胃疾，饮食不节，胃失和降则嗳气，气机升降失调，中焦壅滞则心下痞满。苔白厚为脾虚有湿之征，气虚不足，血府空虚则脉结代。证属中医心悸之阴阳气血不足。

《伤寒论》第 177 条云："伤寒脉结代，心动悸，炙甘草汤主之。"本条论述了心阴阳两虚的证治。方中重用炙甘草补中益气，以充气血生化之源；人参补元气；生地黄、麻仁、阿胶养心阴，补心血，充血脉；阴无阳则无以化，故用桂枝辛温通阳，与炙甘草相配辛甘化阳，温通血脉。加白术健脾补中；加五味子味酸能敛阴阳之气；加半夏、代赭石、厚朴、枳壳降逆和胃止嗳气；配伍苦参、甘松，是根据现代药理研究，二者均有抗心律失常作用。二诊加旋覆花，与代赭石相伍降逆和胃。三诊，嗳气基本消失，去枳壳。诸药相合，调阴阳，和气血，充脉道，使诸症向愈。

医案三

朱某，男，64 岁。初诊时间为 2022 年 1 月 28 日。

半年来，患者心悸气短乏力，心率 40～50 次 / 分，夜间症状加重。

刻下症：心悸气短，乏力，纳可，难以入睡，面色萎黄，大便不成形，夜尿 4～5 次，舌质淡红，舌苔薄白，脉象迟，沉取无力。

中医诊断：心悸（心阳不足，阴血亏虚）。

治法：温心益气，养血安神。

处方：麻黄细辛附子汤合炙甘草汤加减。

用药：

生麻黄 15g	附子_{先煎} 15g	细辛 10g	炙黄芪 30g
炙甘草 30g	炒白术 20g	防风 10g	红参_{先煎} 15g
麦冬 15g	五味子 15g	当归 12g	桂枝 12g
干姜 15g	生地黄 30g	火麻仁 15g	大枣 10g

7 剂，水煎至 400mL，每日 1 剂，分 2 次服用。

二诊：2022 年 2 月 7 日。心悸缓解，心率由 42 次 / 分，升至 65 次 / 分，睡眠质量略有好转，口苦，右胁不适，自觉颈部不适，纳可，便调。舌红，苔薄白，脉缓。加柴胡 15g、黄芩 10g。7 剂，每日 1 剂。

三诊：2022 年 2 月 18 日。晨起时心率慢，50～55 次每分，现在心率 72 次每分，仍有口苦咽干，颈部不适，眠差，大便略不成形，舌红，脉沉弦少力。去火麻仁。7 剂，每日 1 剂。

四诊：2022 年 2 月 25 日。动态心电图检查提示，睡眠时心率最低 51 次每分，现查心率 80 次 / 分，仍口苦咽干，心悸及入睡好转，便调。舌象、脉象同前。去白术、防风、红参、姜半夏，加茯神 10g、远志 15g、龙骨（先煎）30g、党参 20g。7 剂，每日 1 剂。

五诊：2022 年 3 月 14 日。诸症平稳，舌红，苔薄白，脉缓（63 次 / 分），治疗同前。去干姜、远志，加量炙甘草至 40g。7 剂，每日 1 剂。

按 语

心悸包括惊悸与怔忡，惊悸因惊而悸，怔忡不惊而悸。《杂病源流犀烛·怔忡源流》记载："怔忡、心血不足病也……心血消亡，神气失守，则心中亏虚，快快动摇不得安宁，无时不作，名曰怔忡。"

患者年逾六旬，体质虚弱，心阳不足，失于温养则心悸、乏力，面部失于温养则萎黄，阳气不足，无力鼓脉则脉沉迟无力，母病及子，脾失健运，故大便不成形。证属心悸之阴阳两虚。

虽无明显寒象，但患者面色萎黄、乏力、舌淡红，脉迟而沉无力，当为心阳不振，同时阳病及阴，阴血亦亏，故用炙甘草汤益气养血，调补阴阳。

麻黄细辛附子汤在此并非为少阴太阳两感而设，麻黄除辛温解表外，其辛温可助心阳鼓脉，附子温阳通脉，细辛辛香走窜，协助麻黄、附子温通表里阳气。配五味子与前方参、麦合取生脉饮之意，加当归养血。

二诊出现口苦、右胁不适，加柴胡、黄芩疏肝利胆。三诊大便略不成形，去火麻仁。四诊因气虚渐缓，去红参、白术、防风、半夏、茯神，加党参、龙骨、远志补益中气，潜镇安神，亦可收止悸之效，诸药合用，气血渐充，阴阳逐渐调和。

2. 胸痹案

医案一

胡某，男，32 岁。初诊时间为 2022 年 3 月 29 日。

半年前，患者与家人生气后，始发左侧胸闷胀痛，时作时止，每次持续 10 分钟左右，曾经在本院查心电图未见异常。

刻下症：发作性胸闷痛，食欲尚可，小便正常，大便溏且黏，入睡困难，且易醒，难再入睡，形体丰腴，面色正常偏红，舌质红，舌苔白略厚，脉象细滑。

中医诊断：胸痹（痰气交阻，胸阳不振）。

治法：通阳散结，降逆除满。

处方：枳实薤白桂枝汤加味。

用药：

瓜蒌 15g	薤白 12g	厚朴 15g	枳壳 12g
桔梗 12g	生薏苡仁 30g	砂仁后下 10g	茯苓 20g

桂枝 12g   白术 20g   檀香 6g   炙甘草 10g

7 剂，水煎至 400mL，每日 1 剂，分 2 次服用。

二诊：2022 年 4 月 4 日。胸闷痛未再发作，夜寐转佳，大便不再黏马桶，其余症状平稳，舌红，苔白略厚，脉弦细略滑。守原法原方巩固疗效。7 剂，每日 1 剂。

三诊：2022 年 4 月 15 日。胸闷未作，偶有前胸隐痛，口苦，纳可，便调，睡眠安稳，舌红，苔薄白，脉沉弦缓。在原方基础上加法半夏 15g、北柴胡 12g、黄芩 10g。7 剂，每日 1 剂。

按　语

胸痹最早记载见于《内经》，如《灵枢·五邪》记载："邪在心，则病心痛。"汉代张仲景《金匮要略》提出胸痹，并设专篇论述，明确指出病机为"阳微阴弦，即胸痹而痛"。即心胸阳虚，阴乘阳位，相互搏结，发为胸痹。

情志不畅，郁怒伤肝，疏泄不利，气机不畅；忧思伤脾，脾虚气结，津液不得输布，遂聚湿为痰，痰气交阻于胸，胸阳不振，络脉不畅，故发胸闷胀痛。湿浊下注于肠，则便溏且黏；忧思恼怒，魂神失舍，阳不入阴，则入睡难且易醒。证属中医胸痹之痰气交阻、胸阳不振。

枳实薤白桂枝汤，出自《金匮要略·胸痹心痛短气病脉证并治第九》："胸痹，胸中痞，留气结在胸，胸满，胁下逆抢心，枳实薤白桂枝汤主之……"方中枳实、厚朴行气散结，消胀除满；瓜蒌豁痰下气，宽胸畅膈；薤白、桂枝通阳散结。配伍桔梗、檀香化痰行气以畅胸；配伍白术、茯苓、炙甘草与方中的党参，组成苓桂术甘汤，以健脾化湿；加砂仁、薏苡仁可增强化湿利浊之效。三诊时，因患者有痰湿之象，加半夏化痰宽胸；又因患者有情志不畅史，且因病精神压力较大，加柴胡、黄芩疏肝解郁。

医案二

王某，女，44 岁。初诊时间为 2021 年 2 月 6 日。

患者一年前开始出现胸闷症状，3 个月前症状加重，伴有后背时有刺痛，心电图检查未见异常，服用复方丹参片后效果不佳。

刻下症：胸闷，后背时有刺痛，偶有嗳气，睡眠较少，醒后难再入眠，纳可，便调，舌质红，舌苔白且根部厚腻，脉象弦细。

中医诊断：胸闷（肝气郁滞，痰浊阻络）。

治法：疏肝理气，化痰通络，佐以安神。

处方：瓜蒌薤白半夏汤合四逆散、小柴胡汤加味。

用药：

瓜蒌 15g	薤白 12g	清半夏 12g	桂枝 12g
丹参 15g	枳壳 12g	柴胡 15g	白术 15g
白芍 12g	当归 12g	黄芩 10g	酸枣仁 30g
生龙骨_{先煎}30g	炙甘草 10g	党参 15g	炙黄芪 20g
远志 15g			

10 剂，水煎至 400mL，每日 1 剂，分 2 次服用。

二诊：2021 年 2 月 20 日。后背疼痛明显缓解，前胸闷感减轻，偶有反酸烧心症状，食欲尚可，大便 3 日 1 行，夜寐较之前好转。患者舌红，苔薄白，脉象弦细，寸口脉弱。此阶段治疗方案调整为去白术、白芍，加海螵蛸 15g、厚朴 15g，7 剂，每日 1 剂。

三诊：2021 年 3 月 6 日。患者服药后病情基本痊愈，但两天前因生气后病症再次发作，出现胸闷，并放射至后背，纳便调，寐可，舌红，苔薄白，脉象弦细，寸脉弱。治疗重点在于疏肝解郁、宽胸理气。药方调整为原方去桂枝、丹参、枳壳、苏梗、酸枣仁、海螵蛸、龙骨、炙甘草、党参、黄芪，加柴胡 15g、白术 15g、白芍 12g、薄荷 10g、茯苓 15g、当归 12g、枳壳 12g、香附 12g、檀香 10g、莪术 12g、防风 10g，7 剂，每日 1 剂。两月后回访，胸闷未再发作。

按　语

患者年逾四旬，性情急躁，易导致肝失疏泄，气机不畅，进而引发胸阳不振，痰浊闭阻，络脉不通，故而出现胸闷后背痛症状。气机郁滞横犯中土，使得胃失和降，气逆则产生嗳气；痰气阻络，导致心神失养，出现少寐情况。证属胸痹之气机郁滞、痰浊痹阻。

《金匮要略·胸痹心痛气短病脉证并治第九》记载："胸痹，不得卧，心痛彻背者，瓜蒌薤白半夏汤主之。"该方主要针对痰浊痹阻、胸阳不振的病证进行论治。方中瓜蒌苦寒滑利，可豁痰下气、宽畅胸膈；薤白辛温，能通阳散结止痛；半夏辛温，可化痰通络。配伍桂枝以温通胸阳，四逆散合小柴胡汤（去姜枣）用于疏肝利气、解郁散结，再配伍黄芪、白术、当归、酸枣仁、远志以益气养血安神。因痰阻胸络，血行不畅，加用丹参活血化瘀。

二诊时患者偶有反酸烧心，加海螵蛸以抑酸，厚朴下气降浊。三诊因情绪刺激病症复发，采用逍遥散加香附、枳壳疏肝理气，瓜蒌薤白半夏汤宽胸化痰，檀香、莪术理气活血，防风协助逍遥散疏肝兼能胜湿。

医案三

余某，女，51岁。初诊时间为2022年5月2日。

患者5年前首次出现胸闷症状，经服用相关药物后缓解。1天前胸闷再次发作且加重，右胸前曾有隐痛发作，持续数分钟后即止。经心电图检查提示房颤，T波改变，既往有脑梗病史1年。

刻下症：胸闷、气短乏力、易汗出，便调，寐可，面色偏红，舌质红，舌苔薄白，脉象细弱结代。

中医诊断：胸痹（气血两虚）。

治法：益气养血，通阳除痹。

处方：炙甘草汤加减。

用药：

炙甘草30g	红参_{先煎}12g	桂枝10g	生姜20g
麦冬12g	生地黄30g	火麻仁12g	苦参15g
醋五味子10g	远志15g	酸枣仁10g	甘松10g

7剂，水煎至400mL，每日1剂，分2次服。

二诊：2022年5月14日。胸闷症状消失，食欲转好，但仍有气短现象，入睡醒后难以再次入眠，大便不成形，舌红，苔薄白，脉细弱而迟，心脏节律已转齐。在上方基础上去生地黄、火麻仁、苦参、甘松，加炙黄芪20g、鸡血藤12g、龙眼肉10g，7剂，每日1剂。

三诊：2022年8月9日。近来仍有胸闷气短症状，纳可，小便正常，大便略不成形，寐可，舌红，苔薄白，脉迟且细弱。查心电图提示：窦性心动过缓，52次/分。加麻黄附子细辛汤以振奋阳气。在上方基础上去酸枣仁、龙眼肉、鸡血藤，加麻黄10g、附子10g、细辛6g、白术15g、茯苓15g、益智仁15g，7剂，每日1剂。

按　语

患者痼疾日久，气血逐渐亏虚，因此出现气短乏力症状，进而导致胸中阳气不足，络脉不畅，所以胸闷症状难以缓解。气不固表则容易出汗，无法鼓动充脉，故而脉象结代且细弱。证属胸痹之气血不足。本案主诉虽为胸闷，但并非寒凝、痰阻、气滞、瘀血痹阻胸络，而是由于气血不足，脏腑功能失调，导致胸阳不振，因此选用炙甘草汤益气养血，以达到通阳除痹的效果。

炙甘草汤出自《伤寒论》第177条："伤寒脉结代，心动悸，炙甘草汤主之。"中医讲究有是证，用是药，异病同治。本案去阿胶、大枣，加酸枣仁、远志养血安神，加五味子收敛心气，配伍苦参、甘松调节心律。二诊因大便不成形，去生地黄、火麻仁，脉结代消失，去苦参、甘松，加黄芪、龙眼肉、鸡血藤益气养血。三诊脉迟，加麻黄细辛附子汤，取其辛温助阳、鼓动血脉、提高心率的作用，加白术、茯苓、益智仁健脾祛湿，以促进大便情况好转。

四、肺系病医案

1. 感冒案

医案一

安某，女，31岁。初诊时间为2019年1月9日。

患者3天前自觉后枕部隐隐作痛，傍晚时自觉恶寒，随后发热，体温达39℃，汗出后体温下降。

刻下症：轻微恶寒，傍晚时发热，头痛如刺，时作时止，口干渴，想喝冷饮，食欲不佳，睡眠正常，大便正常，面色正常偏红，舌质红，舌苔白，脉象沉弦。

中医诊断：感冒（风寒外袭，入里化热）。

治法：发表解肌，和解少阳，清里散热。

处方：桂枝汤合小柴胡汤、白虎汤加减。

用药：

桂枝15g	白芍15g	柴胡30g	黄芩12g
石膏_{先煎}30g	知母12g	清半夏10g	防风15g
荆芥12g	炙甘草10g	生姜15g	大枣10g

3剂，水煎至400mL，每日1剂，分2次服。

二诊：2019年1月12日：体温有所下降，最高体温38.3℃，恶寒症状消失，头痛明显减轻，口干渴，食欲差，大便正常，寐可，舌红，苔薄白，脉弦。在上方基础上去荆芥、防风，3剂，每日1剂。

按　语

患者 3 天前外感后出现恶寒发热症状，属于太阳病变；口干、食欲不佳，病在少阳；而后日晡发热，口渴较甚，想喝冷饮，为病传阳明，实为太阳少阳阳明并病。证属三阳并病，此时会想到《伤寒论》第 99 条："伤寒四五日，身热恶风，颈项强，胁下满，手足温而渴者，小柴胡汤主之。"

本条所述为三阳证俱见，治从少阳之法。伤寒四五日，首先表明感受风寒之邪，身热恶风，病邪郁在太阳之表；胁下满为邪犯少阳，枢机不利，病在半表半里之少阳；手足温而渴，为阳明热盛达于四末、耗伤津液所致，表明病入阳明。四末温而不厥，说明未入少阴。颈项强为三阳兼有之证，足太阳之脉循头下项，行身之后，足阳明胃之脉下颈而循身之前，足少阳之脉从耳后，下颈行人身之侧。综合来看，颈项强属三阳病。

本条虽为邪气由表入里，太阳少阳阳明并病，但单从症状看，尽管没有突出何经病变为主，然而以方测证，表邪已微，里热未盛，少阳经症状为主。邪郁少阳，汗、吐、下皆不适宜，所以治从少阳，法宜和解，用小柴胡汤，使枢机运转，上下宣通，内外畅达，则三阳之邪，均可得解。

本案恶寒轻，发热重，且发热在恶寒之后，头痛剧烈，所以太阳表证并未趋于衰减，而口渴较甚，想喝冷饮，为表邪化热入里，伤津耗液，且日晡发热为甚，足见阳明证已显著，默默不欲饮食，脉弦，病及少阳，可谓三证不分上下，并非《伤寒论》中第 99 条所述，因此不选小柴胡汤，而是桂枝汤合小柴胡汤、白虎汤加减。二诊时，太阳病恶寒消失，故去荆芥、防风，留桂枝、白芍调和营卫。

医案二

王某，男，88 岁。初诊时间为 2020 年 3 月 16 日。

患者于就诊前 3 天突然发热，最高体温达 39℃，偶有咳嗽，查胸片提示肺感染。当前症状为恶寒发热，精神差，偶有咳嗽，口干欲饮，食欲不佳，大便干燥，小便正常，寐可，面色发红，舌质红，舌苔白，脉象弦数。

中医诊断：感冒（风寒外袭，肝胆郁热）。

治法：和解少阳，发表解肌。

处方：柴胡桂枝汤加减。

用药：

北柴胡 25g	桂枝 12g	黄芩 12g	清半夏 15g
党参 15g	白芍 12g	荆芥 10g	防风 10g
枇杷叶 15g	金荞麦 15g	生甘草 10g	杏仁 12g
火麻仁 15g			

3剂，水煎至400mL，每日1剂，分2次服。

二诊：2020年3月18日。服用上方第二天，最高体温38℃，恶寒基本消除，出现口腔溃疡疼痛，咳嗽不明显，口干渴，想喝冷饮，纳谷不馨，寐可，舌红赤，苔白略厚，脉弦细。去枇杷叶、金荞麦，加石膏20g、知母12g，3剂，每日1剂。1周后回访，诸症俱消。

按　语

风寒外袭，内舍于肺，邪正相争则发热，阳气郁闭，肌肤失温则恶寒，肺失宣降则咳嗽，病邪渐入少阳，机枢不利，导致肝胆郁热，出现口干渴、不欲饮食症状。患者年近九旬，津液不足，肠道失润则大便干燥，证属少阳兼表证。

《伤寒论》第146条云："伤寒六七日，发热微恶寒，支节烦疼痛，微呕，心下支结，外证未去者，柴胡桂枝汤主之。"本条为少阳兼表证证治。

本案既有发热恶寒之太阳证，又有口干渴、食欲不佳之少阳证，所以选择柴胡桂枝汤，其中桂枝汤发表解肌、调和营卫，小柴胡汤和解少阳、舒畅气机。因邪气渐入于里，去生姜，以防引药入表之嫌，又因患者素有消渴，去大枣。二诊时咳嗽消除，去枇杷叶、金荞麦，发热渐轻，恶寒基本消除，但出现口腔溃疡，口干渴，想喝冷饮，舌质红赤，乃邪热渐入阳明，故加石膏、知母，取白虎汤之意，三阳并清，考虑到患者年事已高，且热势已衰，所以石膏仅用20g。

医案三

姚某，男，58岁。初诊时间为2014年7月18日。

1周前，患者主因左侧肢体不遂、言语謇涩而入院，住院后给予静脉注射丹参川芎嗪针等药物治疗，诸症好转。1天前突发恶寒发热，体温最高达39℃，汗出后体温有所下降，同时出现腹泻腹痛，大便呈水样，无脓血、黏液，无肛门灼热及里急后重。

刻下症：发热恶寒，腹泻腹痛，便如清水，量少，日数十次，无脓血、黏液，无肛门灼热及里急后重，口干欲热饮，左侧半身不遂，手能持物，足能任地，略有舌强语謇，关节怕冷，怕风，不敢吃凉东西，易大汗出，继而周身疼痛，小便量少色黄，大便稀，纳食尚可，夜寐安，舌质暗红，苔薄白，脉沉弱。

中医诊断：感冒（风寒外袭，脾胃虚寒，卫表不固）。

治法：发表解肌，温中补虚，益气固表。

方药：桂枝汤合理中汤、玉屏风散加减。

用药：

桂枝 12g	白芍 15g	党参 12g	白术 15g
干姜 12g	炙黄芪 20g	防风 15g	炙甘草 10g
生姜 10g	大枣 10g		

3 剂，水煎至 400mL，每日 1 剂，分 2 次服。

二诊：2014 年 8 月 22 日。患者服用上方一剂后，发热恶寒、腹痛腹泻症状大减，体温最高达 37℃。3 剂后体温正常，腹痛腹泻症状消除。

按　语

患者本为中风，基本康复后又出现恶寒发热、腹痛腹泻症状。中医认为急则治其标，如《金匮要略》所云："夫痼疾加以卒病，当先治其卒病。"患者贪凉饮冷，风寒外袭，邪正相争则发热，卫气郁遏，肌肤失温则恶寒；患者素有脾胃虚弱，复受于寒，外寒内湿，脾失健运，清浊不分，"清气在下，则生飧泄"，寒湿内阻，不通则腹痛；口干欲热饮，表明津液已伤，中焦虚寒，虽有新感之病，却见脉沉弱。证属感冒之脾胃虚寒、风寒外袭。

患者外有太阳表证，内有太阴里证，表热里寒。张仲景《伤寒论》指出："太阳病，外证未除而数下之，遂协热而利，利下不止，心下痞硬，表里不解者，桂枝人参汤主之。"本条为太阳病误下后脾胃虚寒而表不解的证治。本例虽然未经误治，但有太阳表证，兼素有中焦虚寒，又为寒凉所伤，导致腹痛、腹泻，方证相宜。

患者素有汗后周身疼痛，需拔罐等方能缓解，考虑患者素有脾胃虚寒，精微化生不足，加之汗后营阴不足。"发汗后，身疼痛，脉沉迟者，桂枝加芍药生姜各一两人参三两新加汤主之"，故本案取桂枝汤加理中汤，而非桂枝加人参汤原方。桂枝汤重在调和营卫，不但有辛温助阳解表（桂枝）之功，还有酸甘敛阴合营（白芍）之功。

患者不但有汗后周身疼痛，还怕风，有卫外不固之嫌，故加玉屏风散，益气固表，数方组合而应之，方证相应，一剂症减，三剂症除。

医案四

宗某，男，66 岁。初诊时间为 2018 年 11 月 19 日。

1 周前感冒，又出门晕车，之后自觉劳累，出现头晕、双下肢无力症状。

刻下症：头晕，双下肢无力，精神疲惫，口苦，咳黄痰，纳可，大便干燥，小便止常，睡眠差，面色止常偏红，舌质红，舌苔白，脉象弦。

中医诊断：感冒（肝胆郁热，营卫不和）。

治法：调和营卫，和解少阳。

处方：柴胡桂枝汤加减。

用药：

桂枝 12g	白芍 12g	党参 10g	金银花 10g
连翘 12g	黄芪 12g	杏仁 10g	桔梗 10g
黄芩 10g	柴胡 12g	清半夏 12g	瓜蒌 12g
炙甘草 10g	生姜 10g	大枣 10g	

7 剂，水煎至 400mL，每日 1 剂，分 2 次服。

二诊：2018 年 11 月 29 日。患者精神状态好转，但仍双下肢无力，头部不适，黄痰已止，出现心慌气短症状，纳可，大便干燥难行，小便正常，睡眠差，舌红尖赤，苔白略腻，脉细弱。去金银花、连翘、杏仁、桔梗、黄芩，将炙甘草加至 20g、黄芪加至 30g，加麦冬 12g、生地黄 15g、火麻仁 12g、葛根 20g、杜仲 15g、桑寄生 15g、砂仁 10g。7 剂，每日 1 剂。

按　语

外感寒邪，内舍于肺，郁而化热，咳吐黄痰，表明邪气入里。少阳枢机不利，则会出现口苦症状；营卫不和，正气耗损，进而导致神疲乏力、头晕。长期便秘属于津亏范畴，血不养心神则会引发少寐。

本案中，外在表现为营卫不和，邪气化热传入体内，出现肺热之象，表里之间少阳枢机不利，证属肝胆郁热、营卫不和，六经辨证属于太阳少阳并病。

《伤寒论》第 146 条记载："伤寒六七日，发热微恶寒，支节烦疼，微呕，心下支结，外证未去者，柴胡加桂枝汤主之。"发热微恶寒、支节烦疼，说明太阳表证尚未解除，风寒之邪仍停留在体表。微呕、心下支结同时出现，是邪气侵犯少阳，胆热犯胃的表现，所以属于太阳少阳并病，治疗应采用太少两解之法。

由于太少两经证候都比较轻，因此用小柴胡汤、桂枝汤各减半量，以调和营卫、和解枢机。本案还兼见肺热之候，所以加用金银花、连翘、杏仁、桔梗、瓜蒌以清热化痰。二诊时，外邪已除，但邪气入里，伤及于心，心阳无力鼓动血脉，心血脉道不充，故而出现心慌气短，证属心阳气与阴血俱虚，所以选用炙甘草汤进行加减治疗。

《伤寒论》第177条云："伤寒脉结代，心动悸，炙甘草汤主之。"本条冠以"伤寒"，其成因当为外感，此时不见表证，表明邪气已尽，仅存里虚，心阴阳俱不足，从而出现脉结代，应当补阴阳、调气血。结合患者双下肢无力，且年龄偏大，考虑为肾虚所致，所以加用杜仲、桑寄生、黄芪补肾壮骨，黄芪配砂仁可实脾，加瓜蒌配合火麻仁润肠通便。

2. 咳嗽案

医案一

王某，女，7岁。初诊时间为2019年6月5日。

近3个月来，患儿反复咳嗽，咳吐黄痰，痰黏且量少，虽经多方求治但均未见效，遂慕名前来求治。

刻下症：咳嗽，咳吐黄痰，量少而黏稠，纳可，大便规律，睡眠安稳，舌质红，舌苔黄白相间，根部略显厚腻，脉象弦细滑。

中医诊断：咳嗽（痰热壅肺）。

治法：清热化痰，降肺止咳。

处方：麻黄杏仁甘草石膏汤加减。

用药：

炙麻黄 6g	杏仁 6g	石膏_{先煎} 10g	枇杷叶 10g
桔梗 3g	前胡 7g	厚朴 7g	金荞麦 7g
清半夏 6g	黄芩 6g	紫菀 7g	款冬花 6g
炙甘草 3g	陈皮 5g		

7剂，水煎至400mL，日1剂，分2次服。

后家属来诊，告知病已向愈，未再发作。

按　语

风寒外袭，内舍于肺，肺失宣降而发咳嗽。肺为水之上源，通利水道，肺失宣发肃降，水停成饮化痰，郁久化热，故咳吐黄痰，证属中医咳嗽之痰热壅肺证。《伤寒论》第63条云："发汗后，不可更行桂枝汤。汗出而喘，无大热者，可与麻黄杏仁甘草石膏汤主之。"本方证为外邪入里化热，热壅于肺，而致汗出而喘之证。本方为麻黄汤去桂枝加石膏，变辛温发汗之法为辛凉宣透之方。麻黄宣肺定喘止咳，石膏辛寒直清里热，麻黄、石膏相伍，清宣肺中郁热，而止咳平喘，石膏量重于麻黄，借其辛凉之性，以制麻黄辛温之发散；杏仁宣肺降气止咳平喘，佐助麻黄；甘草缓急和中，调和药性，诸药配合宣肺清热，降逆平喘。加枇杷叶、桔梗、前胡、金荞麦、清半夏、紫菀、款冬花、陈皮配合本方清热化痰，方证相宜，诸症向愈。

医案二

杨某，女，13岁。初诊时间为2022年11月2日。

3天前，突发干咳，时有鼻塞流涕，咽痒，服用感冒冲剂效果不佳，来我院就诊。

刻下症：干咳，时有鼻塞流涕，咽部痒，纳谷不馨，小便调，大便偏干，平素即手足凉怕冷，舌红，苔薄白，脉细，沉取无力。

中医诊断：咳嗽（阳虚外感）。

治法：温经散寒，调和营卫。

处方：麻黄细辛附子汤合桂枝汤、止嗽散加减。

用药：

麻黄10g	细辛6g	附子6g	百部10g
紫菀10g	款冬花10g	白前12g	桔梗15g
荆芥10g	桂枝10g	白芍10g	生姜10g
甘草7g	僵蚕12g		

7剂，水煎至400mL，日1剂，分2次服。

二诊：2022年11月12日。服上方期间，复再感风寒，鼻塞流涕，现咳嗽吐痰，痰色黄白相间，咽痛，纳谷不馨，小便调，大便略干，舌红，苔薄白，脉弦细。去细辛、附子，加杏仁10g、石膏15g、枇杷叶12g、金荞麦15g。7剂，日1剂。

转归：电话随访，服上方后基本痊愈。

按　语

患者素体虚弱，手足厥冷，脉细，属少阴虚寒证，再感风寒，内舍于肺，肺开窍于鼻，肺失宣发则鼻窍不通、咽痒，故鼻塞流涕，失于肃降则干咳，证属咳嗽之阳虚外感。为少阴病兼外感方证，本案素有手足厥冷、脉细，当属少阴病，又外感风寒，故选择麻黄细辛附子汤加味。本案之咽痒，为外感风寒所致，手足厥冷、脉细亦非少阴病阳气虚衰危候，故未选四逆汤。麻黄、桂枝相伍虽有辛温解表发汗之嫌，但患者不属于少阴病阴津亏损之象，当不会有津伤而至亡阴之弊。合桂枝汤调和营卫，发表解肌，配合止嗽散宣肺止咳。

二诊服药期间患者复感外感，出现鼻塞流涕，且吐黄痰，有入里化热之象，中医讲急则治其标，去细辛、附子，加石膏、杏仁取麻杏甘石汤之意，合枇杷叶、金荞麦，清肺化痰止咳为法，体现中医有是证用是药的原则，方随证变化而调整。

五、胃系病医案

1. 呃逆案

王某，男，56 岁。初诊时间为 2016 年 11 月 28 日。

两周前，患者无明显诱因出现呃逆，声音洪亮而频。既往有脑梗死病史 3 年。

刻下症：呃逆，声音洪亮而频，短促而急，纳可，心下胀满，按之则痛，大便数日未行，因呃而寐不安，小便黄赤。舌质红，舌苔黄腻而厚，脉象弦滑而有力。

中医诊断：呃逆（痰热内结）。

治法：清热化痰，降逆止呃。

处方：小陷胸汤合旋覆代赭汤、厚朴三物汤加减。

用药：

黄连 9g	瓜蒌 15g	枳壳 15g	大黄后下 10g
厚朴 30g	清半夏 15g	旋覆花单包 10g	代赭石先煎 25g
沉香 7g	槟榔 12g	木香 12g	生姜 15g

5剂，水煎至400mL，日1剂，分2次服。

二诊：2016年12月3日。呃逆明显减轻，心下胀满减，大便已行，小便黄，舌红，苔黄腻，脉弦滑。中药效不更方，守原方。5剂，日1剂。

一周后电话随访，呃逆消失。

按　语

心下胀满，按之则痛，舌苔黄腻，为小结胸汤证；心下胀，大便数日不行，为热结阳明，痰热内停，胃失和降，气逆上冲动膈，故呃逆频作，热逐膀胱，则小便黄。证属呃逆之痰热内结证。

呃逆以喉间呃呃连声、声短而频、难以自制为主症。最早见于《内经》，称之为"哕"，《素问·宣明五气》记载"胃为气逆，为哕"，认为本病为胃气上逆，其与寒气及胃、肺相关，且是病危的一种征兆。现代多认为本病由饮食不当、情志不遂和正气亏虚所致，胃失和降、气逆动膈为本病发病的主要病机。中风病出现呃逆症状，多为病情进展及加重的表现，且往往合并胃部应激性溃疡，临床应予以重视。

《伤寒论》第138条说："小结胸病，正在心下，按之则痛，脉浮滑者，小陷胸汤主之。"本证为痰热互结，心下痞硬，按之则痛，黄连、半夏、瓜蒌辛开苦降，清热化痰开结；厚朴三物汤大黄、枳壳、厚朴泄热通便，行气和胃。

《伤寒论》第161条说："伤寒发汗，若吐若下，解后；心下痞硬，噫气不除者，旋覆代赭汤主之。"本案为肝气犯胃、胃虚痰阻证治，本案为实证，故去人参、大枣，余药苦辛而咸，主下气消痰止噫，加沉香、木香、槟榔助上方降气通便。诸药合用，痰热渐清，诸症消退。

2. 腹痛案

医案一

曹某，男性，79岁，初诊时间为2017年10月9日。

主因言语謇涩、左侧肢体不遂3小时入院。

刻下症：言语謇涩，左侧肢不遂，手尚能持物，足尚可任地，纳可，小便不利，大便数日未行，寐差，舌红，苔白厚，脉弦小滑。

中医诊断：中风病（风痰瘀阻）。

2017年10月10日下午病情加重，言语不能，左侧肢体完全瘫痪，纳差，用手示意胃脘不适，家属讲，患者曾连续大量吃黏性食品。神清，测肌力为0级。2017年10月11日患者腹痛，发热，体温37.3℃，腹部CT提示右半结肠粪便积聚，外科会诊考虑结肠梗阻、粪石可能性大，建议禁食水，灌肠等，灌肠前，家属从肛门处掏出少量软便，灌肠后又解出黄色稀便。

二诊：2017年10月12日，病情较重，邀请本人会诊，刻下症：患者精神萎靡，言语不能，左侧肢完全瘫痪，不能完成张口、闭眼等指令性动作，心下至少腹触之坚硬，触时表情痛苦，双下肢发凉，不欲盖被，无矢气，舌暗红，苔黄白腻，脉弦滑。

中医诊断：便秘（水热互结）。

治法：泄热逐水。

处方：大陷胸汤加减。

用药：

大黄 15g	川椒 12g	附子 12g	清半夏 15g
黄连 10g	枳实 15g	炙甘草 10g	生姜 20g
大戟 10g	芒硝烊化 12g		

5剂，水煎至200mL，日2次灌肠。

三诊：2017年10月19日。5天来，患者多次排便，软而略暗，从心下至少腹痛消失，昨天经腹部CT证实梗阻消除，现患者精神不佳，多寐，能进少量流食，纳差，二便尚可，舌红赤少苔而干，脉芤。年事已高，经灌肠数日，水热之邪虽去，气血阴精亏耗，故精神不佳多寐，舌红赤苔少而干，邪虽已去，故停灌肠。正气大亏，当培补中气，以生化有源。

按　语

患者以大便不通为表现，从心下至少腹触之坚硬，按之痛苦，属中医便秘范畴，属于《伤寒论》大结胸汤证，其曰："伤寒六七日，结胸热实，脉沉而紧，心下痛，按之石硬者，大陷胸汤主之。"此结胸之以心下石硬为主症者也。

又曰："伤寒十余日，热结在里，复往来寒热者，与大柴胡汤，但结胸，无大热者，此为水结在胸胁也，但头微汗出者，大陷胸汤主之。"此结胸之以胸胁水结为主症者也。

又曰："太阳病，重发汗，而复下之，不大便五六日，舌上燥，而渴，日晡所小有潮热，从心下至少腹硬满，而痛不可近者，大陷胸汤主之。"方中甘遂（大戟代之）泻水逐饮，大黄、芒硝荡涤邪热。药虽三味，而力专效宏，为泄热逐水散结之峻剂。承气汤能除下燥，不能去上膈之痰，故有按之不硬之结胸，唯大陷胸汤能彻上下而除之。

医案二

韩某，男，71 岁。初诊时间为 2022 年 8 月 9 日。

症状：3 年前始发腹部隐痛，近日来口苦咽干，素有胃病史，不敢吃冷物。

刻下症：口苦咽干，喜凉饮，时有嗳气，心下痞，脐下隐痛，大便时干时稀，小便频，纳可，少寐易醒，舌红赤，苔白黄腻，脉细滑数。

中医诊断：腹痛（肝脾不和，寒热错杂）。

治法：调和肝脾，清热化湿，佐以温中。

处方：半夏泻心汤加减。

用药：

清半夏 12g	黄连 10g	黄芩 12g	干姜 10g
炙甘草 10g	党参 15g	生薏苡仁 30g	炒白术 15g
竹茹 10g	北柴胡 12g	白芍 12g	石菖蒲 15g
远志 10g	茯苓 15g	枳壳 12g	

7 剂，水煎至 400mL，日 1 剂，分 2 次服。

二诊：2022 年 8 月 23 日。诸症好转，心下不适，按之痛，时有头皮痛，大便时干时稀，小便频而量少，寐少易醒，舌红，苔白厚，脉弦细滑。本上方加茯苓 20g、猪苓 10g、泽泻 20g、羌活 6g。去炙甘草、竹茹、远志。7 剂，日 1 剂。

三诊：2022 年 8 月 30 日。仍时有腹痛，不敢吃冷物，大便时干时稀，舌红，苔白略厚，脉弦细。原方去猪苓、泽泻，加远志 12g、桂枝 10g、炒山药 20g。7 剂，日 1 剂。

四诊：2022 年 9 月 16 日。诸症好转，腹痛止，仍时有口苦咽干，大便基本不再溏，小便略频，乏力，少寐梦多，舌红暗，苔中央部分白厚，舌边齿痕，脉弦细滑。去黄连、干姜、薏苡仁、羌活，加猪苓 10g、肉桂 3g、防风 10g、牡丹皮 10g、栀子 10g。7 剂，日 1 剂。

按　语

痞疾日久，正气已亏，脾失运化，大便干稀不定，中焦寒热错杂、升降失常，气机不利，腑气不畅，气机郁滞，不通则痞、痛，脾失运化，湿浊内生，郁而化热，上蒸则苔黄腻；喜温恶寒则中焦阳虚，土虚木实来克，肝胆郁热，故口苦咽干，热扰心神则不寐。证属中医腹痛之脾阳虚寒、湿热阻胃、肝脾不和。

《伤寒论》第149条云："伤寒五六日，呕而发热者……但满而不痛者，此为痞，柴胡不中与之，宜半夏泻心汤。"《金匮要略·呕吐哕下利病脉证治第十七》云："呕而肠鸣，心下痞者，半夏泻心汤主之。"

本方证为寒热错杂的痞满伴呕吐、肠鸣下利所设。半夏泻心汤辛开苦降，半夏、干姜为辛开，黄芩、黄连为苦降，薏苡仁配合四君子汤培补中土兼化湿，柴胡、白芍、枳壳加甘草，即四逆散柔肝养阴，清利肝胆郁热，竹茹、石菖蒲、远志清热化痰安神。

二诊热势已退，祛清热化痰之品，加五苓散、泽泻汤健脾化湿，风药羌活，取风能胜湿之意，更加黄芪、山药培补中土。三诊，湿邪减轻，去泽泻，加桂枝取柴胡桂枝干姜汤之意，清胆实脾，加远志安神助寐。四诊诸症向愈，原法不变，去黄连、干姜、薏苡仁、羌活，加牡丹皮、栀子清利肝之郁热，少加肉桂温补下焦，防风取风能胜湿且能疏肝，几经调整，腹痛终止。

3. 腹胀案

姚某，男，50岁。初诊时间为2020年4月13日。

3个月前始发胁肋胀满，而后心下及腹部胀满，矢气方舒。

刻下症：胁肋及腹胀满，热敷缓解不明显，纳谷可，二便调，夜寐安。舌质红，舌苔薄白，脉象弦细有力。

中医诊断：腹胀（肝胆郁滞，腑气不畅）。

治法：理气除胀，疏肝利胆。

处方：厚朴三物汤合四逆散加减。

用药：

厚朴 30g	枳壳 15g	大黄后下 10g	北柴胡 15g
沉香 10g	木香 15g	槟榔 10g	乌药 10g
白芍 12g	黄芩 10g	姜半夏 15g	葶苈子 10g
杏仁 10g			

7剂，水煎至400mL，每日1剂，分2次服用。

二诊：2020年4月20日。患者腹胀症状已消除，仅左侧胁肋仍时有胀痛，腹中肠鸣音辘辘作响，体质较为消瘦，纳可，便调，寐可，舌色淡，舌苔薄白且水滑，脉象弦细滑。此为痰饮内伏之象，当以温药和之。调整处方如下：将厚朴剂量减为15g、沉香减为6g，去除槟榔、乌药，加入僵蚕15g、炒白术15g、陈皮10g、茯苓20g、炙甘草10g。7剂，每日1剂。

经电话回访得知，患者诸症皆已消除。

按语

患者情志不畅，导致肝气郁结，由于肝胆经循行于胁肋部位，所以出现胁肋胀满症状；腑气不通畅，进而引发心下及腹胀满。此证属于中医腹胀中的气机郁滞证型。

《金匮要略·腹满寒疝宿食病脉证治第十》记载："痛而闭者，厚朴三物汤主之。"本证是腹满胀症状重于积滞的证治类型，因气滞不行，实热内结，且气滞程度重于实积，而本案患者大便尚通畅，所以治疗重点在于行气除满，重用厚朴而轻用大黄。

厚朴、大黄、枳壳（仲景所用枳实为枳壳）这三味药，根据剂量配比不同，衍生出小承气汤、厚朴三物汤及厚朴大黄汤。三方的剂量配比分别为：厚朴三物汤厚朴八两、大黄四两、枳壳五枚；小承气汤厚朴二两、大黄四两、枳壳三枚；厚朴大黄汤厚朴一尺、大黄六两、枳壳四枚。

三方中，厚朴三物汤厚朴用量最大，厚朴大黄汤大黄用量最大，小承气汤以大黄为君药，但用量不及厚朴大黄汤，临床应用时需仔细斟酌。

胀满症状波及胸胁及心下部位，病位涉及少阳、阳明，因此加用四逆散疏肝理气散结，黄芩苦寒，与柴胡配伍可清肝利胆；沉香、木香、槟榔、乌药与前方中的大黄、枳壳组成六磨汤，重在通腑理气降浊；半夏降逆和胃，葶苈子、杏仁肃肺降气，以辅助通降腑气。

二诊时，患者腹胀消除，但肠鸣明显，考虑为痰饮作祟，故而减少厚朴、沉香用量，去除槟榔、乌药，加入陈皮、茯苓、炙甘草，配合僵蚕以健脾化痰蠲饮。

4. 胃痛案

张某，女，58岁。初诊时间为2022年6月27日。

患者发作性胃痛及腹胀已有一年。肠镜检查提示：回肠溃疡，直径0.5厘米；非萎缩性胃炎伴胆汁反流。曾于北京、唐山等多家医院就诊服药，但效果不佳。

刻下症：胃脘隐痛，饥饿时明显，自觉胃中有冷气窜动，食欲减退，只能进食软食，腹部胀满，空腹时易出现隐隐腹痛，嗳气频繁，不敢食用凉性食物，两胁胀痛，矢气较少，肛门疼痛，大便偏干，面色苍白，形体消瘦，舌淡暗、苔白厚，寸脉滑、尺脉弱。

中医诊断：胃痛（中焦虚寒，肝胆郁滞）。

治法：温中散寒，疏肝解郁。

处方：黄芪建中汤合小柴胡汤、四逆汤加减。

用药：

桂枝 12g	白芍 20g	生姜 15g	炙甘草 10g
北柴胡 15g	黄芩 10g	清半夏 12g	厚朴 15g
仙鹤草 20g	赤石脂 20g	炒白术 15g	茯苓 15g
附子 6g	干姜 10g	阿胶烊化 10g	生黄芪 20g

7剂，水煎至400mL，每日1剂，分2次服用。

二诊：2022年7月4日。患者感觉胃中有凉气，且周身窜动，后背及肋部时有窜痛，心下痞满，嗳气有所好转，按压脐周有压痛，怕风，风吹后周身不适，舌暗淡，舌苔白且根部厚，脉象弦。中药在上方基础上加防风7g、羌活3g。7剂，每日1剂。

三诊：2022年7月13日。嗳气、腹痛及胁下疼痛减轻，咽干口苦，大便略干，四肢怕风怕凉，仍穿着长衣裤，小便正常，舌红，舌苔薄白，脉象弦，沉取无力。去掉黄芩、仙鹤草、赤石脂、白术、茯苓、阿胶、生黄芪，加旋覆花10g、代赭石（先煎）25g、红参（先煎）12g、枳壳12g、大黄5g、香附10g。7剂，每日1剂。

四诊：2022年8月3日。患者以身痛再次就诊，此时胃痛基本消失。

按　语

患者素体虚弱，痼疾日久，导致阴阳两虚，里急腹痛，不敢吃凉物，此为中焦虚寒之象；嗳气及两胁胀痛，表明邪及少阳。究其主要原因，关键在于脾胃，证属肝胃虚寒。

《金匮要略·血痹虚劳病脉证并治第六》记载："虚劳里急，诸不足，黄芪建中汤主之。"本方证为气血阴阳俱虚，方由小建中汤加黄芪组成。小建中汤是治疗虚劳里急、腹中拘急的代表方剂，具有甘温补脾的作用。其中，桂枝、生姜辛温助阳，以芍药之酸和营止痛，甘草、大枣甘以建中缓急，加黄芪后补中缓急、补虚作用更强。

本证虽为阴阳俱虚，但偏于阳虚，故加四逆汤。附子、干姜辛温助阳，温补脾肾，协助桂枝、生姜补益中阳；小柴胡汤和解少阳，疏肝理气，配合白术、茯苓健脾化湿，阿胶补阴血，仙鹤草配赤石脂收敛止血、敛疮生肌兼以补虚。

二诊时，加防风、羌活，取风能胜湿之意。三诊时腹痛缓解，以嗳气为主，用旋覆代赭汤降逆理气调理，大便干，配枳壳、大黄通腑导便，加香附助柴胡疏肝理气。四诊时胃脘痛及腹胀消失，整个治疗过程中依据证型进行治疗，痼疾最终痊愈。

5. 胃痛胁痛案

工某，女，51 岁。初诊时间为 2017 年 8 月 4 日。

半个月前，患者无明显诱因出现胃脘及左胁部疼痛，按压时疼痛加剧，未进行相应查体及治疗。

刻下症：胃脘部及左胁部疼痛，按压时疼痛加剧，纳谷不馨，口干口苦，喜欢饮水，晨起干呕，睡眠少且多梦，二便正常，舌质红，舌苔白，脉象弦细。

中医诊断：胃脘痛（肝胃不和），胁痛（肝胃郁热）。

治法：清热利胆，和胃止痛。

处方：小柴胡汤合四逆散、金铃子散加减。

用药：

北柴胡 15g	黄芩 12g	清半夏 15g	天花粉 12g
竹茹 12g	延胡索 20g	川楝子 12g	当归 12g
牡丹皮 10g	白芍 12g	白术 15g	莪术 10g
炙甘草 10g	远志 15g	酸枣仁 20g	

7 剂，水煎至 400mL，每日分 2 次服用。

二诊：2017 年 8 月 12 日。胃脘及胁痛症状好转，时有口苦口干，晨起干呕消失，纳可，便调，寐可，舌质红，舌苔薄白，根部略厚，脉象弦细。去掉牡丹皮、酸枣仁、炙甘草，加砂仁 8g、黄芪 15g。7 剂，每日 1 剂。

按　语

肝为刚脏，性喜条达而主疏泄。若情志不畅，气郁则伤肝，肝木失于疏泄，气机郁滞，郁而化热，循经上逆，就会出现口苦咽干；横犯脾胃，导致气机阻滞，因而发生疼痛；胃失受纳则纳谷不馨，胃气上逆则干呕。证属胃脘痛之肝胃郁热。

《伤寒论》第 96 条记载:"伤寒五六日中风,往来寒热,胸胁苦满,默默不欲饮食,心烦喜呕……小柴胡汤主之。"第 101 条又记载:"伤寒中风,有柴胡证,但见一证便是,不必悉具。"

患者胁痛、胃脘痛、口苦咽干,晨起干呕,故当属少阳证无疑。小柴胡汤合四逆散清利肝胆,舒畅气机,加金铃子散助其调理气机,当归、白芍、牡丹皮柔肝养阴,协助前方清利肝胆郁热。《金匮要略》记载:"见肝之病,知肝传脾,当先实脾。"加白术健脾化湿,白术为健脾要药,远志、酸枣仁养心安神,配伍莪术行气消积止痛。二诊时肝胃郁热减轻,不寐症状好转,故去掉牡丹皮、酸枣仁、炙甘草,加黄芪、砂仁健脾化湿。

6. 泄泻案

医案一

焦某,男,57 岁。初诊时间为 2020 年 3 月 27 日。

患者胁下不适及纳呆已有半年,未进行任何系统诊治。

刻下症:胁下不适,纳呆,嗳气,便溏,每日 3～4 次,怕吃冷物,否则腹泻加重,口干黏腻发涩,睡眠少且多梦,神志清醒,面色略红,舌质红,舌苔黄腻滑,脉象弦细滑。

中医诊断:痞证(肝脾不和,痰热内阻)。

治法:疏肝健脾,清热化湿。

处方:甘草泻心汤合四逆散加减。

用药:

黄连 9g	黄芩 12g	干姜 15g	炙甘草 10g
党参 15g	附子 10g	生薏苡仁 30g	砂仁 10g
乌梅 12g	神曲 15g	山药 15g	生甘草 10g
北柴胡 15g	枳壳 15g	仙鹤草 15g	甘松 10g

7 剂,水煎至 400mL,每日 1 剂,分 2 次服用。

二诊:2020 年 4 月 2 日。患者夜寐好转,恶梦消除,便溏减轻,每天大约 2 次,仍有胁下不适和腹胀,舌苔黄腻,脉象弦细而滑。黄连加量至 12g,加白芍 12g、厚朴 15g。7 剂,每日 1 剂。

按　语

肝经循胁布肋,若肝经不利,则胁肋不适;肝气犯胃,胃失和降则嗳气;

脾虚失健，水湿趋于肠道则便溏；中焦虚寒，吃冷物会加重腹泻；水湿痰浊内生，郁而化热则舌苔黄腻。证属中医痞证之肝胃不和、痰热阻滞。

《伤寒论》第158条记载："伤寒中风，医反下之，其人下利日数十行，谷不化，腹中雷鸣，心下痞硬而满，干呕心烦不得安……甘草泻心汤主之。"本条为脾胃虚弱、痞利俱甚的证治。本方即半夏泻心汤加重炙甘草用量而成，甘草甘温补中，健脾和胃，无呕及心下痞，去掉半夏；干姜温中散寒，黄芩、黄连清理湿热，配伍薏苡仁、砂仁、山药、神曲健脾化湿止泻，配伍柴胡、枳壳、甘松疏肝醒脾、理气止痛，配附子温下焦，助干姜温补中土。

患者腹泻半年，且泄利较频，止气亏虚，加乌梅、仙鹤草收敛涩肠止泻，兼以补虚。二诊时湿热尚在，加黄连用量，仍有腹胀，加厚朴下气除满兼以燥湿，加白芍配合柴胡柔肝养阴，兼牵制附子、干姜之辛燥。

医案二

刘某，女，67岁。初诊时间为2019年12月10日。

1年来，患者时有腹泻，每天次数不等，多时每天四五次，不敢吃冷物，否则腹泻加重。

刻下症：腹泻，怕吃冷食，否则腹泻加重，口干微苦，不渴，食欲尚可，小便正常，睡眠少且多梦，舌质红，舌苔白厚，脉象弦细滑。

中医诊断：泄泻（中焦虚寒，肝胆郁热）。

治法：温中补虚，清肝利胆。

处方：柴胡桂枝干姜汤合理中汤加减。

用药：

北柴胡 12g	桂枝 10g	干姜 15g	煅牡蛎_{先煎}25g
黄芩 6g	党参 15g	炒白术 15g	茯苓 15g
炒山药 20g	莲子仁 10g	桔梗 6g	砂仁_{后下}10g
生薏苡仁 20g	煅龙骨_{先煎}25g	炙甘草 10g	

7剂，水煎至400mL，每日1剂，分2次服用。

二诊：2019年12月17日。患者腹泻次数减少，晨起减少至2次左右，感到乏力，口苦口干逐渐消失，食欲正常，小便正常，睡眠少，舌红，舌苔白略厚，脉象弦细有力。去掉莲子，加量山药至25g、生薏苡仁至30g、北柴胡至15g，加五味子10g、补骨脂12g、炙黄芪20g。7剂，每日1剂。

三诊：2019年12月24日。泄泻减少，每天2次，大便略溏，口苦减轻，夜寐正常，舌红，舌苔薄白，脉象弦细有力。中药在上方基础上白术加至30g、山药加至30g，去补骨脂，加仙茅12g。7剂，每日1剂。

按　语

患者腹泻一年，脾虚失健，怕吃冷物，表明中焦虚寒；肝胆疏泄失职，胆汁上逆，则口苦；脾虚精微乏源，心神失于濡养则少寐。证属泄泻之中焦虚寒、肝胆郁滞。

《伤寒论》第147条记载："伤寒五六日，已发汗而得下之，胸胁满微结，小便不利，渴而不呕，但头汗出，往来寒热，心烦者，此为未解也，柴胡桂枝干姜汤主之。"教材认为本条是少阳病兼水饮内结的证治。本方证争议较多，伤寒大家陈慎吾先生认为本方为"少阳病而兼见阴证机转者用之最恰"，刘渡舟先生认为本方证为胆热脾虚证。

临床应用本方体会，只要具备肝胆郁热之口渴口苦，或有胁肋不适，又有脾胃虚寒的大便溏泻，本方应用相当灵验。

本方即小柴胡汤去半夏、人参、生姜、大枣，加桂枝、干姜、天花粉、牡蛎组成。柴胡、黄芩合用，清解少阳郁热，不呕则去掉半夏、生姜，加龙骨、牡蛎收敛固涩；理中汤温中补虚，配伍山药、茯苓、砂仁、薏苡仁、莲子仁健脾化湿，加桔梗一味风药质轻升清，且风药能佐以化湿。二诊时泄泻减轻，湿邪减轻，加黄芪、五味子补气收敛，加补骨脂补肾。三诊时加量山药、白术培补中土，去掉补骨脂加仙茅温补下元，补先天而壮后天之本。

医案三

赵某，女，64岁。初诊时间为2021年1月4日。

5年前因饮食不节，出现便溏，经服用抗菌药痊愈，后来稍有饮食不节，就会出现腹泻，大约20天左右发作1次，每次持续时间长短不一。

刻下症：便溏，嗳气，腹胀，脐周隐痛，食欲正常，口干渴，爱生气，周身怕冷，睡眠正常，舌质红，舌苔白略厚，脉象弦细。

中医诊断：泄泻（中焦虚寒，腑气不畅）。

治法：温中散寒，和胃降逆，理气除胀。

处方：理中汤合旋覆代赭汤、吴茱萸汤、四逆散加减。

用药：

党参15g	炒白术15g	干姜10g	吴茱萸3g

北柴胡 15g	白芍 12g	枳壳 12g	旋覆花 10g
代赭石^{先煎}25g	清半夏 12g	六神曲 15g	桂枝 12g
炙黄芪 15g	防风 6g	炒山药 15g	桔梗 10g
海螵蛸 20g	生薏苡仁 20g	砂仁^{后下}10g	

7 剂，水煎至 400mL，每日 1 剂，分 2 次服用。

二诊：2021 年 1 月 11 日。脐周痛消失，便溏减轻，仍有嗳气腹胀，口干渴，周身怕冷，舌红，舌苔白略厚，脉象弦细。吴茱萸加量至 5g，7 剂，每日 1 剂。

三诊：2021 年 4 月 12 日。近日来又腹泻，重时每天 5～6 次，不成形，怕凉，饿时出现腹胀，嗳气，食欲差，小便正常，舌红，边有齿痕，舌苔薄白，脉象弱。原方去掉干姜、吴茱萸、柴胡、白芍、枳壳、旋覆花、代赭石、神曲、桂枝、蜜黄芪、海螵蛸、防风，加茯苓 15g、炙甘草 10g、白扁豆 15g、莲子 12g、厚朴 15g、肉桂 6g、木香 10g、肉豆蔻 10g。7 剂，每日 1 剂。

四诊：2021 年 4 月 21 日。腹泻明显减轻，食欲正常，睡眠正常，腹脐周压痛，舌红，舌苔薄白，脉象弦细。去掉肉桂、加干姜 12g，补骨脂 15g，五味子 15g，赤石脂（先煎）15g，肉豆蔻量加至 30g。7 剂，每日 1 剂。

按 语

患者痼疾五载，脾胃虚寒，故每有饮食不节或贪凉饮冷，便溏即反复发作。胃失和降，上逆则嗳气；气机不畅则腹胀；腑气不通则腹痛；阳虚则怕冷；气机失调，肝失疏泄则爱生气。证属中焦虚寒兼气机不畅。

患者中焦虚寒泄泻，故选理中汤温中健脾止泻；同时嗳气频作，腹胀，选择旋覆代赭汤和胃化痰镇肝降逆，如《伤寒论》第 161 条所云："伤寒发汗，若吐若下，解后心下痞硬，噫气不除者，旋覆代赭汤主之。"旋覆花苦辛而咸，主下气消痰，降气行水；代赭石苦寒入肝镇肝降逆；半夏辛温降逆化痰。

患者下利的同时，周身怕冷，乃中阳不足、寒浊中阻之象，用吴茱萸汤温胃降浊，无呕吐故去生姜，而前两方，去甘草和大枣，加黄芪、山药健脾补气培中作用更强，加桂枝，与黄芪、白芍配伍取黄芪桂枝五物汤之意益气通脉，配伍薏苡仁、砂仁、神曲消食化湿，配防风取风能胜湿之意，桔梗质轻升清，海螵蛸收敛固涩止痛，再配伍四逆散疏肝解郁理气，诸症渐消。

二诊时，加吴茱萸量以散寒。三诊属 3 个月后再次出现腹泻，考虑病程迁延日久，反复发作，当责之于脾，培补中土入手，故选参苓白术散为主，健脾益气，化湿止泻，后天之本失调，先天之本亦亏，即脾病及肾，加肉桂、肉豆蔻、赤石脂等温补下焦，涩肠止泻；四诊肉豆蔻加量，加五味子、补骨脂、赤石脂收敛固涩补肾，加干姜温补中土，痼疾向愈。

六、肾系病医案

1. 淋证案

马某，男，52岁。初诊时间为2022年4月12日。

患者发作性尿频尿急4年，病情时作时止，近日症状加重。

刻下症：发作性尿频尿急，口干渴欲饮水，时有双下肢无力，食欲正常，大便通畅，睡眠安稳，舌质红，舌苔薄白，脉象弦细。

中医诊断：淋证（阳气不化）。

治法：助阳化气。

处方：五苓散加减。

用药：

茯苓 20g	猪苓 15g	泽泻 20g	桂枝 12g
炒白术 20g	炙黄芪 30g	麦冬 15g	天花粉 15g
北沙参 15g	五味子 15g	补骨脂 15g	龟甲 15g
红参先煎 15g	炙甘草 10g		

7剂，水煎至400mL，每日1剂，分2次服用。

二诊：2022年4月19日。尿频尿急症状未发作，偶有胸骨柄后疼痛，自觉心下痞塞，有便意但排便困难，其余无异常。舌红，苔薄白，脉弦细。在原中药方基础上加炒枳实10g，木香10g。7剂，每日1剂。

三诊：2022年4月26日。白天干活时偶有尿频尿急，休息时症状正常，食欲正常，大便正常，舌红，苔薄白，脉象弱。加益智仁、桑螵蛸补肾缩尿。去掉天花粉、木香，加五味子10g、益智仁15g、桑螵蛸10g。7剂，每日1剂。

四诊：2022年8月3日。近日来腰及胯部疼痛，活动受限，时有腰酸，尿频尿急已消除，食欲正常，大便正常，睡眠尚可，舌红，苔薄白，脉弦细。

按　语

患者尿频尿急反复发作4年，正气耗伤，膀胱气化不利，气不化则水液不能正常排出，故而小便不利；三焦水道不畅，阳气无法化气升津，所以口干渴喜饮水；久病累及肾脏，肾主骨功能失常，导致双下肢无力。证属中医淋证之阳气不化。

《伤寒论》第 71 条记载："太阳病，发汗后，大汗出，胃中干，烦躁不得眠……若脉浮，小便不利，微热消渴者，五苓散主之。"本方证是太阳蓄水证的主要脉证。

五苓散中，茯苓、猪苓通利小便，白术健脾化湿，桂枝辛温通阳化气行水，全方通利水腑，助膀胱化气，使小便通畅。配伍红参、黄芪协助白术培补中土，化湿利水；加沙参、麦冬、大花粉养阴生津止渴；肾司二便，肾虚则二便不利，加补骨脂、龟甲、五味子补肾固摄。二诊时心下痞，大便不畅，加枳实、木香通痞导滞；三诊考虑病程较长，加益智仁、桑螵蛸、五味子补肾缩尿，4 年痼疾终获向好趋势。

2. 尿失禁案

宋某，女，50 岁，就诊于丰润区中医医院，主因时有小便失禁 3 年而前来就诊。

初诊：2022 年 2 月 17 日。3 年来，时有小便失禁，有尿意时需立即排尿，稍慢就会有部分尿液自遗，无尿频尿痛等症状，尿检未见异常。

刻下症：时有小便自遗，食欲正常，大便正常，睡眠尚可，腰腿酸软，面色偏红，舌质红，舌苔薄白，脉象细弱。

中医诊断：遗尿（肾气不固）。

治法：补肾涩尿止遗。

处方：肾气丸加减。

用药：

附子 12g	肉桂 6g	熟地黄 15g	山药 20g
山茱萸 15g	益智仁 15g	桑寄生 15g	桑螵蛸 15g
补骨脂 15g	炙甘草 10g	茯苓 15g	黄芪 20g

7 剂，水煎至 400mL，每日 1 剂，分 2 次服用。

二诊：2022 年 2 月 25 日。小便控制情况好转，未再有遗尿现象，食欲正常，大便正常，睡眠尚可，舌红，苔薄白，脉细弱。守原治疗方法，原方继续服用，以求进一步疗效。6 剂，每日 1 剂。

三诊：2022 年 3 月 4 日。小便自遗未再发作，原方继续服用，6 剂，每日 1 剂。

按　语

小便不禁，是指在清醒状态下不能控制排尿、尿液自行流出的病症，临床上多见于老年人，尤其是老年妇女。其发病原因总以脏气虚衰、气化不固或湿热瘀阻，导致膀胱失约。

患者年已五旬，肾气虚弱，下元虚损，肾脏闭藏失职，膀胱失司，故而出现小便失禁；腰为肾之府，肾气不足，则腰腿酸软，脉象细弱。证属遗尿之肾气不固。

肾气丸出自《金匮要略·消渴小便不利病脉证并治第十三》的男子下消及《金匮要略·妇人杂病脉证并治第二十二》妇人转胞的证治。前者为肾气不足，不能摄水，而见"以饮一斗，小便一斗"；后者为肾气不举、膀胱气化不利所致。而本案小便不禁，亦属肾气不固所为，故属异病同治。肾气丸去泽泻、牡丹皮，补肾之效更专，加益智仁、桑螵蛸、补骨脂、桑寄生补肾摄尿，加黄芪培补中气，后天补先天，助肾气化，药证相符，痼疾逐渐向愈。

3. 水肿案

医案一

姜某，女，51岁。初诊时间为2022年7月29日。

3年来，双侧小腿浮肿，晚上症状加重，右膝上有掌大部位麻木发凉，着凉则阴部瘙痒，睡眠少且易醒。

刻下症：双下肢浮肿，右膝上麻凉，睡眠少易醒，时有阴部瘙痒，夜尿频多，每夜4～5次，无尿急尿痛，食欲正常，大便通畅。舌质红，苔薄白，脉弦细。

中医诊断：水肿（水气不化）。

治法：温阳利水消肿。

处方：五苓散合防己黄芪汤加减。

用药：

茯苓 30g	猪苓 15g	泽泻 25g	生白术 15g
肉桂 6g	防己 12g	炙黄芪 15g	防风 10g
苍术 12g	黄柏 10g	牛膝 15g	桂枝 12g
白芍 12g	附子先煎15g	党参 15g	乌药 10g
当归 12g	威灵仙 10g		

7剂，水煎至400mL，每日1剂，分2次服用。

二诊：2022年8月9日。膝上麻木及少寐症状好转，能入睡3小时左右才醒，夜尿减少，每夜2～3次，口微苦，面部易浮肿，小腿仍按之凹陷，但程度减轻，阴痒难忍，舌红，苔薄白，脉弦细。妇科检查认为雌激素水平降低。中药在原方基础上去乌药、威灵仙，加薏苡仁30g、生地黄30g、穿山龙15g。7剂，每日1剂。

半个月后随访，水肿基本消失，阴痒减轻。

按　语

患者以小腿浮肿就诊，证属中医阳气不足、气化不利、水湿内停、聚于小腿而形成肿胀，选用五苓散助阳化气，利水消肿。

《伤寒论》和《金匮要略》论述五苓散的条文众多，临床使用广泛，《医方集解》记载："通治诸湿腹满，水饮水肿，呕吐泄泻，水寒射肺，或喘或咳，中暑烦热，身热头痛，膀胱积热，便秘而渴，霍乱吐泻，痰饮湿疟，身痛身重。"经文涉及的症状很多，虽未明确提及水肿一症，但明确症状有口渴、多饮而小便反少，水液去向无非"水逆"、水肿、出汗等。故五苓散能够治疗水肿，且以方测证，当有利水消肿之效，需要明确的是，五苓散证的小便不利，不单单是小便少，当包括小便次数、量等多项指标异常。

五苓散合防己黄芪汤利水消肿，因取其快速起效，去掉甘草、大枣之甘温壅滞之性，病位不在表，去掉生姜。苍术、黄柏、牛膝、薏苡仁清利下焦湿热并止痒，当归、生地黄、穿山龙、威灵仙活血通络、祛风除湿。二诊时，阴痒仍严重，加薏苡仁、生地黄助二妙散利湿凉血止痒，去掉威灵仙，加穿山龙祛风除湿。诸药合用，水湿得去，水肿得消，阴痒缓解，夜尿减少，睡眠自然安稳。

医案二

冯某，女，60岁。初诊时间为2021年2月26日。

半个月来，无明显诱因出现周身浮肿，以颜面及双下肢为甚，按之凹陷，休息后减轻，活动后加重。

刻下症：周身浮肿，颜面及双下肢浮肿尤为明显，口干渴，但不欲饮水，食欲差，二便正常，睡眠少，夜尿频多，约1小时1次，舌质红，舌苔薄白，脉象细弱。

中医诊断：水肿（脾阳不运、水湿内停）。

治法：温运脾阳，利水消肿。

处方：苓桂术甘汤合五苓散加减。

用药：

茯苓 20g	桂枝 12g	炒白术 15g	猪苓 15g
泽泻 30g	木瓜 15g	防己 15g	草果 12g
木香 10g	干姜 12g	山药 15g	天花粉 15g
炙黄芪 30g	牛膝 15g	防风 10g	炙甘草 10g

7剂，水煎至400mL，每日1剂，分2次服用。

二诊：2021年3月8日。服药后病情平稳，食欲正常，大便正常，睡眠少，舌红，苔薄白，脉弦细。去掉草果，加益母草30g。7剂，每日1剂。

三诊：2021年3月22日。水肿明显减轻，傍晚下肢轻度指压性凹陷，夜尿频多，食欲正常，睡眠少，舌红，苔薄白，脉细弱。去掉木香、天花粉、黄芪、牛膝、防风、益母草，加补骨脂15g、巴戟天15g、桑螵蛸10g、益智仁15g。7剂，每日1剂。

按 语

患者年逾六旬，脾肾已亏虚，中阳不运，水湿内停则出现肿胀，风邪外袭，夹水上犯则上身浮肿，趋于下则下身肿。证属中医水肿之脾阳不运、水湿内停。

苓桂术甘汤出自《伤寒论》，为脾虚水停证治，具有温阳化气、利水消饮之功，重在治理中焦，以白术健脾气；五苓散在《伤寒论》及《金匮要略》均有记载，主要脉证有小便不利、消渴或烦渴、微热、脉浮等。

本方通阳化气利水，兼以解表，茯苓、猪苓、泽泻导水下行，通利小便，白术健脾化湿，桂枝通阳化气行水，配木瓜、草果、防己祛湿利浊，干姜、黄芪、山药温补中土，取"病痰饮者，当以温药和之"之意，天花粉生津止渴，防风取风能胜湿之意，风药质轻载药上行于面，牛膝活血，以防湿滞血行不畅，且引药下行；木香理气，助三焦通畅以利水道。

二诊去掉草果，加益母草，助牛膝活血通经，且利尿消肿，三诊随水肿逐渐消退，诸症渐消，去掉木香、天花粉、黄芪、牛膝、防风、益母草，因年高而夜尿频多，加补骨脂、巴戟天温补肾阳，桑螵蛸、益智仁补肾缩尿。

医案三

夏某，男，51岁。初诊时间为2018年10月23日。

1周前天气渐冷以来，患者发现眼睑浮肿，每在出门时自觉怕冷，心前拘挛，嗳气则缓解。

刻下症：遇冷则心前拘挛，得温则舒，口水多，眼睑轻度浮肿，食欲正常，大便干，小便正常，睡眠安稳，舌质红，舌苔薄白，脉象沉细。

中医诊断：水肿（阳虚不固，水湿外侵）。

治法：温阳通络，润肠利水。

处方：防己黄芪汤合瓜蒌薤白半夏汤、四逆汤加减。

用药：

炙黄芪20g	防己10g	生白术15g	桂枝15g
茯苓30g	瓜蒌12g	薤白10g	清半夏12g
桔梗10g	枳壳12g	肉苁蓉30g	补骨脂15g
附子10g	干姜12g	炙甘草10g	生姜12g
大枣12g			

5剂，水煎至400mL，每日1剂，分2次服用。

二诊：2018年10月30日。眼睑浮肿消退，口水多及便秘症状好转，心前拘挛感减轻，舌红，边有齿痕，苔薄白，脉沉弦。去掉瓜蒌、清半夏、生姜、大枣，加量附子至12g、干姜至15g，加防风15g。5剂，每日1剂。

按 语

患者年逾五旬，"年四十而阴气自半"，阳虚，肌腠疏松，外感风湿而发风水，阳气不足，胸阳不振，络脉不畅，遇冷则胸阳不振加重，故心前拘挛，风邪外袭，夹水湿上犯则眼睑浮肿，腑气不畅，津亏肠燥，则大便干，脾不摄津则口水多。证属中医水肿之风水范畴。

《金匮要略·痉湿暍病脉证并治第二》记载："风湿，脉浮身重，汗出，恶风者，防己黄芪汤主之。"其为风湿兼气虚证所设，能够调和营卫、益气化湿。防己能逐周身之湿，黄芪、白术、甘草与生姜、大枣调和营卫，益气固表；胸阳不振，湿痰内阻而胸部拘挛，故选瓜蒌薤白半夏汤通阳宣痹，以逐痰饮，瓜蒌苦寒滑利，豁痰下气，宽畅胸膈，薤白辛温，通阳散结，半夏以遂痰湿；四逆汤温阳散寒，其中附子温肾壮阳，干姜温中散寒，两药合用，附子走而不守，干姜守而不走，配炙甘草温补调中；配肉苁蓉、补骨脂补肾温阳，桔梗配枳壳，升降相辅，通气畅中。

二诊时，胸闷减轻，去掉清半夏、瓜蒌、生姜、大枣，加附子及干姜用量以振奋阳气，加防风，取风能胜湿之意，诸药合用，诸病向愈。

医案四

许某，女，66 岁。初诊时间为 2021 年 1 月 28 日。

1 年前始发双足浮肿，按之凹陷，近日逐渐加重。

刻下症：双足浮肿，表皮绷急光亮，按之呈指凹性，食欲正常，吃凉饮则胃脘不适，小便频数色黄，无尿急尿痛，大便正常，夜寐尚可，舌暗质红，舌苔白黄厚腻，脉象弦滑，沉取力减。

中医诊断：水肿（湿热阻滞，血行不畅）。

治法：清热利湿，活血通络。

处方：半夏泻心汤合五苓散、理中丸加减。

用药：

清半夏 12g	黄连 12g	黄芩 15g	干姜 12g
党参 15g	茯苓 30g	猪苓 15g	泽泻 50g
肉桂 6g	生白术 20g	厚朴 15g	益母草 15g
泽兰 20g	砂仁后下 15g	三七 15g	

7 剂，水煎至 400mL，每日 1 剂，分 2 次服。

二诊：2021 年 2 月 5 日。服上方后胃脘不适消失，双足消肿明显减轻，仍尿频量少，食欲正常，睡眠安稳，大便正常，舌红，苔黄白厚腻，脉弱。去掉清半夏、干姜、三七，加王不留行 15g、萹蓄 10g、川木通 15g、姜黄 10g、防风 12g。7 剂，每日 1 剂。

三诊：2021 年 2 月 18 日。双足肿消失，胫前压之略凹陷，小便时多时少，大便正常，舌红，苔黄白腻，脉弱。去掉泽兰，加补骨脂 15g、草果 15g。7 剂，每日 1 剂。

四诊：2021 年 2 月 27 日。双下肢仍有浮肿，皮肤发亮，食欲及大便正常，舌红，苔黄白腻，脉弦滑。去掉补骨脂、肉桂，加杜仲 15g、生薏苡仁 30g。7 剂，每日 1 剂。

五诊：2021 年 3 月 8 日。双下肢浮肿较前减轻，皮肤发亮，按之轻度凹陷，足背起皱褶，纳食与大便正常，舌红，苔黄白腻，脉弦滑。上方去草果，加川芎 15g。7 剂，每日 1 剂。

六诊：2021 年 3 月 17 日。病情平稳，舌象与脉象同前。上方去王不留行、川芎、生薏苡仁、杜仲，加草果 15g、车前子 15g、骨碎补 30g、丹参 15g。7 剂，每日 1 剂。

七诊：2021 年 3 月 31 日。病情平稳，双下肢浮肿基本消失，纳食与二便正常，睡眠尚可。舌红暗，苔白厚，脉弦滑弱。上方去牛膝、草果、萹蓄、车前子、骨碎补、丹参，加王不留行 15g、莪术 12g、地龙 10g。7 剂，每日 1 剂。

按 语

水肿，在《内经》中被称为"水"。关于其病因病机，认为"故其本在肾，其末在肺""诸湿肿满，皆属于脾"。在治疗上提出"平治于权衡，去菀陈莝，微动四极，温衣缪刺其处，以复其形。开鬼门，洁净府……"

患者年逾六旬，脾肾不足，水液运化失调，从而引发水肿。湿邪郁积日久，郁而化热，湿热下注，导致小便短赤，向上熏蒸则舌苔黄腻，脉弦滑与症状相符，沉取时力量稍弱提示正气不足。湿热阻滞，气血运行不畅，故而有瘀血。证属湿热壅盛，但患者不能食用凉性食物，表明中焦虚寒，证属寒热错杂，即胃热脾寒。因此选用半夏泻心汤清热利湿、温中散寒，五苓散化气利水渗湿，配伍益母草、泽兰、三七活血利水消肿，配伍厚朴下气降浊，砂仁化湿醒脾。

二诊时胃脘不适症状消失，去清半夏、干姜，因水肿较重，加萹蓄、木通，去三七，加王不留行、姜黄活血利水，加防风，因风能胜湿。三诊时水肿消退，去泽兰，加补骨脂、草果补肾祛湿。四诊时病情再次发作，去补骨脂、肉桂，换用杜仲，加薏苡仁祛湿利浊。五诊时，去草果，加川芎活血利水湿。六诊时，病情平稳，去王不留行、川芎、杜仲，改用骨碎补、丹参，去生薏苡仁，加草果、车前子利水渗湿。七诊时，水肿逐渐消退，去萹蓄、车前子、草果、牛膝、骨碎补、丹参，加王不留行、莪术、地龙活血通络。经过治疗，1 年的痼疾最终得以痊愈。

医案五

赵某，女，66 岁。初诊时间为 2022 年 10 月 8 日。

40 余年前出现双下肢浮肿，近期加重。

刻下症：双下肢膝以下浮肿伴发凉，按之凹陷，怕风，纳食正常，小便频数但量少，大便正常，睡眠少且多梦，舌质红，舌苔白厚，脉象弦细。

中医诊断：水肿（阳气不化，水湿内停，复感风湿）。

治法：助阳化气，益气固表，利水消肿。

处方：五苓散合防己黄芪汤、当归四逆汤加减。

用药：

茯苓皮 30g	猪苓 15g	泽泻 30g	桂枝 15g
炒白术 20g	当归 12g	通草 12g	细辛 6g
白芍 15g	木瓜 15g	干姜 12g	牛膝 25g
防己 15g	炙黄芪 30g	地龙 10g	

7 剂，水煎至 400mL，每日 1 剂，分 2 次服。

二诊：2022 年 10 月 14 日。小腿浮肿减轻，尿频，夜尿约每小时 1 次，夜间口干口苦，大便不成形，周身形寒怕冷，得热后症状缓解，舌红，苔白厚，脉弦缓，沉取时力量减弱。上方去桂枝、白芍、细辛、通草，加肉桂 7g、附子（先煎）12g、熟地黄 15g、干姜 15g、炒山药 30g、山茱萸 15g、桑螵蛸 5g。7 剂，每日 1 剂。

电话随访，诸症基本痊愈。

按　语

患者年近七旬，脾失健运，水湿内停，下注导致肢体水肿，按之凹陷。脾阳不振，其所主四肢不温，肌肤疏松，卫阳不固，又复感风湿之邪，所以怕风且水肿加重。

膀胱气化不利，所以小便频数且量少。证属中医水肿中的中阳不振、下焦虚损、阳气不足、气化不利。因此选用五苓散助阳化气，利水消肿，将茯苓皮换成茯苓以增加利尿消肿之力，防己黄芪汤益气祛风，健脾利水。加白芍与桂枝相伍，再合当归、通草、细辛取当归四逆汤之意温经散寒，养血通脉。

因水肿较重，去掉甘草的缓和之性，以求速效，去掉大枣甘温壅滞之弊端，以利于通利，去掉生姜发散表水气的作用，改用干姜温补中州、散水湿。水湿阻滞，脉道不利，血行不畅，加牛膝、地龙活血通络，引药下行。二诊时水肿消减，夜尿频多，仍周身怕冷，桂枝、白芍、细辛、通草适用于寒凝四末，营血不充所致的手足厥寒，而本案的厥逆深及内脏，范围更广，所以去掉这些药物，加附子、干姜、肉桂、山药、山茱萸温补肾阳，加熟地黄取阴中求阳之意，以驱散阴霾，桑螵蛸固精缩尿兼补肾阳，随证辨方，方证相应从而取得疗效。

七、肝胆系病医案

胁痛案

高某，女，58岁。初诊时间为2022年1月12日。

近1个月，患者自觉两胁肋疼痛，触痛明显，平素性情较为急躁。

刻下症：两胁肋疼痛，口苦咽干，心烦且睡眠质量差，时有热气上涌之感，头昏沉，食欲不佳，腹胀，大便时溏，小便正常，面色泛红，舌质红，舌苔白厚且干燥，脉象表现为寸关弦，尺沉弱。

中医诊断：胁痛（肝胆郁滞）。

治法：清肝利胆，理气解郁。

处方：小柴胡汤合四逆散。

用药：

北柴胡15g	黄芩12g	姜半夏12g	党参15g
白芍12g	炒白术20g	香附12g	川楝子12g
炒枳壳12g	砂仁后下10g	炒薏苡仁30g	豆蔻10g
炙甘草10g	醋莪术10g		

7剂，水煎至400mL，每日1剂，分2次服用。

二诊：2022年1月20日。患者自述服药后第三天起，热气上涌感开始减轻，至今未再发作，胁痛症状也有所减轻，但仍有头晕昏沉之感，目前食欲尚可，大便正常，睡眠质量改善，口苦咽干症状减轻，舌红，苔薄白，脉弦细。鉴于疗效显著，效不更方，继续守原方，7剂，每日1剂。

按 语

患者性情急躁，易发怒，怒则伤肝，导致肝失疏泄。由于肝胆经脉循行于胁肋部位，气机郁滞，致使络脉不通而疼痛；气机郁滞日久化热，循经上扰，从而出现口苦咽干、热气上涌、头晕等症状；邪热扰乱心神，则心烦、失眠；肝旺克脾土，导致脾失健运，容易出现腹泻，胃失受纳则食欲不佳，腑气不畅则腹胀。综上，证属中医胁痛之肝胆郁滞。

《素问·脏气法时论》记载："肝病者，两胁下痛引少腹，令人善怒。"这明确指出了胁痛与肝的密切关系，且肝病患者容易出现发怒的情绪变化。本病的发生主要是由于情志不遂、饮食不节、跌仆损伤、久病体虚等因素，导致肝郁气结，肝失条达，进而引发本病。

小柴胡汤具有清利肝胆、解郁的功效，与四逆散合用，可疏肝理气，调畅气机；香附、川楝子配合前方，进一步增强疏肝理气之力；配伍砂仁、薏苡仁、豆蔻，能够健脾化湿止泻；配合莪术，可理气活血止痛。二诊时，郁热得以清除，所以热气上涌感减轻；脉络通畅，胁痛减轻；脾气健运，湿浊得以消除，腹泻痊愈。

八、经络病医案

1. 痹证案

医案一

张某，男，22 岁。初诊时间为 2018 年 3 月 17 日。

1 个月前，患者感冒后出现鼻塞流涕症状，随后感觉周身沉重。

刻下症：周身沉重，四肢关节和后背尤为明显，伴有乏力，食欲正常，大便正常，睡眠较少，舌质红，舌苔薄白，脉象细弱。

中医诊断：痹证（风湿阻滞，卫气不固）。

治法：调和营卫，益气固表，祛风化湿。

处方：防己黄芪汤合桂枝汤加减。

用药：

桂枝 15g	白芍 15g	防风 15g	防己 15g
炙黄芪 20g	白术 15g	党参 12g	茯苓 20g
炒薏苡仁 30g	杏仁 10g	羌活 15g	穿山龙 12g
炙甘草 10g	生姜 12g	大枣 10g	

7 剂，水煎至 400mL，每日 1 剂，分 2 次服用。

二诊：2021 年 3 月 26 日。此时患者周身关节疼痛沉重，食欲不佳，大便不畅，小便频繁，舌红，苔薄白，脉弦细滑。患者既往有手淫史。根据病情变化，调整处方，去生姜、大枣，加羌活 15g、杜仲 15g、淫羊藿 12g。7 剂，每日 1 剂。

三诊：2021 年 5 月 24 日。患者服上方后，周身沉重感逐渐缓解，但仍有疼痛症状，近日出现小便不利，周身怕冷，关节不适，舌红，苔薄白，脉弦细。再次调整处方，去桂枝，加肉桂 6g、独活 10g、川芎 12g、当归 12g、地龙 15g、砂仁（后下）12g、北柴胡 15g、附子（先煎）12g。7 剂，每日 1 剂。

四诊：2021 年 5 月 30 日。仍存在小便淋沥不尽的症状，B 超提示残余尿 10mL 左右，腰膝酸软，周身关节不适，怕冷及疼痛症状有所缓解，舌红，苔薄白，脉弦细。调整处方，肉桂加量至 10g，去羌活、独活、防风、白芍、砂仁、附子，加骨碎补 30g、桑螵蛸 10g、益智仁 15g。7 剂，每日 1 剂。

五诊：2021 年 6 月 12 日。病情平稳，尿淋沥不尽症状减轻，仍有腰膝酸软、关节不适症状，食欲正常，大便略溏，胃脘不适，睡眠安稳，舌脉同前。医嘱嘱咐患者不要食用过凉食物，守原方，以求进一步疗效。14 剂，每日 1 剂。

按 语

患者素体虚弱，肌腠不固，卫阳虚弱，加上工作劳累，汗出后受到风湿外袭，痹阻经脉，导致经脉不通，从而出现周身沉重的症状。证属气虚兼风湿之证。

《金匮要略·痉湿暍病脉证治第二》记载："风湿，脉浮，身重，汗出，恶风者，防己黄芪汤主之。"防己黄芪汤具有益气固表、祛风化湿的功效，桂枝汤可调和营卫，发表解肌。配合党参、茯苓、薏苡仁，能够培补中土，佐以化湿；杏仁可降肺气，利水道；羌活、穿山龙能祛风除湿。

二诊时，去生姜、大枣，加杜仲、淫羊藿温阳补肾，加羌活祛风除湿。三诊时，表证已去，但周身怕冷且疼痛，此乃气虚及阳，表里阳气不振所致，故加附子，取甘草附子汤之意，使桂枝、白术、附子并用，温阳散寒化湿。而对于小便不利的症状，"若脉浮，小便不利，微热消渴者，五苓散主之"，五苓散可助阳化气，通利小便。当时患者压力较大，情绪不佳，加柴胡一味，配合方中白术、白芍，可疏肝解郁、健脾祛湿。四诊时，疼痛减轻，故祛羌活、独活、防风、附子、砂仁。加骨碎补补肾壮骨，祛风除湿；桑螵蛸、益智仁补肾摄尿。经过治疗，诸症得以缓解，痼疾得以消除。

医案二

赵某，男，53 岁。初诊时间为 2016 年 4 月 25 日。

患者双侧膝关节红肿热痛已持续 3 个月，未曾进行系统诊治。

刻下症：膝关节红肿热痛，右侧更为严重，行走困难，食纳正常，夜寐安稳，二便正常，舌质红，舌苔薄白，脉象弦滑。

中医诊断：痹证（湿热阻滞）。

治法：祛风除湿，清热消肿。

处方：桂枝加芍药知母汤加减。

用药：

桂枝 15g	白芍 50g	知母 15g	生麻黄 12g
生白术 12g	附子_{先煎} 20g	防风 15g	白芥子 15g
乌梢蛇 15g	玄参 20g	威灵仙 20g	海风藤 20g
甘草 10g	莪术 15g		

7 剂，水煎至 400mL，每日 1 剂，分 2 次服用。

二诊：2016 年 5 月 6 日。此时患者膝关节痛消失，红肿减轻，舌苔薄白，脉细弦。根据病情变化，调整处方，去威灵仙、海风藤、莪术，减量白芍至 30g，加量知母至 20g、白术至 15g，加忍冬藤 20g、穿山龙 20g、络石藤 20g、金银花 20g、黄柏 12g、生黄芪 20g。7 剂，每日 1 剂。

后电话随访，患者关节疼痛明显减轻。

按　语

《素问．痹论》中黄帝问曰："痹之安生？岐伯对曰：风寒湿三气杂至合而为痹也。其风气胜者为行痹，寒气胜者为痛痹，湿气胜者为着痹也。"本例患者膝关节红肿疼痛，是由于风寒湿邪流注于膝关节，病久不解，郁而化热所致。

本案中，风寒湿邪侵入肌体，流注于双膝关节，导致气血郁滞，郁久化热，故而出现膝关节红肿热痛的症状。证属痹证之热痹。

桂枝芍药知母汤，是为风湿历节所设，用于治疗因风湿流注关节，久痛不解，湿无出路，化热伤阴，而引发的关节疼痛不仁、肿大并伴有灼热的症状。本方具有祛风除湿、温经散寒、滋阴清热之效。

方中桂枝、附子通阳宣痹，温经散寒；桂枝配麻黄、防风、威灵仙、海风藤，祛风而温散表湿；白术助附子除湿；知母、芍药、玄参益阴清热；甘草和胃调中；白芥子化痰散结，善除皮下之痰湿。

桂枝芍药知母汤虽为历节病所设，但此为热痹，有是证，用是药，实乃异病同治。因热势不重，故未再另加寒凉之品。

二诊时疼痛减轻，去威灵仙、海风藤、莪术，白芍减量，加穿山龙、络石藤祛风通络，加量忍冬藤，加金银花、黄柏清热消肿，加生黄芪益气固本。方证相宜，诸症渐消。

医案三

赵某，男，32 岁。初诊时间为 2017 年 2 月 13 日。

今日晨起，患者发觉右侧后背疼痛，颈项强硬，活动受限。

刻下症：右侧后背疼痛，活动受限，颈项强硬，活动不利，纳可，便调，寐安，无恶寒发热等不适症状，舌质红，舌苔薄白，脉象浮弦。

中医诊断：痹证（风寒外袭，兼伤津液）。

治法：祛风散寒，生津舒筋。

处方：葛根汤加减。

用药：

桂枝 15g	白芍 15g	葛根 30g	羌活 15g
川芎 20g	防风 15g	生麻黄 15g	生白术 12g
枳壳 12g	炙甘草 10g	生姜 15g	大枣 15g

7 剂，水煎至 400mL，每日 1 剂，分 2 次服用。

二诊：2017 年 2 月 22 日。此时患者后背痛明显减轻，颈项强硬缓解，但出现少寐、多梦、口黏、大便黏腻不爽的症状，舌红，苔薄白，脉弦滑。根据病情变化，调整处方，去白芍、羌活、川芎、防风、麻黄、白术、枳壳、甘草、生姜、大枣，葛根减量至 20g，加茯苓 30g、远志 15g、生龙骨（先煎）30g、合欢花 10g、牡蛎（先煎）30g、清半夏 12g、陈皮 10g、细辛 6g、杏仁 12g、生薏苡仁 20g、砂仁（后下）6g、厚朴 10g。7 剂，每日 1 剂。

三诊：2017 年 5 月 8 日。患者述服上方后，诸症基本消失，未再就诊。现出现头痛头晕，以后枕部为主，睁眼则痛，周身沉重，困乏无力，纳差，舌红，边有齿痕，苔白，脉细滑。另处它方治疗。

按 语

风寒外袭，而太阳经为诸经之藩篱，且沿腰背向上循项布头。经脉为风寒所痹，不通则痛；津液不足，筋脉失濡，筋脉拘挛则颈项强硬；脉浮为风寒在表。证属中医痹证之风寒外袭，兼津液不足。

《伤寒论》第 31 条记载："太阳病，项背强几几，无汗恶风，葛根汤主之。"本条为太阳伤寒兼经输不利的证治。

葛根汤方中葛根为君药，升津液，舒筋脉；桂枝汤发表解肌，调和营卫；加麻黄增加发散解表之力，合而用之，既能发散湿邪，且生津增液，又无麻黄汤过汗之虞；甘草、生姜、大枣培补中土，助津液升发之源。加羌活、防风、白术祛风除湿，助葛根汤除痹止痛；川芎、枳壳理气活血，促使气血流通，使风邪随血的运动而解除，即"治风先治血，血行风自灭"之意。

二诊时风寒渐去，而湿浊突显，故选苓桂术甘汤健脾化湿，半夏、陈皮、薏苡仁、砂仁，化湿降浊；杏仁通降肺气，利水之上源；厚朴降气，使三焦通畅；葛根能升清，与杏仁、厚朴相配，升清降浊；远志、龙骨、合欢花潜镇安神。诸药合用，健脾化湿、理气降浊、潜镇安神。

医案四

任某，男，38 岁。初诊时间为 2022 年 7 月 21 日。

患者 5 年前劳作汗出后始发腰痛，怕凉，曾拍片提示椎间盘突出，曾服多种药物治疗但效果不佳。

刻下症：腰痛沉重，怕凉，喜温，纳可便调，寐可，阳举不坚，舌质红，舌苔白根厚，脉弦细滑。

中医诊断：痹证（寒湿阻滞）。

治法：温经散寒，健脾利湿。

处方：甘姜苓术汤加减。

用药：

茯苓 30g	干姜 12g	炒白术 20g	猪苓 12g
独活 15g	桑寄生 20g	秦艽 10g	泽泻 30g
防风 10g	川芎 12g	烫骨碎补 30g	桂枝 10g
姜黄 12g	杜仲 10g	牛膝 15g	覆盆子 10g
炙黄芪 20g	防己 10g	炙甘草 10g	

7 剂，水煎至 400mL，每日 1 剂，分 2 次服用。

二诊：2022 年 7 月 27 日。此时患者腰痛减轻，但出现周身乏力，腰酸伴麻木，打盹，夜寐差，入睡较难，舌红，苔白水滑，脉弦滑细。根据病情变化，调整处方，去干姜、猪苓、秦艽。加附子（先煎）15g、白芍 12g、远志 10g。7 剂，每日 1 剂。

后电话随访，患者仍稍有乏力少寐，其余症状逐渐消失。

按 语

患者起于劳作汗出，湿衣贴身，日久阳气痹阻，寒湿着于腰部经络肌肉之中，痹阻阳气，不通则痛。证属中医痹证（肾着）之寒湿阻滞。

《金匮要略·五脏风寒积聚病脉证并治第十一》记载："肾着之为病，其人身体重，腰中冷……腰以下冷痛，腹重如带五千钱，甘姜苓术汤主之。"劳汗着湿，痹阻腰部，腰为肾之外府，故名肾着。

方中重用伏苓、白术健脾利湿，用干姜、甘草配桂枝辛温扶阳，温中散寒，配合泽泻、猪苓（实为有五苓散方）通利小便，取"通阳不在温，而在利小便"之意，配合黄芪、防己利水祛湿，而独活、桑寄生、杜仲、骨碎补、姜黄祛风除湿活血止痛，牛膝、覆盆子补肝肾、壮腰膝。

二诊时饮邪渐退，去干姜、猪苓、秦艽，患者痼疾五载，表里阳气皆虚，风湿并重，加附子，取甘草附子汤意，桂枝、白术、附子并用，炙甘草缓其药力兼和其里，加远志安神定志。

2. 脉痹案

医案一

陈某，女，30岁。初诊时间为2017年11月27日。

十余年前，患者无明显诱因出现四肢末端发凉，半年前，四肢末端发凉症状加重，且时有苍白后变青紫，然后发红汗出后恢复正常。

刻下症：四末发冷，时有苍白，而后发紫，轻度疼痛，紫后发红充血，纳可，便调，寐可，月经及带下正常，舌质淡红，苔薄白，脉象沉弦细。

中医诊断：脉痹（阳虚血瘀）。

治法：温经散寒，通阳除痹。

处方：麻黄细辛附子汤合当归四逆汤加减。

用药：

生麻黄 12g	附子 10g	细辛 6g	干姜 15g
当归 12g	川芎 12g	赤芍 12g	杜仲 15g
炙黄芪 20g	桂枝 15g	白芍 15g	炙甘草 10g
生姜 12g	大枣 12g		

7剂，水煎至400mL，日1剂，分2次服。

二诊：2017年12月4日。肢体苍白怕冷症状好转，但早晨骑车上班时易发作，伴有冷痛，面色发红，时有发热，其余症状同前。加量附子至15g，新增穿山龙15g、威灵仙15g、川乌9g、牛膝15g、僵蚕10g。7剂，日1剂。

三诊：2017年12月13日。在保暖前提下未再发作，当日天冷且未戴手套时感觉发凉，但程度较轻，舌象和脉象同前。去除威灵仙、牛膝、生姜，加入花椒10g、鹿角霜20g。7剂，日1剂。

四诊：2017年12月22日。病情平稳，守原方7剂打粉，每次3g，每日分2次口服。

按　语

中医学虽无雷诺综合征的病名记载及相关论述，但有类似临床表现的文献记载，其与气血经脉痹阻相关。本病病位在血脉，与心、肝、脾、肾等脏腑有关。正虚邪侵，致使血凝不畅，血脉痹阻，影响营卫、气血、津液的运行。如《素问·调经论》所述："血气者，喜温而恶寒，寒则泣而不能流，温则消而去之。"患者阳气不足，阴寒外袭，肌肤失温，故而四末发冷；血虚寒凝，血行不畅，可见苍白发紫、发红，证属中医脉痹之阳虚血瘀。

《伤寒论》第351条云："手足厥寒，脉细欲绝者，当归四逆汤主之。"手足厥寒时，应察气血阴阳，辨其寒热虚实。脉沉主里，血虚则脉道不充，脉象偏细，寒凝血脉则脉呈弦象，四末失于温养则手足厥寒。

当归四逆汤养血通脉，温经散寒，本方由桂枝汤去生姜，倍大枣加当归、细辛、通草而成。芍药、当归补血养血以行血，桂枝、细辛温经散寒以通阳，甘草、大枣补中益气，因本例表里皆寒，故留生姜以走表，配合麻黄附子细辛汤助其温经散寒，加川芎、赤芍以行血，黄芪益气以助血行，杜仲温肾散寒。

二诊时，附子加量，加强散寒止痛之效，另加牛膝、杜仲、穿山龙、威灵仙、川乌温肾散寒，活血通络。三诊疼痛减轻，去威灵仙、牛膝、生姜，加花椒、鹿角霜温经散寒，巩固疗效。

医案二

吉某，男，18岁。初诊时间为2017年1月7日。

1年前患者突发四肢发冷，时有先苍白后青紫，片刻后缓解，手指不能伸直，在医院查肌电图，提示肌源性损害。

刻下症：手足发冷，手指伸直困难，屈曲尚可，纳差，不能吃凉东西，否则易腹泻，寐安，便调。舌质红，舌苔薄白，脉象细弱。

中医诊断：脉痹（脾肾阳虚，寒邪凝滞）。

治法：温补脾肾，散寒通络。

处方：四逆汤合麻黄附子细辛汤、当归四逆汤加减。

用药：

生麻黄 12g	附子 10g	细辛 6g	炙黄芪 15g
桂枝 15g	白芍 15g	桑枝 15g	桑寄生 12g
炙甘草 12g	生姜 12g	大枣 12g	当归 10g
六神曲 10g	干姜 20g	党参 15g。	

7 剂，水煎至 400mL，日 1 剂，分 2 次服。

二诊：2017 年 2 月 17 日。手足逆冷明显缓解，仅右手食指尖出现一次青紫，手指基本能伸直，纳可，便调，寐安，舌红，苔薄白，脉弦细。去桑枝、桑寄生、党参，加量附子至 12g、黄芪至 30g，加姜黄 10g、当归 10g、补骨脂 12g。7 剂，日 1 剂。

三诊：2017 年 3 月 3 日。肢冷轻微，手发暗及青紫未作，手指已经能够伸直，余无不适，舌红，苔薄白，脉弦细。去补骨脂，减干姜量至 15g，加淫羊藿 15g。7 剂，日 1 剂。

按 语

患者阳气不足，不达四末，肌肤失温，所以四肢发冷；血得温则行，寒则凝，故而呈现青紫；筋脉失于温养则手指伸直困难，证属脉痹之阳虚寒凝。

本案例仍以四末发凉为特点，证属中医脉痹脾肾阳虚，寒邪凝滞证。本案用四逆汤温补中土，取脾肾同补之义；麻黄附子细辛汤养血散寒，温经通脉；桂枝汤调和营卫；炙黄芪、当归、白芍、桂枝、细辛、附子、生麻黄益气养血，温经散寒；甘草、大枣补益中气；配合六神曲消食和胃。

同时，因伴有手指弯缩不能伸直，加桑寄生祛风湿、补肝肾、强筋骨，桑枝祛风湿，同时能利关节。

二诊时，指关节能伸，去桑寄生、党参及桑枝，加量黄芪及附子，增加益气温阳之功，加补骨脂、姜黄、当归以补肾养血活血。三诊，病情向愈，去补骨脂，加淫羊藿，减干姜用量，诸药合用，诸症向愈。

医案三

裴某，女，61岁。初诊时间为2017年4月21日。

患者3年前无明显诱因，始发四末发凉，后背冷，至今仍穿羽绒服。

刻下症：四末发冷，后背凉，腰腿酸软，精神差，时有自汗出，少寐，大便可，小便调，舌质红，边有齿痕，苔薄白，脉象细弱。

中医诊断：脉痹（阳气虚衰）。

治法：益气温阳通络。

处方：四逆汤加桂枝加龙骨牡蛎汤、黄芪桂枝五物汤加减。

用药：

附子_{先煎}12g	干姜15g	当归12g	炙黄芪30g

附子先煎12g　　干姜15g　　当归12g　　炙黄芪30g

桂枝15g　　白芍15g　　煅龙骨先煎30g　　煅牡蛎先煎30g

五味子15g　　山茱萸10g　　五倍子12g　　炙甘草10g

酸枣仁30g

7剂，水煎至400mL，分2次服。

二诊：2017年4月28日四末及后背发凉好转，已经能脱掉棉坎肩，大便干燥，自述服药后腹胀，舌红，苔薄白，脉弦细。去五倍子、酸枣仁，加木香10g、生白术40g、枳实15g、肉苁蓉30g、远志15g。7剂，日1剂。

三诊：2017年5月5日诸症继续好转，四末及后背发凉减轻，大便仍偏干，腹胀减，纳可，寐差，舌红，苔薄白，脉弦细。去山茱萸、木香，生白术加量至50g，加茯神15g。7剂，日1剂。

四诊：2017年5月12日诸症向愈，效不更方，求再效。7剂，日1剂。

按　语

少阴属心肾两脏，心主血，属火，肾藏精，主水。病则心肾虚衰，水火两虚。阳气衰微，鼓脉无力则脉弱，周身失于温养则发冷发凉；阴血不足，脉道不充则脉细。心血不足，神失所养则精神差、少寐，阳不固表，阴营外泄而自汗出，肾虚筋骨失濡则腰膝酸软。证属中医脉痹之阳气虚衰，即少阴病寒化证。

《伤寒论》第323条云："少阴病，脉沉者，急温之，宜四逆汤。"少阴病，涉及根本，日久危证较多，所以贵在及早，以防他变。四逆汤由干姜、附子、甘草组成，附子温肾回阳，干姜温中散寒，两药合用，增强温阳之功，炙甘草温补调中，主治少阴寒化证之四肢逆冷，故名四逆汤。配合桂枝、白芍、龙骨、牡蛎，即桂枝加龙骨牡蛎汤去姜、枣、草，调和营卫，潜镇安神，并敛精血，加黄芪，合桂枝、白芍，取黄芪桂枝五物汤之意，合四逆汤表里兼固，酸枣仁养血安神，再配合山茱萸、五倍子、五味子补肾收敛真气。二诊出现大便干燥伴腹胀，加生白术、肉苁蓉、枳实润肠除胀，去酸枣仁，易远志。三诊腹胀减，大便偏干，去木香，加量白术，加茯神安神。

医案四

佟某，女，30岁。初诊时间为2017年2月13日。

患者四末发凉、腰骶部疼痛3年，曾服风湿药治疗，效果不佳。

刻下症：腰骶部疼痛，时重时减，得温则缓，四末发凉，周身沉重，爱生气，经前乳胀，月经量少色暗，纳可，多寐多梦，乏力，大便偏干，小便尚可，舌质红，苔薄白，脉象细弱。

中医诊断：脉痹（阳虚寒湿痹阻，兼肝胆郁滞）。

治法：温阳散寒，通络止痛，疏肝理气。

处方：附子汤合四逆散、当归芍药散加减。

用药：

附子10g	干姜15g	当归12g	骨碎补30g
炙黄芪20g	地龙12g	桑寄生15g	防风12g
穿山龙15g	威灵仙12g	茯苓15g	生薏苡仁20g
白芍15g	北柴胡15g	枳壳10g	白术15g
炙甘草10g			

4剂，水煎至400mL，日1剂，分2次服。

二诊：2017年2月17日。四末发凉及腰骶疼痛减轻，胃脘疼痛，时重时减，嗳气腹胀，口微苦，乏力明显，舌红，苔薄白，脉弦细。去附子、当归、骨碎补、地龙、桑寄生、防风、穿山龙、威灵仙、茯苓、薏苡仁，加量黄芪至25g，加桂枝10g、延胡索20g、党参12g、生姜12g、大枣10g。4剂，日1剂。

三诊：2017年5月8日。近日头痛头晕，周身乏力，纳谷不香，少寐多梦，舌红，苔薄白，边有齿痕，脉细弱。告知服上方之后四末发凉及腰骶疼痛基本痊愈。另服他方治疗。

按　语

素体虚弱，肾阳不足，四末失温则发凉，阳不化湿，湿浊阻遏，则周身沉重，督脉主阳，循行于后脊，湿邪阻滞腰骶络脉则腰骶疼痛，易怒伤肝，气机不畅，肝经循胁布乳，乳房络脉不畅则胀，气滞则血瘀，故经量少色暗，湿浊内停则多寐，津不润肠则便干。证属脉痹之阳虚，兼有肝郁。

《伤寒论》第305条云："少阴病，身体痛，手足寒，骨节痛，脉沉者，附子汤主之。"以少阴寒湿疼痛为主要病变，肾阳虚弱，水寒不化，寒湿留滞于筋脉骨节肌肉，经脉受阻，经气不利，而出现疼痛、怕冷、沉重等症状。附子汤由附子、茯苓、人参、白术、芍药组成，附子温经回阳，祛湿止痛，本例去人参加黄芪，培补中土，白术、茯苓健脾化湿，芍药通络止痛，加干姜助附子温阳散寒。

《金匮要略·妇人杂病脉证并治第二十二》云："妇人腹中诸疾痛，当归芍药散主之。"本方证由肝脾失调、气血郁滞湿阻所致，合四逆散，养血疏肝，健脾渗湿。本方去川芎、泽泻，加骨碎补、桑寄生、防风、灵仙、穿山龙、薏苡仁祛风除湿补肾活血。二诊四末发凉及腰骶疼痛减轻，且出现胃痛，急则治标，考虑素有虚寒，正气不足，故以黄芪建中汤加党参助前方培补中气，加延胡索理气止痛，终能获效。

3. 血痹案

医案一

王某，女，50岁。初诊时间为2022年7月11日。

患者半年前始发双手麻木，渐至双足麻木，未经任何诊治。

刻下症：手足麻木伴发凉，遇凉加重，纳可便调，寐可，质舌红，舌苔薄白，脉象弦细。

中医诊断：血痹（血虚寒凝）。

治法：温经养血，活血通络。

处方：当归四逆汤加减。

用药：

炙黄芪 30g	桂枝 10g	白芍 10g	当归 12g
细辛 10g	川木通 10g	僵蚕 10g	地龙 10g
川芎 10g	羌活 10g	防风 10g	炙甘草 15g

大枣12g

7剂，水煎至400mL，日1剂，分2次服。

二诊：2022年7月19日。患者服药3天后麻木减轻，现基本不再麻木，纳可便调，寐可，舌红，苔薄白，脉弦细。继服上方，巩固疗效，加鸡血藤20g。7剂，日1剂。

三诊：2022年10月17日。患者服上方后肢体麻木未再发作，1天前，因干农活劳累后，手足再次出现麻木，但程度较前轻，舌红，苔薄白，脉弦细，中药守原法原方，巩固疗效。7剂，日1剂。

按　语

患者年已五旬，气血亏虚，风寒外袭，客于经脉，肌肤失荣则麻木不仁，寒为阴邪，故手足发凉，复着寒凉，外寒助内寒，故遇凉加重。证属中医血痹之血虚寒凝。

《伤寒论》第351条云："手足厥寒，脉细欲绝者，当归四逆汤主之。"本条论血虚寒凝致厥的证治。本案脉细，为血不充脉道，寒邪凝滞则脉弦。血虚脉道不充，寒凝则脉道不畅，气血运行受阻，手足失于温养而发手足厥寒。故用当归四逆汤养血通脉，温经散寒。

本方为桂枝汤去生姜，倍大枣加当归、细辛、通草而成，芍药、当归补血养血以行血，桂枝、细辛温经散寒以通阳，甘草、大枣加黄芪补中益气养血，川木通入血分以通血脉，僵蚕、地龙搜剔通络除痹，川芎、防风、羌活祛风散寒。

本方与黄芪桂枝五物汤之区别，本方为桂枝汤去生姜，留甘草是引药入里，即温经重在于里和经；黄芪桂枝五物汤是桂枝汤去甘草，留生姜以走表，即温经偏重在表和络。且本方在加黄芪的基础上，再加细辛、当归、通草，温里通经作用更强。二诊诸症好转，加鸡血藤养血通络，方证相宜，痼疾向愈。

医案二

刘某，男，45岁。初诊时间为2022年6月23日。

3天前患者始发左手指及左足拇趾麻木。

刻下症：左手及左足大趾麻木，重时酸痛，少寐易醒，小便时疼痛且伴尿分叉，纳可，大便调，舌质红，苔薄白，脉沉弦细。有痛风及高血压史。

中医诊断：血痹（气血不足，风邪外袭）；淋证（阳气不化）。

治法：益气养血，通络利尿，佐以安神。

处方：黄芪桂枝五物汤合五苓散加减。

用药：

炙黄芪 30g	白芍 12g	桂枝 12g	生姜 20g
茯苓 15g	猪苓 10g	泽泻 20g	肉桂 5g
炒白术 15g	僵蚕 15g	地龙 12g	鸡血藤 15g
茯神 15g	水蛭粉冲服 3g		

14 剂，水煎至 400mL，日 1 剂，分 2 次服。

二诊：2022 年 9 月 7 日。

患者自觉手及足大趾偶有轻度麻木，小便不再疼痛，但尿液混浊，大便正常，睡眠安稳。舌象表现为舌红，舌苔薄白，脉象弦细。患者自述服用上方期间血压正常，停药后血压轻度升高。此次药方调整，去除猪苓、肉桂、鸡血藤、水蛭粉，添加贡菊 12g、石决明（先煎）30g、生牡蛎（先煎）30g、牛膝 15g、大枣 15g，14 剂，每日 1 剂。

按 语

患者素体营卫气血不足，阳气亏虚，风寒之邪乘虚而入，致使阴血凝滞，肢体肌肤失于濡养，故而出现麻木之感；膀胱气化功能失常，络脉不通畅，导致小便疼痛。证属血痹之血虚寒凝兼淋证（阳气不化）。

《金匮要略·血痹虚劳病脉证并治第六》记载："血痹阴阳俱微，寸口关上微，尺中小紧，外证身体不仁，如风痹状，黄芪桂枝五物汤主之。"本方证为血虚寒凝的典型代表，若感受邪气较重，脉络不通，也会出现酸痛症状。血痹与痹证的区别在于，血痹以麻木为主，痹证以疼痛为主。

原方以黄芪甘温益气为君药，桂枝辛温通阳，生姜用量加倍以助桂枝通阳行痹，芍药调和营血，桂枝与芍药配伍，调和营卫；僵蚕、地龙、水蛭粉等血肉有情之品，搜风通络，鸡血藤养血通络。为追求速效，去除大枣以防其滋腻碍胃。五苓散助阳化气，通利小便；茯神宁心安神，且协助五苓散通利小便。二诊时，患者手指及足趾麻木症状减轻，小便疼痛消失，故去除猪苓、鸡血藤、水蛭，添加贡菊、石决明、牡蛎、牛膝以平肝潜阳，加大枣用量以补气养血，扶助正气。

九、气血津液病医案

1. 汗证案

医案一

韩某，女，57岁。初诊时间为2020年7月3日。

近半年来，患者无明显诱因出现烘热、头身汗出、头颈发胀等症状，未曾接受任何系统治疗。

刻下症：患者烘热汗出、头身发胀、咽中如有异物感、咳嗽少量黄痰、纳谷不馨、双下肢浮肿、睡眠欠佳、腹胀、大便干燥、小便正常。舌象显示舌边肿胀，舌质红，舌苔白且略厚，脉象虚弱。

中医诊断：汗证（阳热郁闭）。

治法：升阳散火，和解少阳，调和营卫，理气通便。

处方：四逆散合柴胡桂枝汤加减。

用药：

北柴胡15g	枳壳10g	白芍12g	炙甘草10g
姜黄12g	蝉蜕10g	僵蚕12g	大黄10g
厚朴10g	瓜蒌15g	天麻12g	党参10g
清半夏10g	桂枝12g	黄芩12g	

7剂，煎至400mL，每日1剂，分2次服用。

二诊：2020年7月10日。患者头胀、烘热汗出、少寐等症状明显好转。但服用上方后，出现大便溏软、次数增多的情况，初服药时每天排便6～7次，之后减轻至每天2～3次，常伴有脐周绞痛，随后即有少量泄泻。舌象为舌红，舌苔白，脉象弱。此次药方调整，将大黄减量为6g，去除厚朴、瓜蒌，添加附子6g，共7剂，每日1剂。

1个月后电话随访，患者诸症基本消失。

按语

患者年近六旬，阳气郁闭，不得伸展，郁而发热，热气上蒸则出现汗出头胀；痰气阻滞，导致咽中如有异物；少阳经气失于疏泄，气机不畅，营卫失和，阴虚不能内守，加重烘热汗出症状；胃失受纳功能，则纳谷不馨；心神失于滋养，出现睡眠欠佳；热邪灼伤津液，肠道失于濡润，导致大便干燥；腑气不通畅，引起腹胀。脾失健运，肾失气化，水液代谢失常，出现下肢浮肿。证属汗证之阳热郁闭。

《伤寒论》第 54 条记载："病人脏无他病，时发热自汗出而不愈者，此卫气不和也，先其时发汗则愈，宜桂枝汤。"此条所述汗出，同时伴有发热，首先强调内脏无其他病变，即并非阴虚发热，也非阳明燥热，其病因是"卫气不和"导致。卫气主司开合功能失常，阳气郁闭而发热。因此选用桂枝汤发汗祛邪，调和营卫；四逆散疏肝解郁通阳，有利于郁阳的舒散。病程长达半年，伴有纳谷不馨、腹胀、大便干燥，出现三阳并病之象，阳明症状尚轻，主要症状为烘热汗出，且呈发作性，故选用小柴胡汤和解少阳，疏利气机，与桂枝汤合方即柴胡桂枝汤。因阳明腑实证较轻，仅时有腹胀、大便干燥，故选用小承气汤降气除胀，配伍瓜蒌润肠通便。

药证相符，二诊时烘热汗出及头胀、少寐等症状明显减轻。因出现便溏，故去除厚朴、减少大黄用量。随着上焦郁滞的阳气逐渐消散，添加少量附子，引阳火之气归肾，温补下元，缓解脐痛泄泻之症。

医案二

杨某，女，52 岁。初诊时间为 2022 年 7 月 15 日。

两年来，患者时有烘热汗出，感觉热往上涌，眼睑及面部有发胀感，外观看起来饱满。

刻下症：时有烘热汗出，热感上涌，眼睑及面部有发胀感，纳可，便调，寐可。舌质红，舌苔薄白，脉象细数。

中医诊断：汗证（营卫不和）。

治法：调和营卫，收敛止汗。

处方：桂枝汤加减。

用药：

桂枝 12g	白芍 12g	生姜 10g	炙甘草 10g
大枣 10g	炙黄芪 20g	炒白术 15g	防风 6g
麻黄根 12g	浮小麦 30g	龙骨_{先煎}30g	牡蛎_{先煎}30g
五味子 12g	防己 12g	僵蚕 10g	蝉蜕 5g
姜黄 10g			

7 剂，水煎至 400mL，每日 1 剂，分 2 次服用。

二诊：2022 年 7 月 29 日。烘热症状明显减少，从每天无数次降为 2～3 次，自觉面部发胀感也减轻，下床后常有足跟痛，适应后疼痛即消失，纳可，便调，寐可，舌红，苔薄白，脉弦细。中药效不更方，加大黄 5g 以使热下行。7 剂，每日 1 剂。

三诊：2022 年 9 月 16 日。烘热汗出减轻，偶有发作，面部发胀消失，眼睑浮肿明显好转，纳可，便调，寐可，舌红，苔薄白，脉弦细，服用上方后大便正常，加大黄至 7g，加量黄芪至 30g，防己至 15g。7 剂，每日 1 剂。

按　语

患者年逾五旬，卫气不足，卫不能固护肌表，阴营不能内守，津液外泄而导致出汗。卫气虚弱则运行不畅，郁滞化热从而出现烘热，热气上涌则面部及眼睑发胀。证属中医汗证之营卫不和。

《伤寒论》第 53 条记载："病常自汗出者，此为荣气和。荣气和者，外不谐，以卫气不共荣气和谐故尔。以荣行脉中，卫行脉外，复发其汗，荣卫和则愈，宜桂枝汤。"

患者只有汗出症状，无恶寒、发热、头痛等表证，可知并非外感，而是杂病；无舌红少苔、潮热盗汗等阴虚症状，也无大热、大渴、脉洪大等阳明热盛症状。结合烘热汗出的表现，当属营卫不合、阳气郁闭所致。

桂枝汤调和营卫，使卫气能固护肌表，营阴能够内守；加黄芪、白术、防风即玉屏风散，能够益气固表，使邪气有出路；麻黄根、浮小麦、龙骨、牡蛎、五味子收敛止汗；僵蚕、蝉蜕、姜黄及二诊时所加大黄，即升降散，可升清降浊，透达郁热；加防己，配合黄芪白术取防己黄芪汤之意，能益气利水消肿。三诊加量黄芪以益气固本，加防己量以利水气，加量大黄使热下行。诸药合用，各种症状逐渐消除。

医案三

赵某，男，76 岁。初诊时间为 2018 年 4 月 6 日。

患者主因左侧肢体活动不遂 2 年、加重 1 天入院。住院后病情逐渐平稳，查房时所见症状：左侧肢体不遂，但能行走及持物，活动后喘息乏力，平素头面部、前额出汗尤为明显，自汗出，身体其他部位无汗，手足触摸发凉，口干，食欲好，大便略干，小便频繁，夜间睡眠安稳，舌质暗红，苔薄白，脉细弱。

中医诊断：汗证（阳虚不固）。

治法：温阳散寒，益气固表，敛阴生津。

处方：四逆汤合生脉散、玉屏风散加减。

用药：

附子 10g	干姜 15g	党参 15g	麦冬 15g
五味子 20g	山茱萸 30g	黄芪 30g	白术 15g
防风 10g	炙甘草 10g	生姜 10g	大枣 15g

5 剂，水煎至 400mL，分 2 次服用。

二诊：2018 年 4 月 12 日。服用 5 剂后，患者各种症状减轻，原方再服 5 剂，之后无不适主诉。

按 语

患者为老年男性，宗气亏虚，活动时耗气，所以活动后喘息乏力，时间久了累及阳气，不达四末，故手足发凉。虚阳浮越，蒸发津液，所以仅头汗出，气随汗泄，卫气不足，无法固表而汗出不止；汗出导致津液损伤，则口干、大便干，阳气不足，则脉细弱，血行不畅则舌色暗。本案仅头汗出，四肢末梢发凉，脉细弱，病在少阴，证属汗证之阳虚不固。

少阴属里证，其病属里属虚，不是阳气虚衰就是阴虚火亢。若见汗出，多为阳气虚衰之证。

《伤寒论》第 283 条记载："病人脉阴阳俱紧，反汗出者，亡阳也，此属少阴……"汗出而称"反"，说明少阴病不应有汗。如今见汗出，是因为阴寒太盛，阳虚不能固密所致；汗出则阳气从外而亡，这是亡阳的重证。

《伤寒论》第 300 条记载："少阴病，脉微细沉，但欲卧"。而见汗出不烦者，是亡阳的先兆；若更见自利、微烦躁不得卧，是阴盛阳脱的危笃重症。

方中四逆汤温阳散寒，生脉散益气养阴，玉屏风散益气固表，加山茱萸配合生脉饮敛汗补肾，加姜枣调补脾胃，方证相符，各种症状逐渐好转。

2. 消渴案

医案一

丁某，男，47 岁。初诊时间为 2020 年 5 月 7 日。

患者 3 个月前开始出现口干渴，想喝冷饮，每天要喝两壶暖水，双下肢无力，查血糖 13.5mmol/L，糖化血红蛋白 9.5%，未服用任何降糖药物。

刻下症：口干渴，多饮，喜欢喝冷饮，食欲好，食量大，双小腿无力，大便正常，睡眠安稳，面色偏红，舌质红，舌苔薄白，脉象弦而有力。

中医诊断：消渴（肺胃郁热，肾虚津伤）。

治法：清泻肺胃，生津补肾。

处方：大黄黄连汤加味。

用药：

黄连 20g	黄芩 15g	大黄后下 10g	防己 12g
生地黄 20g	牡丹皮 12g	天花粉 15g	玉竹 15g
石斛 15g	杜仲 15g	桑寄生 15g	熟地黄 30g
补骨脂 15g			

7 剂，水煎至 400mL，每日 1 剂，分 2 次服用。

二诊：2020 年 5 月 15 日。口干减轻，每日饮水量由两壶减为半壶，舌象和脉象同前。加量黄连至 25g，加骨碎补 30g。7 剂，每日 1 剂。

三诊：2020 年 5 月 25 日。口干减轻，饮水半壶，双腿较之前有力，舌红，苔薄白，脉弦细。查血糖 7.7mmol/L，尿糖（++）。病情平稳，守原方。7 剂，每日 1 剂。

四诊：2020 年 6 月 3 日。病情平稳，近日来大便干，双下肢无力较之前好转，食欲正常，小便正常，睡眠安稳，舌红，苔薄白，脉弦细。复查血糖 7.6mmol/L。去掉骨碎补，加肉苁蓉 30g、大黄 6g。7 剂，每日 1 剂。

五诊：2020 年 8 月 24 日。近日来测血糖波动在 6.8 ～ 7.4mmol/L，食欲正常，小便黄赤，大便略干，双下肢无力明显好转，舌红，苔白厚，脉弦细，沉取少力。黄连加量至 30g，黄芩加量至 20g，大黄加量至 12g，加六神曲 15g、薏苡仁 30g。7 剂，每日 1 剂。

后电话随访，血糖一直控制在 7mmol/L 以下。

按 语

消渴是常见病、多发病，病因复杂。中医对本病的认识，早在《内经》中就有消瘅、肺消、膈消等记载。论其病因，《素问·奇病论》记载："此肥美之所发也，此人必数食甘美而多肥也，肥者令人内热，甘者令人中满，故其气上溢，转为消渴。"本病在张仲景的《金匮要略》中有专篇讨论。

醇酒厚味，辛辣香燥，损伤脾胃，脾胃运化功能失职，积热内蕴，化燥伤津，消谷耗液，发为消渴。肺热津伤，则口干渴，想喝冷饮，胃热则消谷善饥，肾主骨，肾虚则双下肢无力。证属中医消渴之肺胃有热，兼肾虚津亏。

大黄黄连泻心汤出自《伤寒论》第 154 条："心下痞，按之濡，其脉关上浮者，大黄黄连泻心汤主之。"本条论述了热痞的证候特征与治法。本方由大黄、黄芩、黄连组成，大黄泄热和胃，黄连泻心胃之火，黄芩清上焦实火，三者合用，上中焦邪热得清，上焦口干口渴、中焦纳多得除，加生地黄、牡丹皮以助其凉血清热，加玉竹、石斛、天花粉以生津止渴，杜仲、补骨脂、桑寄生、熟地黄补肾壮骨，防己苦寒降利，能清热利水，折火热之势使其下行。

二诊加量黄连以清肺胃之热，加骨碎补活血壮骨。四诊去掉骨碎补，加肉苁蓉、大黄，温阳补肾，通便降浊。至五诊间隔两个半月，空腹血糖一直相对平稳可控，加量黄芩、黄连、大黄去肺胃之热，加六神曲、薏苡仁消食和胃化湿畅中。

医案二

杨某，男，58 岁。初诊时间为 2017 年 2 月 13 日。

患者夜间口干口渴、小便频数已有 1 年，饮水需一暖瓶多，无尿急尿痛等症状。

刻下症：夜间醒来后，口舌干燥，需大量饮水，尿多，每次夜间需小便 4～5 次，食欲正常，大便正常，睡眠少且多梦，舌质红赤，苔黄白干，脉象弦细。

中医诊断：消渴（肺热津伤兼肾虚）。

治法：清肺生津补肾。

处方：白虎加人参汤合肾气丸。

用药：

石膏_{先煎}30g	知母 12g	炙甘草 10g	大枣 12g
北沙参 15g	麦冬 15g	生地黄 12g	石斛 12g
熟地黄 10g	附子 10g	肉桂 5g	山茱萸 12g
炒山药 20g	鹿角霜 10g	枸杞子 15g	菟丝子 10g
党参 20g			

7 剂，水煎至 400mL，每日 1 剂，分 2 次服用。

二诊：2017 年 2 月 20 日。口渴减轻，夜尿减少，晨起食欲差，舌红，苔薄白，脉弦细。去掉菟丝子，加黄芪 20g。7 剂，每日 1 剂。

三诊：2017 年 2 月 27 日。口渴、夜尿多基本缓解，食欲正常，大便正常，睡眠差，舌红，苔薄白，脉弦细。减量石膏至20g，去掉附子、肉桂、鹿角霜、枸杞子，加量黄芪至30g，加补骨脂12g、西洋参粉（冲服）4g。7剂，每日1剂。

按　语

常食辛辣食物，导致肺胃积热，津气两伤，所以口渴，即便大量饮水也不能缓解。患者年近六旬，肾气不足，二便功能失常，不能化利水液，所以夜尿频多。证属中医消渴之肺热津伤兼肾虚。

《伤寒论》第26条云："服桂枝汤，大汗出后，大烦渴不解，脉洪大者，白虎加人参汤主之。"本条论述了服桂枝汤后，热盛津伤，转属阳明病的证治。《金匮要略·消渴小便不利淋病脉证并治第十三》曰："渴欲饮水，口干舌燥者，白虎加人参汤主之。"阳明热盛，津气两失，所以应当辛寒清热、益气生津，白虎汤清阳明之燥热，以保津液，石膏、知母清热，党参补气，甘草和胃补虚，加北沙参、麦冬、生地黄、石斛生津养阴，加熟地黄、山药、山茱萸、附子、肉桂，取肾气丸之意，《金匮要略·血痹虚劳病脉证并治第六》云："虚劳腰痛，少腹拘急，小便不利者，八味肾气丸主之。"故温补肾阳，配合鹿角胶、枸杞子、菟丝子助前方补肾助阳。二诊去掉菟丝子，加黄芪培补中土以固本。三诊时，各种症状逐渐好转，减量石膏，去掉附子、肉桂、鹿角霜、枸杞子，加量黄芪，配合西洋参、补骨脂益气补肾生津，方证相符，各种症状逐渐消除。

3. 虚劳案

医案一

郭某，女，41岁。初诊时间为2021年9月3日。

两个月来，患者神疲乏力，嗜睡，睡眠少，未经任何诊治。

刻下症：神疲乏力，嗜睡，食欲不佳，时有眼睑轻度浮肿，心慌气短，二便正常，睡眠浅，容易醒，项部麻木，舌质红，舌苔白，脉象沉细缓。

中医诊断：虚劳（心肾两虚）。

治法：温阳散寒，补益心肾。

处方：麻黄附子甘草汤加减。

用药：

附子先煎12g　　　生麻黄12g　　　炙甘草10g　　　人参先煎12g

炒白术 15g	炙黄芪 30g	茯神 15g	熟地黄 15g
白芍 12g	当归 12g	鸡血藤 15g	龙眼肉 12g
肉桂 10g	阿胶烊化 8g		

7剂，水煎至400mL，每日1剂，分2次服用。

二诊：2021年9月10日。精神状态转好，不再嗜睡，四末发凉，睡眠少，乏力明显减轻，时有心慌气短，食欲差，便调，舌红，苔薄白，脉沉细。加干姜12g。7剂，每日1剂。

三诊：2021年9月17日。精神较好，心慌气短明显减轻，食欲正常，大便正常，睡眠安稳，舌淡红，苔薄白，脉象较之前有力。在上方基础上，去掉麻黄。7剂，每日1剂。

四诊：2021年9月24日。偶有乏力，夜间睡眠多梦，能从事家务，纳便调，月经自3个月前刮宫术后未至，舌红，苔薄白，脉中取细，沉取较有力。去掉龙眼肉，加五味子12g。7剂，每日1剂。

按　语

心主血，属火，肾藏精，主水，发病则心肾虚弱。阳气衰微则鼓动血脉无力，心失温阳则心慌气短，脉沉无力，阴血不足，脉道不充盈则脉细，心神失养、肾精不足则神疲乏力、嗜睡。证属中医虚劳之心肾两虚。

麻黄附子甘草汤出自《伤寒论》，本方用于少阴病兼表证，且病情较轻缓者，所以以麻黄附子细辛汤去掉辛窜的细辛，加甘缓的甘草以温经微汗。麻黄附子甘草汤中麻黄发汗解表，附子温经扶阳，妙在甘草缓和麻黄的辛散，协助附子温阳。西医学证实，麻黄具有兴奋中枢神经系统、影响神经肌肉传递等作用，结合临床实践，无论有无表证，只要具备少阴证之精神萎靡不振、嗜睡、脉细弱，用本方加味都能收到较好的临床效果。

本案虽属少阴证寒化证，但并非急危重症，根据《内经》"间者并行，甚者独行"经义，加五福饮（熟地黄、当归、红参、白术、甘草）配合黄芪、茯苓补气以助阳，配以白芍、阿胶、鸡血藤、龙眼肉补血充脉，肉桂协助附子温补肾阳。

二诊加干姜，配合附子、甘草，取四逆汤之意，兼温表里之阳气以散寒气。三诊时，脉象较前有力，且不再迟缓，去掉麻黄。四诊加五味子补气宁心，方证相宜，诸症渐消，疾病向愈。

医案二

王某，女，64岁。初诊时间为2022年1月17日。

一周前患者因着凉，出现恶寒、头痛，服用感冒冲剂等治疗，虽然恶寒头痛缓解，但出现周身酸楚乏力，精神差，有似饿非饿感。患者形体消瘦，平素体质较弱。

刻下症：周身酸楚乏力，精神差，气短，食欲不佳，有似饿非饿感，睡眠尚可，二便正常，舌质红，舌苔薄白，脉弱。

中医诊断：虚劳（营卫不和）。

治法：调和营卫。

处方：桂枝汤加减。

用药：

桂枝15g	白芍15g	炙甘草10g	生姜15g
大枣15g	防风10g	炙黄芪30g	炒白术20g
砂仁后下10g	藿香15g	佩兰12g	白芷10g
厚朴10g	桔梗12g		

7剂，水煎至400mL，每日1剂，分2次服用。

二诊：2022年1月26日。患者服药后第3天起，疲劳感明显减轻，食欲转好。目前疲劳感轻微，食欲良好，舌红，苔薄白，脉弦细。病情趋于好转，继续守原方治疗，7剂，每日1剂。

按 语

桂枝汤被誉为"伤寒第一方"，在《伤寒论》中有诸多条文论述，《金匮要略》也有所涉及，其临床应用极为广泛。后世医家对其进行深入研究与拓展，进一步扩大了其使用范围。在临床实践中，我常运用此方加味治疗感冒后的疲劳综合征，每每取得良好疗效。

该患者年高体弱，卫表不固，风寒之邪侵袭而引发感冒。虽表证逐渐缓解，邪气亦渐消退，但正气已虚，正邪交织，导致周身酸楚乏力、气短、精神欠佳、胃气不振、纳谷不馨。患者虽外感1周，恶寒、头痛等表证已消失，但周身仍酸楚乏力，此乃表邪未尽、正气渐亏、邪正相争、营卫失和所致。故仍以桂枝汤调和营卫、发表解肌；加用玉屏风散，以益气固表；因邪气入里，影响胃的受纳功能，故加砂仁、藿香、佩兰以芳香醒脾开胃；白芷配合桂枝，辛温走表，开腠理，使邪气有外出之机；厚朴与桔梗相伍，可使浊降清升，恢复脾胃中焦枢纽的气机升降功能。正如《内经》所言："出入废则神机化灭，升降息则气立孤危。故非出入，则无以生长壮老已；非升降，则无以生长化收藏。是以升降出入，无器不有。"气机升降出入是人体生命活动的重要形式，恢复脾胃升降功能对疾病康复至关重要。

4. 饮证案

王某，女，68岁。初诊时间为2022年7月15日。

近两年来，患者后背肩胛下两手掌大小区域出现发凉、发紧并伴有瘙痒的症状，且容易出汗，畏惧风寒、喜暖。近日因感冒，上述症状加重。患者平素嗜好吸烟，有咳嗽、咳痰的症状，痰量多，颜色白，质地稀薄。

刻下症：后背肩胛下区域发凉、瘙痒，易出汗，怕风喜暖，痰多质稀色白，周身乏力，心烦易怒，气短，食欲不佳，大便正常，睡眠有时好有时差，面色正常泛红，舌质红，舌苔白且根部厚腻，脉象和缓，重按无力。

中医诊断：饮证（寒饮内伏，肝郁脾虚）。

治法：温肺化饮，调营和卫，疏肝实脾。

处方：小青龙汤合桂枝加龙骨牡蛎汤、小柴胡汤加减。

用药：

桂枝 12g	白芍 12g	大枣 10g	炙甘草 12g
生姜 10g	炒杏仁 12g	法半夏 12g	干姜 15g
五味子 15g	细辛 6g	北柴胡 15g	黄芩 12g
生龙骨先煎30g	生牡蛎先煎30g	炙黄芪 30g	炒白术 15g
防风 7g			

7剂，水煎至400mL，每日1剂，分2次服用。

二诊：2022年7月26日。服药后，患者后背肩胛的凉感明显减轻，出汗、乏力、腿软等症状也有所缓解，精气神较之前有所改善。但仍咳嗽，咳白痰且黏稠量多，左肩膀疼痛，右侧偏头痛并伴有颈项强硬，食欲转好，大便仍不成形，小便正常，睡眠转安，舌红，苔薄白，脉弦细滑。在原方基础上去掉大枣，加茯苓20g。共7剂，每日1剂。

三诊：2022年8月16日。此时患者头痛、出汗、咳痰等症状消失，后背肩胛发凉偶有发作，但程度轻微，时有乏力感，大便略溏，食欲正常，睡眠正常，舌红，苔薄白，脉弦细。在原方基础上去掉杏仁、细辛，加羌活10g、烫骨碎补30g。共7剂，每日1剂。

按 语

患者痼疾已达两载，平素嗜好吸烟，导致肺气不固。风寒之邪外袭，使肺失宣降，水液聚而成饮成痰，伏于肩胛后背之处，致使太阳、督脉阳气运行不畅，故而出现后背肩胛发凉的症状。饮邪属阴，又伴有风邪滞留肌表，吐痰清稀是内伏痰饮的表现，易出汗则属于营卫不和。肺气虚则肝木偏旺，导致肝胆郁滞，郁而化热，进而出现心烦易怒的症状。肝木克脾土，使得中气虚弱，表现为纳谷不馨、气短。证属中医饮证中的寒饮内伏、肝郁脾虚。

小青龙汤出自《伤寒论》第40条："伤寒表不解，心下有水气，干呕，发热而咳，或渴，或利，或噎，或小便不利、少腹满，或喘者，小青龙汤主之。"此条论述的是太阳伤寒兼有水饮的证治。

本案患者咳嗽咳痰已两年，痰质清稀，后背肩胛发凉，是寒饮内停的典型征象，因此选用小青龙汤温化水饮。尽管近日着凉，但无明显恶寒发热之象，且患者易出汗，所以去掉麻黄，以桂枝加龙骨牡蛎汤调和营卫，潜镇安神止汗，再配以玉屏风散，起到益气固表止汗的作用，同时配伍柴胡、黄芩清利少阳肝胆郁热。

二诊时，因患者便溏，去掉大枣，加茯苓以淡渗利湿，增强实脾化饮的功效。三诊时，随着咳嗽、后背肩胛凉等症状逐渐痊愈，去掉杏仁、细辛，加羌活、骨碎补以祛风活血，舒通筋脉。经过多次调治，患者的痼疾逐渐向愈。

第二章

妇科病案

1. 闭经案

苏某，女，45岁。初诊时间为2018年8月21日。

两年前，患者因家庭琐事心情不悦，此后月经闭止。数月后，出现腰痛如针刺的症状，随后月经再次来潮。半年前，因生气月经再次停止，至今未恢复。

刻下症：闭经，口苦，食欲差，大便容易溏稀，小便尚可，睡眠安稳，舌质红，舌苔薄白，脉象细弱。

中医诊断：闭经（中焦虚寒，气血不充，肝脾不和）。

治法：温补脾肾，调补气血，清胆疏肝。

处方：柴胡桂枝干姜汤合吴茱萸汤加减。

用药：

北柴胡15g	肉桂6g	干姜12g	牡蛎30g
黄芩10g	川芎12g	红花10g	熟地黄10g
黄芪20g	当归10g	党参15g	吴茱萸10g
附子9g	炒山药15g	炙甘草10g	补骨脂15g

7剂，水煎至400mL，每日1剂，分2次服用。

二诊：2018年8月28日。服药后，患者口苦、纳差、大便溏稀等症状有所好转。在服药期间，时有小腹疼痛，类似以前来月经前的感觉，小腹发凉，舌红，苔薄白，脉弦细。因疗效尚可，治则不变。去掉牡蛎，加淫羊藿15g，7剂，每日1剂。

三诊：2018年9月4日。此时患者症状平稳，小腹冷，食欲正常，大便正常，舌苔薄白，脉弦细。中药以温补下焦为主。去掉柴胡、干姜、黄芩、川芎、红花、党参、吴茱萸、炙甘草、淫羊藿，加山茱萸12g、牛膝15g、鹿角胶（烊化）6g、枸杞子12g、菟丝子10g、炒白术12g、炙甘草10g、生姜10g、大枣12g。7剂，每日1剂。

四诊：2018 年 9 月 11 日。患者自觉精神状态良好，食欲佳，体重增加 5 斤，小腹冷，食欲正常，大便正常，舌苔薄白，脉弦细。中药仍以温补下焦为主。去掉鹿角胶、枸杞子、菟丝子、炙甘草，加肉苁蓉 20g、阿胶（烊化）6g。7 剂，每日 1 剂。

电话随访得知，患者月经已复行，但月经周期不规律且经量较少。

按　语

历代医家对闭经的病因病机已有较为全面的认识。西医学认为，月经来潮后，建立正常周期而中断 6 个月以上，或根据自身月经周期计算停止 3 个周期以上者，称为继发性闭经。在古籍中，其多被称为"经闭""不月""月事不来"或"经水不通"。本病病位在胞宫，多与气血不足、血瘀寒凝、痰湿等因素相关。

患者素体脾虚，运化功能不利，所以容易出现便溏的症状。脾虚导致生化无源，气血亏虚，又因生气导致肝气郁滞，血行不畅，故而月经闭止不行。情志不畅，引起肝胆郁滞，郁而化热，胆汁循经上逆则出现口苦的症状。虽为气血双亏，但患者脾虚有寒，补血的药物滋腻碍脾，而气为血帅，气血相生，因此从温补脾肾入手进行治疗。

患者因情志不畅引发疾病，既有肝胆郁热导致的口苦，又有脾虚寒导致的泄泻，属于胆热脾虚证，所以选用柴胡桂枝干姜汤，加吴茱萸汤以增强温中散寒的作用，因无明显口渴症状，去掉瓜蒌根，加熟地黄、当归、黄芪补血益气，川芎、红花活血化瘀，附子温补下焦虚寒，山药、补骨脂培补脾肾。

二诊时去掉牡蛎，加淫羊藿温肾助阳。三诊时，病情平稳，以下焦虚寒为主，选取肾气丸和右归丸进行加减。四诊时，遵循原治疗方法，去掉鹿角胶、枸杞子、菟丝子，加肉苁蓉、阿胶补肾养血。诸药合用，使肝郁得解，气血得充，虚寒得温，各种症状逐渐好转。

2. 经行头痛案

卢某，女，27 岁。初诊时间为 2021 年 8 月 11 日。

近 10 年来，患者在行经前数天及行经过程中出现头痛症状，以后枕部胀痛为主。

刻下症：经行头痛，以后枕部胀痛为主，恶心欲吐，胃脘部痞满不适，晨起口干口苦，食欲正常，大便正常，行经时腰酸，多梦，时有乏力感，手足心热，喜欢触摸凉物，带下颜色发黄，舌质红，舌苔黄白腻，脉象弱。

中医诊断：经行头痛（湿热内停）。

治法：清热利湿，通络止痛。

处方：半夏泻心汤加减。

用药：

黄连 10g	黄芩 12g	清半夏 12g	干姜 12g
川芎 25g	荆芥 10g	防风 10g	白芍 15g
羌活 15g	当归 10g	土茯苓 30g	郁李仁 12g
知母 12g	生山药 30g	生白术 15g	炙甘草 10g

7 剂，水煎至 400mL，每日 1 剂，分 2 次服用。

二诊：2021 年 9 月 30 日。服药后，患者头痛明显减轻，只是在行经即将结束时有后枕部不适的感觉，纳可，便调，寐可，带下颜色发黄，量略增多，舌红，苔薄白，脉弦细。在原方基础上去掉黄连、黄芩，加黄柏 10g、香附 12g。7 剂，每日 1 剂。

三诊：2022 年 4 月 22 日。本次经行前后再次出现头痛，但较之前症状减轻，时有头晕，严重时恶心，大便频数，口苦咽干，带下发黄，纳可，便调，寐可。舌红，苔黄白，脉弦细。加黄连 10g、黄芩 12g。7 剂，每日 1 剂。

按　语

经行头痛，是指每值经期或经行前后出现头痛的症状。本病在古籍中缺乏专篇论述，仅散见于月经不调等病症中，多与火、风、瘀等因素相关，规律地发作于经前、经期、经后者，与冲任气血密切相关。

患者素有胃脘不适病史。情志不畅，导致肝胆郁滞，郁热内伏，循经上扰，出现口干口苦、舌苔黄腻的症状，热扰心神，导致神舍不安，故而多梦，湿热下注，则出现带下色黄的症状，流注于手足则出现手足心热的症状。月经来潮时，阳气偏旺，热邪更盛，上扰清空，所以出现头痛症状。

本例患者经行头痛，同时伴有恶心欲吐，胃脘部痞满不适，舌苔黄白腻，证属痞证。虽还有口苦、小便黄等肝胆湿热之象，但患者素有胃病史，脾胃虚弱，而龙胆泻肝汤虽为治疗肝胆湿热的代表方，因其苦寒易伤胃气，所以选择辛开苦降、寒温并用、消补兼施的半夏泻心汤进行加减，以清热利湿、温中实脾、和胃降逆。川芎为治疗头痛的要药，土茯苓、郁李仁是先贤治疗头痛的常用药物，防风、荆芥、羌活质地轻扬，为风药上行之品，配合川芎祛风止痛，当归、白芍养血柔肝，配知母以解肝胆之郁热，山药、白术、甘草培补中土，以杜绝湿邪产生之源。

二诊时头痛减轻，带下色黄，为湿热下注之象，去掉黄芩、黄连，加黄柏，加香附疏肝理气。三诊时上焦热象再次出现，所以重新加用黄芩、黄连。

本病个别患者病情较为顽固，治愈后可因精神因素等诱发，该患者半年后再次发作，也证实了这一观点，因此稳定情绪、避免刺激对治疗颇为重要。

3. 乳癖案

医案一

李某，女，30岁。初诊时间为2016年4月1日。

患者乳房及后背胀痛超过1个月，未进行任何诊治。

刻下症：乳房及后背胀痛，月经行经2天即停止，经量少，时有血块，颜色暗，食欲正常，睡眠安稳，二便正常，舌质红，舌苔薄白，脉象弦。

中医诊断：乳癖（肝气郁滞兼血瘀）。

治法：疏肝理气，活血通滞。

处方：小柴胡汤加减。

用药：

北柴胡15g	黄芩10g	党参12g	法半夏10g
白术15g	白芍15g	薄荷10g	茯苓12g
苏梗10g	延胡索20g	桃仁10g	川芎12g
炙甘草6g	大枣12g		

7剂，水煎至400mL，分2次服用。

二诊：2016年4月11日。乳房及后背胀痛基本消失，月经尚未到来，舌苔白，脉细。在原方基础上去掉薄荷、茯苓，加当归10g、莪术10g。7剂，每日1剂。

按　语

乳癖是一种乳腺组织的良性增生性疾病，既非肿瘤，也非炎症，亦称乳痞。本病的发生与情志内伤、肝郁气滞，脾失健运、痰气交阻，肝郁肾虚、冲任失调等因素相关。

患者为女性，平素爱生气，导致肝气不畅，气机郁滞。肝经循胁络乳，乳房经脉不畅则出现乳房胀痛，气滞则血瘀，冲任不畅，所以行经量少有血块且颜色暗，证属中医乳癖之肝气郁滞兼血瘀。

小柴胡汤出自《伤寒论》及《金匮要略》，治疗范围广泛，既能和解少阳，又擅长舒解肝胆之郁滞。柴胡疏泄气机之郁滞，黄芩苦寒清泄少阳肝胆郁热，薄荷、苏梗、延胡索助其理气散结止痛，半夏降逆化痰，兼能燥湿。

《金匮要略》云："见肝之病，知肝传脾，当先实脾……"所以加党参、白术、茯苓、甘草、大枣益气健脾，桃仁、川芎活血化瘀止痛。二诊时加当归，取当归芍药散之意，加莪术破血散结。诸药合用，使肝郁得解，气滞可散，瘀血得消，病机向愈。

医案二

张某，女，41岁。初诊时间为2016年7月25日。

患者左侧乳房疼痛近2年，之后右侧也出现疼痛，经妇科检查提示双侧乳腺增生。

刻下症：双侧乳房疼痛，以胀痛为主，左侧更为明显，爱发脾气，善太息，乏力，食欲正常，睡眠较少，大便正常，月经量少，颜色暗，带下颜色白，量多，有异味，舌质红，舌苔薄白，脉象细弱。

中医诊断：乳癖（肝郁气滞）。

治法：疏肝理气，活血散结。

处方：当归芍药散加减。

用药：

当归15g	白术15g	白芍15g	茯苓15g
王不留行12g	穿山甲3g	川芎10g	红花10g
桃仁15g	北柴胡15g	黄芩12g	炙甘草10g
大枣10g			

7剂，水煎至400mL，每日1剂，分2次服用。

二诊：2016年8月5日。服上方后乳房疼痛明显好转，近2日又有所加重，纳可，便调，寐可，舌红，苔薄白，脉弦细。在原方基础上去掉茯苓、王不留行、川芎、红花，加枳壳12g、厚朴20g、沉香6g、莪术12g、神曲12g、黄芩12g、清半夏15g、黄芪12g、生姜10g。7剂，每日1剂。

按 语

患者爱发脾气，情志不畅，导致肝失疏泄，气机郁滞，滞于双乳则乳络不通而发生疼痛。久病耗气伤血，则出现乏力、少寐的症状，气滞血瘀则月经量少、颜色暗，三焦不畅，湿浊下注则带下量多、有异味。证属乳癖之肝郁气滞。

《金匮要略·妇人杂病脉证并治第二十二》曰："妇人腹中诸疾痛，当归芍药散主之。"指出妇人因肝脾不调导致腹中诸痛的治法。此诸痛是由肝脾失调、气血郁滞、湿阻所致。肝藏血主疏泄，脾主运化水湿，肝失调达而气郁血滞，木不疏土，脾失健运，水湿内生。用当归芍药散养血调肝，渗湿健脾。

中医讲"有是证用是药"，本病虽为乳癖，但证属肝郁脾虚，用此方异病同治。

方中白芍养血敛肝，缓急止痛，当归助白芍补养肝血，川芎行血中之滞气，白术、茯苓健脾除湿。因本例湿邪较轻，所以去掉泽泻避免伤津，红花、桃仁助其活血，王不留行、穿山甲活血消癥、通经散结，柴胡、黄芩助其舒利肝胆，解其郁滞。

二诊时疼痛明显减轻，去王不留行、川芎、红花，加黄芪健脾益气，培补中土，以壮后天之本，生化气血，驱逐湿浊，枳壳、厚朴、沉香、莪术行气血，加黄芩、清半夏配柴胡，取小柴胡汤之意，疏肝解郁，燥湿消痰，六神曲健脾和胃，诸药合用，诸症渐消。

4. 胎漏案

王某，女，38 岁，初诊时间为 2018 年 10 月 8 日。

患者自述怀孕约 50 天，3 天前发现阴道少量出血，血色暗且有血块。曾前往医院就诊，B 超检查未见明显异常，随后前来我院就诊。

刻下症：阴道少量出血，血色暗，有血块，小腹发凉，时有恶心呕吐，口干口渴，喜饮冷饮，但容易腹泻，身体乏力，食欲尚可，睡眠安稳，二便正常，舌质红，舌苔白黄相间，脉象细弱。

中医诊断：胎漏。

证型：气虚不固、上热下寒。

治法：补气固胎、清上温下。

处方：干姜黄连黄芩人参汤合补中益气汤加减。

用药：

炙黄芪 50g	人参_{先煎}10g	炒白术 15g	陈皮 10g
北柴胡 10g	升麻 10g	当归 10g	黄芩 10g
杜仲 12g	干姜 12g	炙甘草 10g	

7 剂，水煎至 400mL，每日 1 剂，分 2 次服用。

随访得知，服药后阴道不再出血，6 个月后 B 超检查显示胎儿发育正常。

按　语

妊娠期间阴道少量出血，称为"胎漏"，也叫"胞漏"，通常是堕胎、小产的先兆，西医称之为"先兆流产"。

患者素有流产史，中气不足。气能载胎，血能养胎，气血虚弱则濡养不足，无力固胎，所以出现阴道少量下血。上焦有热则口干渴而欲饮冷饮，胃失和降则恶心呕吐，下焦有寒则小腹发凉。证属中医胎漏之气虚不固、上热下寒，因此选用干姜黄芩黄连人参汤清上温下。

干姜黄芩黄连人参汤出自《伤寒论》第 359 条，用于治疗上热下寒相格拒之证。因患者上焦热势不重，故去黄连，仅留黄芩，黄芩既能清上焦之热，又能安胎。干姜温脾散寒，人参甘温补气。

本案中的胎漏，除了冲任受损外，患者素有流产史，精气不足，胎元不固，所以配合补中益气汤，补中益气、升阳举陷，以达到固胎之效。重用黄芪培补中土，陈皮理气使补而不滞，柴胡、升麻升阳举陷，当归养血、杜仲补肾安胎，诸药合用，清上温下，补中固胎。

5. 痛经案

马某，女，26 岁，初诊时间为 2022 年 7 月 4 日。

患者有痛经史十余年，主要在行经期前两天疼痛剧烈，小腹发凉，月经周期正常。患者在京工作，因紧张劳累，一年来脱发严重。

刻下症：行经腹痛，月经量正常，有少量瘀块，带下色白量多，小腹发凉，脱发严重，食欲尚可，大便正常，睡眠尚可。舌质暗红，舌苔薄白，脉弦细。

中医诊断：痛经

证型：下焦虚寒，血瘀湿滞。

治法：温经散寒，活血利湿。

处方：温经汤合当归芍药散加减。

用药：

吴茱萸 6g	牡丹皮 10g	麦冬 10g	生山药 20g
党参 20g	川芎 10g	清半夏 10g	炙甘草 10g
当归 12g	阿胶烊化 5g	肉桂 5g	白芍 12g
生白术 15g	茯苓 15g	泽泻 12g	何首乌 20g

7剂，水煎至400mL，每日1剂，分2次服用。

二诊：2022年7月12日。服药后恰逢月经来潮，本次行经腹痛未发作，但患者自述服药后出现牙龈出血、红肿伴疼痛，随后自行消失。考虑可能与吴茱萸及肉桂有关，故将吴茱萸量减至4g，肉桂减至3g，并加知母10g，以祛其火势。

半年后，患者父亲前来就诊时告知，患者痛经未再发作。

按 语

痛经记载于《金匮要略·妇人杂病脉证并治第二十二》，其发病与情志所伤、起居不慎、六淫为害有关。发病的主要原因是冲任瘀阻或寒凝经脉，导致气血运行不畅，胞宫经血受阻，从而"不通则痛"，或因冲任、胞宫失养而痛。病位在胞宫、冲任，变化在气血，表现为痛证。

患者素体虚弱，自月经初潮起就有痛经，属于下焦虚寒，所以小腹发凉。冲任血行不畅，气血瘀滞，不通则痛，舌质暗；紧张劳累导致脾失健运，湿浊内生，下注则带下量多。证属痛经之下焦虚寒、瘀湿内阻。

温经汤出自《金匮要略·妇人杂病脉证并治第二十二》："问曰：妇人年五十所，病下利数十日不止……何以知之？其证当唇口干燥，故知之，当以温经汤主之。"本条论述了妇人冲任虚寒夹有瘀血而致崩漏的证治。

本方具有温养气血、消瘀之功，本案虽为痛经，但证属下焦虚寒、兼有瘀滞，故属异病同治。吴茱萸、肉桂温经散寒，通利血脉；阿胶、牡丹皮、当归、川芎、白芍活血祛瘀，养血调经；麦冬养阴，党参、炙甘草补中益气，半夏降逆和胃，诸药共奏温补冲任、养血祛瘀之功。加白术、茯苓、泽泻与前方中的归芎芍，组成当归芍药散，养血柔肝兼以化湿，如《金匮要略妇人杂病脉证并治第二十二》云："妇人腹中诸疾痛，当归芍药散主之。"配何首乌养血滋阴。

二诊中出现牙龈红肿疼痛，患者虽为虚寒体质，但加用吴茱萸及肉桂等辛温之品后，反而出现火热上炎之势，虚不受补，加知母坚阴清热以制衡，随访中未再出现牙龈红肿现象，说明方证相宜，痼疾得愈。

6. 月经不调案

医案一

任某，女，30岁，初诊时间为2022年2月17日。

3 年前月经量开始减少，每次经行前两天量尚可，之后几天几乎没有，时有头痛，以前额胀痛为主，睡眠不好时容易发作。

刻下症：行经 3 ～ 5 天，前 2 天经量尚可，有血块，之后量少，额顶胀痛，食欲尚可，大便正常，睡眠尚可，小腹凉且喜温，舌质淡红，舌苔薄白，脉象弦细。

中医诊断：月经病。

证型：下焦虚寒，兼气血不足。

治法：温阳散寒通络，佐补气血。

处方：温经汤加减。

用药：

吴茱萸 6g	炒山药 20g	清半夏 15g	干姜 15g
阿胶烊化 6g	肉桂 6g	白芷 15g	川芎 20g
防风 10g	葛根 30g	骨碎补 30g	土茯苓 30g
补骨脂 15g	黄芪 20g	当归 12g	

7 剂，水煎至 400mL，每日 1 剂，分 2 次服用。

二诊：2022 年 2 月 28 日。经行血量较之前增加，本次经行 5 天，色质尚可，额顶痛减轻，小腹凉，食欲和大便正常，睡眠安稳，舌淡暗，苔薄白，脉弦细。嘱患者下次月经前一周左右开始服用中药，在上方基础上去掉土茯苓，7 剂，每日 1 剂。

两个月后，患者来电告知经量增加，头痛未发作。

按　语

患者素体下焦虚寒，所以小腹凉且喜温，冲任失温，胞宫虚寒，瘀血内停，经脉阻滞，血行不畅，故而经量少且有血块，阴寒随督脉上行至颠顶，则引发头痛。证属痛经之下焦虚寒证。

温经汤是妇人冲任虚寒夹瘀而致崩漏的代表方。《素问·离合真邪论》云："天地温和，则经水安静；天寒地冻，则经水凝泣……"

本案为下焦虚寒、瘀血内阻，所以选用温经汤温补冲任，养血祛瘀。配合骨碎补、补骨脂温补肾阳，加白芷、川芎、防风、葛根引药上行，理气活血止痛，作为引经药，白芷引药至前额，吴茱萸引药至颠顶，重用的土茯苓，对头痛有很好的止痛作用，黄芪、当归益气养血。二诊时，头痛减轻，故去土茯苓，守原法以求进一步疗效。

本方其实包含芎归胶艾汤、当归芍药散、桂枝茯苓丸等方加减的痕迹，结合这些方剂来理解本方证，会更有帮助，温经汤是临床上治疗月经不调常用的方剂之一。

医案二

宋某，女，12 岁，初诊时间为 2020 年 8 月 6 日。

半年前月经初潮，此后每半月来潮 1 次，经期持续 1 周左右。

刻下症：月经半月一潮，经期 1 周左右，月经量正常，色暗有血块，乏力，食欲尚可，大便正常，睡眠安稳，面色正常，舌质红，舌苔白，脉象细弱。

中医诊断：月经病。

证型：下焦虚寒兼瘀。

治法：温肾益气活血。

处方：肾气丸加减。

用药：

熟地黄 15g	山茱萸 12g	炒山药 15g	茯苓 15g
枸杞子 15g	牛膝 15g	鹿角霜 15g	菟丝子 15g
当归 12g	阿胶烊化 5g	炙黄芪 20g	党参 15g
炒白术 15g	炙甘草 10g	附子 6g	肉桂 2g

7 剂，水煎至 400mL，每日 1 剂，分 2 次服用。

二诊：2020 年 8 月 19 日。服用上方后，气短乏力症状好转，经期已过 1 周，食欲尚可，大便正常，睡眠尚可，舌红，苔薄白，脉弦细尺弱。在上方基础上加醋龟甲 10g，7 剂，每日 1 剂。

三诊：2020 年 8 月 28 日。服上方后，本月 5 日月经干净，至今 23 天未再行经，精神状态较之前好转，食欲和大便正常，睡眠安稳，舌红，苔薄白，脉弱。效不更方，7 剂，每日 1 剂。

之后转告月经基本正常。

按　语

月经周期缩短，少于 21 天且有规律者，即可诊断为月经先期，但应与经间期出血相鉴别，经间期出血发生在月经周期第 12～16 天，出血量少，持续时间数小时至 2～7 天。

患者年方十二，先天禀赋不足，肾气未充，冲任失约，导致月经半月而潮，阴血亏虚，血行不畅，所以色暗有血块，此为瘀血之象，气血不足，机体失养则乏力。证属中医月经不调之肾气不温、冲任不固。故选用肾气丸去牡丹皮、泽泻，温阳补肾，加牛膝、枸杞、鹿胶霜、菟丝子助前者补肾温阳，当归补血汤合四君子汤、阿胶益气健脾、养血活血，补后天以益先天。二诊时再加龟甲这种血肉有情之品，补肾填精，正如张景岳《景岳全书》曰："善补阳者，必于阴中求阳，则阳得阴助而生化无穷；善补阴者，必于阳中求阴，则阴得阳升而泉源不竭。"

医案三

王某，女，44岁，初诊时间为2022年8月27日。

经期前后不定已有半年，有时半月一行，有时一月一行，月经量少，色暗，2个月前又出现乳房疼痛，经B超检查提示乳腺结节、甲状腺结节，桥本氏病。

刻下症：经期前后不定，色暗，乳房疼痛，咽部不适，爱发脾气，食欲和大便正常，睡眠尚可，舌红，苔白根厚，脉弦滑，沉取少力。

中医诊断：月经不调。

证型：肝郁湿滞。

治法：疏肝解郁，调经化湿。

处方：当归芍药散加减。

用药：

当归12g	白芍15g	川芎12g	生白术20g
泽泻12g	茯苓20g	炒王不留行10g	夏枯草15g
仙鹤草15g	煅牡蛎先煎30g	炙黄芪30g	清半夏12g
阿胶烊化9g	墨旱莲12g	香附10g	北柴胡15g

5剂，水煎至400mL，每日1剂，分2次服用。

二诊：2022年9月3日。乳房疼痛减轻，咽部不适，食欲和大便正常，睡眠尚可，舌红，苔白，脉弦滑。去仙鹤草、旱莲草，加延胡索15g、炒枳壳12g、炙甘草10g。5剂，每日1剂。

三诊：2022年9月9日。乳房疼痛减轻，食欲和大便正常，睡眠尚可，舌红，苔薄白，脉弦滑，在上方基础上加莪术10g。5剂，每日1剂。

四诊：2022年9月17日。月经初潮第一天，量可，乳房胀痛减轻，咽部无不适，食欲和大便正常，睡眠尚可，舌红，苔薄白，脉弦细。去炙黄芪，加醋龟甲 10g。5 剂，每日 1 剂。

五诊：2022 年 10 月 3 日。乳房处疼痛明显减轻，尿频，无尿痛尿急及灼热感，余无异常，舌脉同前。去龟甲，加肉桂 5g、益智仁 12g。共 6 剂，每日 1 剂。

六诊：2022 年 10 月 10 日。经行第 1 天，量同正常时差不多，腹不适，似胀感，余同前。中药在上方基础上去益智仁，加枳实 10g。3 剂，每日 1 剂。

七诊：2022 年 10 月 14 日。行经 4 天止，憋尿时腹胀，尿频，内裤异味，乳房触略痛，无其他不适，食欲和大便正常，睡眠安稳，舌红，苔薄白，脉弦。效不更方，共 7 剂，每日 1 剂。

3 个月后再次就诊，患者告知月经基本正常。

按　语

患者情志不畅，肝气郁滞，疏泄失司，气血失调，疏泄过度则月经先期而至，疏泄不及则延迟。肝胆经脉循胁布乳，气血不畅则乳痛，肝木旺则脾气大，横克脾土，脾失运化，痰湿内生，痰气交阻于咽则咽不适，上蒸于苔则白厚，脉与证相符。证属月经不调之肝郁兼湿。

当归芍药散出自《金匮要略》，治疗"妇人怀娠，腹中疒痛"以及"妇人腹中诸疾痛"，本条指出妇人因肝脾不调腹中诸痛的治法。本方后世应用，远远超出了经文的范畴，但万变不离其宗，其证为肝郁气滞、脾虚湿阻，临床中只要有肝郁气滞、脾虚湿阻之证皆可应用。

当归芍药散中，芍药、当归、川芎养血活血、调肝解郁，泽泻、茯苓、白术重在治脾，实脾化湿。肝血充足则气机调达，脾胃运健则湿气除，共筑调肝养血、健脾利湿之效。加王不留行、夏枯草、牡蛎软坚散结，炙黄芪、仙鹤草、阿胶、旱莲草益气补虚活血，本方养血柔肝有余，疏肝理气不足，故柴胡、香附配合本方疏肝理气。

二诊加延胡索、枳壳理气止痛，炙甘草调和诸药。三诊加莪术活血通络。四诊，去黄芪，加醋龟甲软坚散结。五诊因尿频，加肉桂温补下焦，益智仁缩尿。六诊尿频除而去之，又因腹胀加枳实理气除胀。诸药合用，疾病向愈。

第三章

皮肤外科病

1. 痤疮案

董某，女，35岁，初诊时间为2017年10月24日。

半年前开始在颜面出现痤疮，颜色暗红，月经期加重，经后缓解，近两次行经期伴有头痛，以胀痛为主。

刻下症：颜面痤疮，前额尤为明显，红疹底部红暗，尖有脓头，不痒，食欲和大便正常，经量多，月经周期延后1周，睡眠安稳。舌质红，边有齿痕，舌苔薄白，脉象弦细。

中医诊断：痤疮。

证型：肝郁血瘀酿毒。

治法：解郁凉血解毒。

处方：四逆散加减。

用药：

北柴胡15g	枳壳12g	白芍12g	香附12g
黄芩12g	连翘12g	金银花15g	牡丹皮12g
生白术15g	川芎10g	玄参15g	生甘草10g
薄荷10g	当归10g		

7剂，水煎至400mL，每日1剂，分2次服用。

二诊：2017年11月7日。本次月经过后10余天，经期痤疮明显减少，头痛不明显，舌红，苔薄白，脉弦细。上方加紫草10g。7剂，日1剂。

按　语

患者平素易发脾气，致肝气郁滞，瘀血内阻，郁久化热，瘀热酿毒。毒热上蒸于面部，故而出现痤疮；热迫血行，血不循经，导致月经量增多；瘀血阻滞，则月经周期延迟。此证型属痤疮中的肝郁血瘀酿毒证。因此，选用四逆散进行加减治疗。

《伤寒论》第 318 条记载："少阴病，四逆，其人或咳，或悸，或小便不利，或泄利下重者，四逆散主之。"本证虽见"四逆"症状，但并非少阴病的阳气虚衰，实则是肝郁气滞，阳气内郁，不能通达四肢所导致的阳郁厥逆证。

方中柴胡可疏肝解郁，透达阳气；芍药味苦，能泄热破结，通络止痛，兼具养血凉血之效；枳壳可行气导滞，经专家论证，仲景所用枳实均为现代的枳壳，所以选用枳壳代替枳实；甘草能调和诸药，清热解毒，与香附配伍，可协助柴胡疏肝理气、解郁行滞；黄芩、连翘、金银花、薄荷能燥湿清热解毒；牡丹皮、玄参可清热凉血；加用白术能燥湿、培补中土。二诊时，患者痤疮减少，头痛基本消失，遂加紫草以增强凉血解毒之功。

2. 脑瘤案

刘某，女，67 岁。初诊时间为 2022 年 6 月 29 日。

3 周前，患者开始出现头晕、恶心、呕吐症状。经头颅 CT 检查，提示患有脑瘤（小脑部位）。随后，在医院进行头颅 MRI 检查，结果显示小脑及大脑存在多发转移灶。患者拒绝住院治疗，医生建议给予甘油果糖及甘露醇交替静脉注射进行对症治疗，以减轻颅内压。家属为减轻患者痛苦，慕名前来就诊。

刻下症：发作性头晕，无旋转感及耳鸣，伴有恶心呕吐，口干想喝水，但饮水后随即呕吐，周身乏力，纳谷不馨，小便频繁，大便数日一行，睡眠差且多梦，舌暗红，边有齿痕，舌苔白且水滑，脉象弦细滑。

中医诊断：脑瘤（气化不利，水饮内停兼痰瘀证）。

治法：助阳化气，利水活血化痰。

处方：五苓散合桂枝茯苓丸加减。

用药：

茯苓皮 30g	猪苓 15g	泽泻 30g	肉桂 3g
炒白术 20g	法半夏 12g	陈皮 10g	胆南星 12g
竹茹 10g	王不留行 10g	川芎 15g	桃仁 10g
赤芍 12g	莪术 12g	炙黄芪 30g	红参先煎 12g

7 剂，水煎至 400mL，每日 1 剂，分 2 次服用。

二诊：2022 年 7 月 14 日。患者每日输注甘露醇及甘油果糖，两者交替使用，每日 1～2 次，以降低颅内压。但仍存在头沉、头晕、恶心及呕吐症状，呕吐物为胃内容物，非喷射状，纳谷不馨，大便正常，睡眠尚可，舌象和脉象同前。在原方基础上加防己 15g、荆芥 10g。14 剂，每日 1 剂。

三诊：2022 年 8 月 3 日。患者服用上方 5 天后，头晕明显减轻，不再恶心，停用降颅压的甘露醇及甘油果糖静脉注射治疗。此时患者食欲正常，大便正常，睡眠安稳，精神状态良好，已能从事日常劳作，舌红，苔薄白，脉象弦细。将茯苓皮减量至 20g，泽泻减量至 15g，去掉竹茹。20 剂，每日 1 剂。

四诊：2022 年 10 月 12 日。家属前来告知，患者精神状态良好，能从事正常劳动，偶尔感到劳累，纳可，便调，寐可。未再使用甘露醇，在原方基础上加量茯苓皮至 30g、白术至 30g，配合黄芪以扶正祛邪。20 剂，每日 1 剂。

半年后随访，患者无不适症状，且能操持家务。一年半后，其子因病就诊时告知，其母身体健壮，嘱咐其方便时带母亲复查。

按　语

脑肿瘤在中医范畴中属于"头痛""头风""眩晕"等病症。其形成多与七情内伤有关，七情内伤致使脏腑功能失常，痰浊内生，瘀血内停，痰瘀相互交阻，日久成毒，聚集于脑部，从而形成顽疾。

肿瘤属于恶疾，易耗伤人体正气。患者少阴虚寒，膀胱气化功能不利，水气内停，水饮上冲清窍，就会引发头晕；津液不能上承，就会出现口干口渴；水饮侵犯胃部，导致胃失和降，就会引发呕吐；水饮停聚于三焦，膀胱气化不利，就会出现小便频繁。口渴欲饮水，水入即吐，小便频数，这些症状当属太阳病蓄水证。中医辨证的主要病机为饮邪停聚下焦，气化不利、水饮上逆所致。

《伤寒论》第 74 条记载："……渴欲饮水，水入即吐者，名曰水逆，五苓散主之。"《金匮要略·痰饮咳嗽病脉证并治第十二》云："假令瘦人脐下有悸，吐涎沫而癫眩，此水也，五苓散主之。"五苓散中，茯苓、猪苓、泽泻利水渗湿，导水下行，通利小便；白术健脾益气，运化水湿；肉桂辛温，助阳化气以行水。诸药合用，共奏助阳化气、通利水道之功，使水湿有出路。

若饮聚成痰，痰阻血瘀，可配合桂枝茯苓丸（去牡丹皮加川芎）、温胆汤加莪术，以化痰活血破瘀，通利脑络。川芎性温，为血中气药，能引药上行于头，代替辛凉之牡丹皮。若正气耗伤，可配合人参、黄芪培元固本，扶助正气。

二诊时，加防己利水消肿，加荆芥载药上行，使药至病所。三诊时呕吐消失，故减轻茯苓皮及泽泻用量，去竹茹。四诊加白术配合黄芪健脾祛湿，加量茯苓皮以增强健脾利湿之效。

本例患者经前后两个月的中药治疗，通过助阳化气、利水消肿、化痰祛瘀、益元扶正，达到了西药脱水降颅压之目的，且避免了脱水降颅内压引起的电解质紊乱等不良反应，痼疾终得缓解。

3. 乳核案

古某，男，77岁。初诊时间为2017年1月9日。

半年前，无明显诱因出现右侧乳房增大，触之有花生豆大小肿块，边界清楚，表面光滑，推之能动，B超提示乳腺纤维腺瘤可能性大。

刻下症：右乳房部胀痛不适，肿大，有块状肿块，纳可，口干欲饮，寐安，古质红，舌苔薄白，脉象弦细。

中医诊断：乳核（肝郁气滞，痰瘀阻滞）。

治法：疏肝理气，活血化痰，解郁散结。

处方：小柴胡汤加减。

用药：

北柴胡 15g	黄芩 12g	党参 25g	清半夏 12g
王不留行 12g	夏枯草 12g	煅牡蛎先煎 30g	当归 12g
白芍 12g	薄荷 10g	莪术 10g	生甘草 7g
大枣 15g	天花粉 20g		

7剂，水煎至400mL，日1剂，分2次服。

二诊：2017年1月18日。乳房结节疼痛明显减轻，其余症状同前，加瓜蒌20g。7剂，日1剂。2个月后随访，肿块明显缩小，大如黄豆。

按 语

乳核是发生于乳房的良性肿瘤，其特点是乳中结核，形如丸状，边界清楚，表面光滑，推之能动，包括西医学的乳腺增生病、乳腺纤维腺瘤。患者因情志内伤，肝失疏泄，气机郁滞，血行不畅，肝木旺横犯脾胃，脾失健运，痰浊内生，气滞痰瘀阻滞于乳络而成核。

小柴胡汤疏肝解郁，通畅气机；加王不留行、莪术活血；加夏枯草、牡蛎化痰散结；当归、白芍养血敛阴，柔肝散结；薄荷助柴胡疏散郁遏之气；天花粉生津止渴。二诊加瓜蒌助夏枯草、牡蛎化痰散结，促使病灶逐渐变小。

4. 蛇串疮案

贾某，女，75岁。初诊时间为2021年5月24日。

1周前始发右胁肋疼痛，服用布洛芬止痛效果不佳，3天前右胁肋区出现红疹，初如粟状。

刻下症：右胁肋疼痛，伴散在红色丘疹，触之剧痛，因疼痛难以入睡，口干苦，纳可，小便可，大便略干，舌质红，舌苔白根略厚，脉象弦数。

中医诊断：蛇串疮（肝郁气滞，湿热内蕴）。

治法：疏肝理气，清利湿热。

处方：四逆散合龙胆泻肝汤加减。

用药：

北柴胡 15g	白芍 12g	枳壳 12g	瓜蒌 50g
延胡索 20g	川楝子 12g	蒲黄 10g	玄参 15g
生地黄 15g	莪术 12g	白芷 15g	金银花 15g
龙胆草 12g	车前草 10g	栀子 10g	黄芩 10g
甘草 10g			

7剂，水煎至400mL，日1剂，分2次服。

二诊：2021年6月1日，胁肋痛明显减轻，红疹渐干瘪，守原方。7剂，日1剂。服后电话告知诸症皆愈。

按　语

蛇串疮是在皮肤上出现成簇水疱、痛如火燎的急性疱疹性皮肤病，多缠于腰而发，故名缠腰火丹，相当于西医学的带状疱疹。其皮肤表现为绿豆大小的水疱，簇集成群，疱壁紧张，基底红色，单侧分布呈带状，好发于肋间、面颊等部位。

患者情志不遂，气机郁滞，脾失健运，水湿内生，湿浊内蕴，郁而化热，上蒸于肝胆，胆汁上逆则口干苦，肝胆循经布胁，故出红疹在胁。证属中医蛇串疮之肝胆郁滞、湿热内蕴。先用四逆散疏肝解郁，后因湿浊化热发病，用龙胆泻肝汤清肝火、利湿热。配合延胡索、川楝子、蒲黄、玄参、莪术理气活血止痛，白芷辛温走表且能止痛，金银花清热解毒，瓜蒌清热化痰通便，民间单独应用其治疗本病也有很好的疗效。

第四章

其他病类

1.寒战案

张某，女，16岁。初诊时间为2021年7月9日。

两年来，患者时有不自主打寒战，片刻即逝。

刻下症：发作性寒战，自觉心里一冷即周身寒战，每天发作次数不定，纳可便调，寐可。舌质红，舌苔薄白，脉象细弱。

中医诊断：寒战（阳气郁闭）。

治法：疏肝理气，通阳解郁。

处方：四逆散合小柴胡汤、通脉四逆汤加减。

用药：

北柴胡15g	枳壳12g	白芍12g	黄芩10g
党参15g	清半夏10g	炙甘草10g	川木通10g
当归12g	细辛9g	桂枝12g	

5剂，水煎至400mL，日1剂，分2次服。

二诊：2021年7月14日，寒战减少，每天发作一次或不再发，苔白略厚，舌边齿痕，脉细。去川木通，加砂仁（后下）10g、佩兰10g。5剂，日1剂。

三诊：2021年8月2日，服上方后，近3天未再发作寒战，余平稳，舌脉同前。守原方，巩固疗效。5剂，日1剂。

按 语

寒战即恶寒战栗，表现为怕冷的同时全身不自主颤抖。本症在《内经》和《伤寒论》中均称为"寒栗"。本病常见原因为寒邪外束、阳虚寒阻、战汗、疟疾。本案患者病程两年，没有恶寒、发热的表证，故非外感风寒；平素除寒战，并无怕冷等虚寒症状，故也非阳虚证；更非疟疾典型的寒热往来症状及战汗典型的先冷后汗症状。

患者性格内向，多愁善感，唯有情志不畅，肝胆失疏，气机郁滞，阳气不畅，肌肤失温则寒，颤后阳郁暂缓，阳气通行，肌肤得温而寒战自消。故选小柴胡汤合四逆散，疏肝解郁，调畅气机，加当归、木通、细辛取当归四逆汤之意，温经通络，调和营卫；二诊舌苔厚，去川木通，加砂仁、佩兰芳香化湿。寒战从肝郁论治，虽书本未论及，试用之而获效，故临床诊治真可谓读书三年无病可治，看病三年无方可用。

2. 面赤案

医案一

刘某，女，38岁。初诊时间为2022年10月31日。

5年前，感冒后出现发作性面部下半部红赤伴局部发热感，而后时重时隐，近来加重，红色丘疹散在两颧以下面部，大小不一，伴瘙痒。

刻下症：下面部红赤，触摸发热，鼻尖及下颏红色丘疹居多，鼻孔发痒，四肢发冷，脱发较多，大便干燥如球，小便黄赤，小腹凉，经血有块，周身乏力，舌质红，舌苔薄白，脉象沉弦细。

中医诊断：面赤病（上热下寒证）。

治法：清上温下。

处方：麻黄升麻汤加减。

用药：

生麻黄10g	升麻12g	当归12g	黄芩15g
石膏_{先煎}30g	知母15g	茯苓15g	肉桂6g
生白术50g	玉竹15g	白芍15g	桑白皮20g
瓜蒌30g	枳实15g	炙甘草10g	

7剂，水煎至400mL，日1剂，分2次服。

二诊：2022年11月11日，服药后面部红赤明显减轻，偶有在饭后出现，持续时间明显缩短，红疹减少，大便干，但不再是球状，乏力也有所减轻，服药后自觉胃脘凉，仍有四末发凉，小腹凉，纳可，小便可，舌红，苔薄白，脉沉弦细。减量石膏至20g、桑白皮至10g，加生黄芪30g、干姜12g。7剂，日1剂。

三诊：2022年12月2日，服上方后面部红赤基本未再发作，纳可，小便调，大便略干，四肢开端仍轻度发凉，加干姜后自觉不如上方，服后有脸发热感，舌红，苔薄白，脉弦细。中药守原法，去干姜，巩固疗效。7剂，日1剂。服完上方后，基本无不适症状，中药按上方打粉，每天6g，分2次服。半年后随访未再发作。

按　语

患者外感湿邪，邪气内陷，阳气郁遏，伤阴损阳，肺胃郁热，而面为阳明胃所主，肺主皮毛，郁热循经而上，则面部发红发热、出疹，阳郁不伸，四肢小腹失于温养则手足发冷、小腹发凉。证属中医面赤之上热下寒。

麻黄升麻汤出自《伤寒论》第357条："伤寒六七日，大下后，寸脉沉而迟，手足厥逆……为难治，麻黄升麻汤主之。"本条论述正虚阳郁、上热下寒的证治。本证即属于阳郁不伸，上热下寒，虚实并见，若单治寒则遗其热，单治热则碍其寒，补其虚则助其实，泻其实则伤其虚，故云难治。

麻黄升麻汤以发越郁阳为主，兼顾清上温下，滋阴和阳，麻黄能发越肺经火郁，升麻可升散解毒，使阳郁得伸，邪能外达，石膏、知母、黄芩、玉竹、白芍滋阴清肺，另加桑白皮助其泻肺热，肉桂、茯苓、白术、甘草温阳健脾，加瓜蒌、枳实润肠理气通便。

二诊面赤减轻，石膏、桑白皮减量，加黄芪、干姜益气补中，温中散寒。三诊患者服药后面部仍有发热感，考虑是加干姜所致，故去掉，可见寒热错杂证病情相对复杂，往往一味药的加减，或药量的加减，就会影响整个方剂的功效。诸症方证相宜而收效。

医案二

刘某，女，65岁。初诊时间为2024年2月19日。

半年来，患者时有发作性眼及眼眶周围发红发胀，颈项发紧。

刻下症：眼及眼眶周围发红发胀，颈项硬伴痛，怕热，口干渴，喜冷饮，纳可便调，寐差易醒，醒后难再入睡，舌质红伴裂痕，舌苔白干，脉象弦细。

中医诊断：面赤病（阳气郁闭）。

治法：发越郁热，养阴舒经。

处方：麻黄升麻汤加减。

用药：

生麻黄 12g	升麻 15g	当归 12g	天冬 15g
黄芩 15g	石膏先煎30g	知母 12g	生地黄 20g
玉竹 15g	白芍 20g	茯苓 15g	肉桂 3g
白薇 15g	龟甲 15g		

7剂，水煎至400mL，日1剂，分2次服。

二诊：2024年2月28日，眼眶周围及面部发热红赤减轻，头晕也减轻，颈项痛，寐少梦多，舌脉同前。加羌活15g、葛根30g、桑白皮12g。7剂，日1剂。

三诊：2024年3月11日，面部及眼周红赤基本消失，白睛红络明显，舌尖偏红，裂痕，纳可便调，寐可，脉弦细。加密蒙花10g、贡菊10g。7剂，日1剂。

四诊：2024年3月20日，病情平稳，守原方，巩固疗效。7剂，日1剂。

按 语

患者阳陷于里，郁而不伸，久而化热，上蒸头面，故见眼及眼眶周围发红发胀，太阳经脉循脊布项，阳郁经脉不畅则发紧，郁热于里则怕热、口干渴伴喜冷饮，热扰心神则寐差易醒，醒后难再入睡，而久热必伤阴津，加重热势，舌脉与证相符。证属中医面赤之阳热郁闭。

麻黄升麻汤以发越郁阳为主，兼顾清上温下，滋阴和阳，麻黄能发越肺经火郁，升麻可升散解毒，使阳郁得伸，邪能外达，加白薇助升麻清热解毒、凉血透热，石膏、知母、黄芩、玉竹、白芍、龟甲滋阴液、清肺热，茯苓健脾，培补中土，宁心安神，郁热日久，必灼肾水，水不涵火，阴火必旺，小佐肉桂，辛甘，大热，入肾经，补火助阳，引火归原，因本案中焦虚不明显，故原方去白术、干姜。

二诊面部赤热减轻，加桑白皮助其清泄肺热，颈项仍疼痛，加葛根、羌活，葛根为项部引经药，解肌退热，通经活络，羌活辛温发散，气味雄烈，有较强的止痛效果。三诊面部红赤消失，但白睛红络明显，加密蒙花、贡菊，其甘寒而质润，主入肝经，清肝火、散郁热。四诊诸症皆消失，守原方巩固疗效。

本案主要表现为郁热上犯，而虚寒并不明显，仍选用麻黄升麻汤灵活加减，并取得很好的临床疗效。实践证明，经方的应用，并非不能加减，任何疾病，不是如经文所述而不变，而是"观其脉证，知犯何逆，随证治之"，这才能真正体现中医辨证论治的灵魂。

3. 项部发热案

黄某，女，30岁。初诊时间为2018年8月20日。

3个月前，自觉颈项活动不利，后枕及项部发热，未进行任何诊治，今来我院就诊。

刻下症：后枕及项部发热，时有烘热汗出，自觉颈项活动不利，周身乏力，纳谷不馨，寐差，小便调，大便时溏，月经量少，经行 5 天，周期正常，舌质红，舌苔白，脉象细弱。

中医诊断：项热（营卫不和、气血不足）。

治法：调和营卫，益气养血。

处方：桂枝加葛根汤加减。

用药：

桂枝 15g	白芍 15g	炙黄芪 20g	防风 10g
葛根 25g	炒白术 10g	炒山药 15g	陈皮 10g
北柴胡 12g	当归 10g	砂仁后下 6g	炙甘草 10g
生姜 10g			

7 剂，水煎至 400mL，日 1 剂，分 2 次服。

二诊：2018 年 8 月 29 日，后颈项部发热、腹胀、便溏、纳差明显好转，服药期恰行月经，较前延长 2 天，并告之累后想吃肉了，舌红，苔薄白，脉弦细。去陈皮、生姜，加桂圆肉 10g。7 剂，日 1 剂。后来转告诸症皆消。

按　语

素体虚弱，气血不足，复感风邪，营卫失和，太阳枢机不利，故后枕及项部发热，转动不利，阴不维阳，卫阳失摄，则烘热汗出，便溏乃脾虚之候，胃失受纳则纳谷不馨，气血不足，冲脉失充则经量少，神舍失濡则不寐。证属中医营卫不和、气血不足。

《伤寒论》第 14 条云："太阳病，项背强几几，反汗出恶风者，桂枝加葛根汤主之。"本条为太阳中风兼太阳经气不舒的证治，桂枝加葛根汤方，由桂枝汤加葛根组成。桂枝汤解肌祛风，调和营卫，因便溏去大枣之滋腻；葛根甘辛而平，在此方中一则能升阳发表，解肌祛风，助桂枝汤发表解肌，二则宣通经气，解经脉之气血郁滞，三则升津，起阴气，缓解经筋之拘急。因体虚易感外邪，加玉屏风散益气固表，加山药、陈皮、砂仁健脾理气化湿，固护后天之本，配合柴胡、当归疏肝养血，以防土弱被肝木克伐。二诊时诸症好转，纳谷渐佳，去陈皮、生姜，加桂圆（元肉）补益心脾，养血安神，病情趋向痊愈。

后记

我的中医之路

我十几岁时，看过一部露天电影《红雨》，其中有这样一段情节：在一个伸手不见五指的夜晚，下着瓢泼大雨，一名农户家的孩子突发高热、抽搐，家里人慌忙去请同村的一名赤脚医生。医生赶到后，先是用手摸了摸孩子的前额，随后打开诊包，取出一支银针，刺向小孩的鼻唇沟（后来我才知道那是人中穴），左右捻转提插。不一会儿，小孩停止了抽搐，体温也慢慢降了下来。一支小小的银针，竟然这么神奇，这一幕深深地印在了我的脑海里。

1983 年参加高考，填写报考志愿时，在报考的学校目录中，我发现了沧州卫生学校针灸专业，于是不假思索地将这个学校填为第一志愿，并被成功录取，从此踏上了我与中医结缘的漫长道路。

由于自己喜爱中医，所以学习格外用功，除了吃饭、睡觉，时间几乎都用于学习。除了上课认真听讲，下课及晚自习认真做好复习外，我自己制作了很多卡片，写上需要掌握的相关知识，方便随时随地背诵。通过自己的辛勤努力，几乎所有中医课程考试，我的成绩都名列前茅。

记得临床实习前，中医内科综合考试，我获得全班唯一的满分，学习委员宣读考试成绩时，特意停顿，并发出赞叹。得益于当年所下的工夫，中医基础理论、中医诊断学、中药学、方剂学、针灸学、中医内科学等知识我都掌握得非常扎实。

尽管参加工作以后，我从事了中医内科，很少再应用针灸，但当年所学的针灸学十四经重要腧穴位置、经络起始循行路线、井荥输经合五输穴等内容，现在还能朗朗上口，年轻时扎实的基本功，可谓让我受益终身，我真正体会到了"古人学问无遗力，少壮功夫老始成"。

1985 年冬季，我在唐山市中医医院实习，一位女患者因发热住院，尽管抗生素、中药一起用了3天，体温仍持续在39℃以上，于是请王国三老院长会诊。王老认为是大青龙汤证，石膏竟用了100g，一剂后患者体温降至38℃左右，3剂后体温恢复正常。中医讲"冬不用石膏，夏不用麻黄"，王老不但敢用，且用量如此之大，正如他所说"大病用大药"，若不是临床大家，恐怕没有这样的胆识。通过这件事，我加深了对中医大家的崇拜，也更加坚定了学好中医的信心。

参加工作后，为了提高自己的中医水平，1988年我参加了北京中医学院（现北京中医药大学）中医函授大专班的学习，1996年再次参加了中医本科自学考试。通过前后8年的学习，我的中医理论水平确实得到了提高，对中医经典知识的掌握也更加深入，为中医临证水平的提升打下了坚实的基础。

2001年9月，我从广州中山医科大学附属三院神经内科进修回来后，开始把主要精力投入到系统学习中医经典知识中，从《黄帝内经》《神农本草经》《伤寒论》《金匮要略》到《温病学》，结合注释，反复研读，我的中医经典知识水平得到了明显提高。

2002年国家中医药管理局启动第三批全国老中医药专家学术思想经验继承项目，我有幸被遴选为继承人，师从河北省名中医崔金海主任中医师，他也是我崇拜的又一位老中医。老先生非常敬业，尽管退休了，仍然坚持每天出门诊，有时连节假日都不休息，八十多岁了，还坚持每天出半天门诊。跟师过程中，老师对我要求比较严格，除了完成相关的学习外，要求我多读经典，特别是四部经典要精读，深入理解，背诵重点条文，做好学习笔记。老师要求学生做到的，他自己先做到，每天临诊之余，坚持学习，整理典型病例，老师学习中医的精神给了我莫大的启迪。多年来，我临诊之余，将服用中草药的患者病例一一记录下来，并对部分临床验案撰写按语，尽管付出了很多辛苦，但收获颇丰。

2005年3月，河北省中医药管理局启动河北省第一批优秀中医临床人才项目，得益于自己对四部经典的学习，在全省二百余名学子选拔考试中，我以第三名的优异成绩成功入选。从此在繁忙的工作之余，我一边跟师出门诊，总结老师学术经验，一边参加省中医药管理局组织的培训学习。多少个下班后的傍晚，我仍在工作室中整理周记、月记；多少个夜晚，我在电脑前整理学习心得、记录学习笔记。斗转星移，寒来暑往，通过自己艰苦的努力，我用辛勤汗水换取了满意的成果。

2006年夏季，我有幸拜国医大师路志正教授为师，而后几乎每周都会抽出时间去北京广安门医院、三芝堂诊所,跟随路老出诊。老师的患者很多,整个上午几乎没有闲暇时刻,且往往超时下班。尽管老人家年事已高,但精力充沛,看病诊脉一丝不苟,处方往往平淡无奇,但疗效却常出人意料。他所处之方,常从顾护脾胃入手。

记得有一次老人家对我们说:"别读了李东垣几本书,就自称补土派,纸上得来终觉浅,绝知此事要躬行。看一个患者,用什么方,需不需要加减药物,为什么加,为什么减,都要心中有数。"老师的叮嘱,我铭记于心,确实有醍醐灌顶之效,使我受益匪浅。以前读《伤寒论》,我只注重经文的背诵,后来读小柴胡汤证条文下,根据症状加减药物的解读,豁然开朗,这可谓是后世典范与先河,同时也加深了我对经文的理解。

老师常说:"读书百遍,其义自见。"一本书,只读一遍,其真正的价值是不可能理解透彻的,很多被忽略的地方,也许正是精华所在,特别是经典著作及各家各派的代表著作,更应该反复精读,尽管其中的道理难以理解,但只要下功夫,熬过这个难关,终究会豁然贯通。

通过持之以恒的不断学习,2006年我经考评合格准予出师,2008年3月,学习期满,考核合格,我被河北省人事厅、河北省卫生厅、河北省中医药管理局授予"河北省优秀中医临床人才"称号。同年,我被唐山市卫生局命名为"唐山市首届名中医",但我自己深知,这不仅是荣誉,更多的是责任,只有更加努力地学习中医知识,掌握更多的中医技能,进一步提高中医临床水平,才无愧于这个称号。

2012年5月,我参加了国家中医药管理局组织的第三批全国优秀中医临床人才研修项目考试,并取得了全省第二名的优异成绩,成功入选为全国优秀中医临床人才培养对象。尽管年近五旬,我克服困难,顺利完成相关20部中医经典的阅读,完成相关学习笔记,及时上传学习心得体会、经诊病例,完成集中培训学习,并坚持到西苑医院培训学习。其间跟师首都名师房定亚教授及首都名师魏子孝教授学习,拓宽了风湿病、糖尿病、妇科疾病的诊治思路,中医临床诊治水平进一步提高。通过三年研修项目学习,并结业考试合格,我被国家中医药管理局授予"全国优秀中医临床人才"称号。

2017年,全国基层名老中医药专家学术经验继承工作项目开展,我被遴选为该项目的指导老师,其间培养继承人6名。通过临床跟师带教、指导典籍研读和理论学习等方式,使他们较好地掌握了我的临床经验,提高了中医诊治水平。我认真批阅和点评学员的跟师笔记及跟师医案、临床经验运用心得。举办学习交流活动，围绕老中医专家临床经验，每月组织开展 1 次学习、交流、讨论等人才培养相关活动，开展巡诊带教活动，定期到乡镇卫生院、村卫生室开展诊疗、带教工作，坚持巡诊活动，解决临床实际问题。2020 年河北省中医药管理局组织的专家，对基层名中医工作室进行考核，我取得 94 分的好成绩，较好地完成了带教任务。我汇总三年的讲课内容，整理相关典型的病例验案，由中医古籍出版社出版个人专著《杏林传薪——于晓东医论医案集》一部。

2020 年 6 月始，以河北省名中医崔金海工作室为依托，我组织崔老师的传承人员，系统整理有关崔老的学术论文及授课资料，总结相关典型病例，提炼老师的学术思想及临床经验，编辑成册，于 2021 年 6 月，由我主编的《岐黄探幽——崔金海临床经验集》，由中医古籍出版社出版。

2021 年 11 月，我有幸被遴选为第七批全国老中医药专家学术经验继承工作指导老师，目前带教学生两名，其中张莹副主任中医师，为北京中医药大学硕士研究生毕业，陈健全主任中医师，为河北中医药大学硕士研究生毕业。另外指导学生一名，系唐山市工人医院闫仲凯副主任中医师，为河北省第五批优秀中医临床人才培养对象。

2022 年 12 月，我参加了第三届河北名中医的评选，在唐山的初选推荐人中，成绩名列前茅，最终被评选为"河北省名中医"。

2024 年 3 月，河北省中医药管理局确定的"河北省名中医传承工作室建设项目"单位，再次榜上有名，医院优中选优，遴选十余名中医后学为传承人员，我将借此平台，再次做好传帮带工作，为医院发展，为中医事业，做出中医人应有的贡献。

时光荏苒，白驹过隙，弹指间四十个春秋，寒暑交替，倏尔即逝。闭目回想起刚刚参加工作的情景，仍然历历在目，就仿佛是在昨天。回头看一下自己走过的路，从满头青丝、朝气蓬勃的莘莘学子，到两鬓斑白、年过花甲的"老中医"，美好的青春岁月，献给了中医药事业，并取得了一点成绩，也算是问心无愧。"老骥伏枥，志在千里，烈士暮年，壮心不已"，莫道黄昏晚，微霞尚满天。尽管已经退休，我仍坚持退而不休，发挥余热，勤于临床。借助河北省名中医工作室建设项目，将自己学习经典心得及指导临床的经验，特别是将经方应用等内容进行整理，虽然我才疏学浅，偶有一得，也精心整理成册，准备再次出版个人专著，并希望惠及后学，为心爱的中医事业，继续贡献绵薄之力。